Anpassung und Ausschaltung

Umschlag:
Praxisschilder der Kassenärzte
Dr. Rosenberg und Dr. Neumark in
der Ansbacher Str. 15 in Berlin-Schöneberg

Das Bundesministerium für Gesundheit
unter der Leitung von Ulla Schmidt
hat den Druck dieses Buches
mit einem Druckkostenzuschuss unterstützt.

Druck: Brandenburgische Universitätsdruckerei und
Verlagsgesellschaft Potsdam mbH

1. Auflage 2009
Printed in Germany
ISBN 978-3-941450-09-7

Judith Hahn / Rebecca Schwoch

Anpassung und Ausschaltung

Die Berliner Kassenärztliche Vereinigung im Nationalsozialismus

Im Auftrag von:
Kassenärztliche Vereinigung Berlin
Deutscher Ärzte-Verlag / Deutsches Ärzteblatt
Kassenärztliche Bundesvereinigung
Bundesärztekammer

HENTRICH & HENTRICH

Inhalt

Anhang

Vorwort von Dr. Roman M. Skoblo

Das Anliegen dieses Buches ist es, die Rolle der staatlichen Institutionen im nationalsozialistischen Deutschland bei der Verfolgung und Vertreibung jüdischer Ärztinnen und Ärzte aufzudecken. Die mit dieser Zielstellung durchgeführten wissenschaftlichen Arbeiten und Recherchen haben uns vor Augen geführt, wie groß damals das Ausmaß an institutionellen Verstrickungen bei der Durchsetzung der von der Nazidiktatur verfolgten Staatsziele des Genozids und der verbrecherischen Vernichtung von Menschen gewesen ist.

Der institutionelle Mechanismus, der die Gesetzgebung ebenso wie die Exekutive des nationalsozialistischen Staates mit allen hieran beteiligten Einrichtungen zu einem einheitlich gesteuerten Geschehen zusammenschloss, das die Entrechtung, die Vertreibung und die systematische Ermordung unschuldiger Menschen bewirkte, kam einer unerbittlichen Wand gleich, die unsere damals ab 1933 in Deutschland verbliebenen Kolleginnen und Kollegen nicht überwinden konnten und an der ihre Verzweiflung und ihre Wut zerschellen mussten. Das besonders Niederträchtige und Bedrückende war einerseits das scheinbar Legale dieses Vorgangs, sein unpersönlich-anonymer Ablauf, andererseits aber auch dessen Akzeptanz in weiten Teilen der Bevölkerung.

Diese institutionellen Verflechtungen innerhalb des Staatsapparates einer menschenfeindlichen Diktatur sichtbar zu machen, ist auch heute eine aktuelle Aufgabe. Das Verschweigen, ja sogar das Leugnen der verbrecherischen Ziele und Methoden der Naziherrschaft besteht – wie man immer wieder erfahren muss – bis in unsere Tage hinein fort. Zugleich gilt es aber, aus unserer schrecklichen Vergangenheit zu lernen, denn verantwortliches Handeln erwächst aus der Erfahrung. Das vorliegende Buch soll wichtige Erfahrungen vermitteln für alle, die heute Verantwortung tragen.

Eine der wichtigsten Erfahrungen, die sich aus der Einbeziehung der staatlichen Institutionen in einen Prozess verbrecherischer Machtausübung ergibt, lautet: Principiis obsta! Wehret den Anfängen! Unsere heutige Zeit ist durch die bedrohlichen Wirkungen einer Wirtschafts- und Finanzkrise gekennzeichnet, die dazu führt, dass Tausende von Menschen, ganze Unternehmensbelegschaften und die Unternehmen selbst in existentielle Not geraten und sich in Zwängen wiederfinden, die sie weder verstehen noch beeinflussen können. In derartigen Notsituationen wächst die Gefahr, auf Gruppierungen und Stimmen zu hören, die unser demokratisches Staats- und Wirtschaftssystem radikal verändern wollen. Wenn auch die heutige krisenhafte Situation in ihrer ungeheuren Tragweite von Niemandem vorausgesehen worden ist und die bisherige Finanz- und Wirtschaftspraxis in vielen Teilen in Frage gestellt hat, so darf dies jedoch nicht dazu führen, unseren demokratischen Rechtsstaat antasten zu lassen.

Der Dank, das vorliegende Publikationsvorhaben gefördert und unterstützt sowie mit großem Engagement realisiert zu haben, gilt den Bemühungen der ärztlichen Standesorganisationen, dem Deutschen Ärzte-Verlag sowie den Herausgebern des Deutschen Ärzteblattes, Frau Bundesgesundheitsministerin Ulla Schmidt, Herrn Dr. Richter-Reichhelm, Frau Dr. Rebecca Schwoch, Frau Dr. Judith Hahn und nicht zuletzt den vielen Spendern. Dieses Projekt wollen wir nicht als etwas Endgültiges und Abschließendes verstehen, sondern als Band der Hoffnung und der Erwartung, dass diese Forschungsarbeit fortgesetzt und einer breiten Öffentlichkeit weiter zugänglich gemacht werden wird.

Berlin, den 18. Mai 2009

Vorwort von Dr. Manfred Richter-Reichhelm

Dieses Buch nimmt sich der längst fälligen Aufgabe der Kassenärztlichen Vereinigung Berlin an, die Rolle ihrer Vorläuferorganisation im »Dritten Reich«, der Berliner Landesstelle der Kassenärztlichen Vereinigung Deutschlands, zu erforschen. An der Verfolgung politisch unerwünschter Ärzte wie auch an der Vorbereitung und Umsetzung judenfeindlicher Gesetze, die letztlich zum Entzug der »Bestallung« und zur Vertreibung oder Ermordung der Ärzte durch die Nationalsozialisten führten, hatte diese Organisation großen Anteil. Den Anstoß zur Auseinandersetzung mit diesem Kapitel der ärztlichen Standesgeschichte gab 2001 Dr. Roman Skoblo, Vorsitzender der jüdischen Ärzte und Psychologen in Berlin. Der damalige Berliner KV-Vorstand folgte seiner Anregung unverzüglich, die Finanzierung gelang durch Projektbeteiligung des Deutschen Ärzte-Verlags, der Kassenärztlichen Bundesvereinigung und der Bundesärztekammer sowie durch großzügige Spenden der Sievers- und Neuffer-Stiftung speziell für die Konvertierung des Reichsarztregisters, der Ärztekammer Berlin, der Deutschen Apotheker- und Ärztebank sowie ungezählter privater Spender, die einem Aufruf der KV Berlin folgten. Das Bundesministerium für Gesundheit, insbesondere Ministerin Ulla Schmidt und die Staatssekretäre Rolf Schwanitz und Dr. Klaus Theo Schröder, unterstützten das Projekt öffentlichkeitswirksam bei zahlreichen Veranstaltungen.

Mit diesem Werk wird ein erstes Signal gesetzt und gezeigt, zu welchen Verbrechen sich Ärzte in einem gewissenlosen, diktatorischen Regime verleiten ließen. Die Mehrheit der Ärzteschaft einschließlich der ärztlichen Funktionäre unterstützten die nationalsozialistische Gesundheitspolitik, viel zu wenige und viel zu selten setzten sie sich gegen die Verfolgung von Kolleginnen und Kollegen ein.

Wer die Geschichte nicht kennt, läuft Gefahr, ihre Fehler zu wiederholen. Darum entstand dieses Buch, der Mahnung Heinz Galinskis folgend: gegen das Vergessen, gegen das Verdrängen, gegen das Verharmlosen, gegen das Verschweigen.

Berlin im Mai 2009

Kassenärztliche Vereinigung Berlin

Tgb. Nr. We./Ho.
Bei Antwort gefl. anzugeben

Berlin W 35, den 1.Dezember 1933.
Genthiner Strasse 34 III (Ärztehaus)
B 2 Lützow Sammelnummer 7811

Einschreiben !

Herrn
Dr.Salomon Hildesheimer
Charlottenburg
Knesebeckstr.131

B e g r ü n d u n g

der Einstellung Ihrer kassenärztlichen Tätigkeit:

Kommunistische Betätigung. Zwar hat das Reichsarbeitsministerium durch seine Entscheidung vom 27.Oktober 1933 Ihrer Beschwerde über den Ausschluss von der Kassenpraxis stattgegeben, indem es die Mitgliedschaft bei der Arbeitsgemeinschaft sozialistischer Aerzte als Betätigung in kommunistischem Sinne nicht ansieht.
Wir sind jedoch auf Grund neuen Tatsachenmaterials in der Lage, Ihre kommunistische Betätigung dadurch zu beweisen, dass Sie sich auch im Sinne des Vereins sozialistischer Aerzte betätigt haben. Diese Tätigkeit in Verbindung mit Ihrer Zugehörigkeit zur Arbeitsgemeinschaft sozialistischer Aerzte muss als eine Betätigung in kommunistischem Sinne gewertet werden.

Gegen diese Entscheidung steht Ihnen binnen zwei Wochen nach Eingang dieses Schreibens die Beschwerde, über die der Reichsarbeitsminister entscheidet, zu. Sie ist in zweifacher Ausfertigung ausschliesslich beim Verband der Ärzte Deutschlands in Leipzig C 1, Helfferichstrasse 15 einzureichen und hat sich nur gegen die Gründe über den Ausschluss aus der kassenärztlichen Tätigkeit zu richten. Umfangreichere Schriftsätze erschweren den Geschäftsgang und können zum Nachteil des Antragstellers wirken. Der zweifachen Beschwerdeschrift ist je ein Lichtbild des Arztes beizufügen. – Eine Beschwerde Ihrerseits

~~Eine aufschiebende Wirkung hat die Beschwerde nicht~~
hat aufschiebende Wirkung.

Der kommissarische Vorstand.
i.A.

Einleitende Bemerkungen

Herr Minister
Am 1.12.33 teilen Sie mir mit, dass meiner Beschwerde nicht stattgegeben werden konnte. Der Vorwurf der kassenärztl[ichen] Vereinigung in Berlin sei gerechtfertigt, da ich mich in kommunistischem Sinne »betätigt« hätte. Zunächst ist zu bemerken, dass mich die gen[annte] Vereinigung gar nicht kennen kann, da ich niemals Kassenarzt war. Ich hätte gar nicht nötig gehabt, einen Fragebogen an die Vereinigung zu senden, da ich mit ihr niemals etwas zu tun hatte. Aber dies nebenbei. Sie nennen den Vorwurf der Vereinigung gerechtfertigt, ohne auch nur die Spur eines Beweises anzutreten. Jeder Raubmörder hat das Recht, dass man ihm nachweist, wo & wann er den Mord begangen hat, & unter welchen Umständen. Erst wenn man ihm alle zur Klärung dienenden Umstände nachgewiesen hat, erfolgt Verurteilung. Ich möchte annehmen, dass wir ein Rechtsstaat sind, & bitte Sie deshalb höflich, mir auch nur einen einzigen Umstand nachzuweisen, der den Vorwurf einer »Betätigung« rechtfertigen würde. Es scheint mir dies das primitivste Recht zu sein, das jedem Angeklagten zusteht. Es ist ein völlig unlogischer Schluss, wenn man einfach sagt, dass man aus einer zeitweisen Zugehörigkeit zu einer Partei auf eine »Betätigung« schliessen könne! Ich glaube ein Recht auf eine Aufklärung zu haben & erwarte Ihre Antwort, Herr Minister! Wir leben bekanntlich in einem Voksstaat & die Zeiten, in denen der Minister ein Gott, alle anderen Menschen aber nur »Untertanen« waren, sind hoffentlich vorbei! Dafür wird der Herr Reichskanzler sorgen.
gez. Dr. Rettich.[1]

Diesen Brief schrieb der Allgemeinpraktiker Walter Rettich aus Berlin-Steglitz am 5. Dezember 1933 an den Reichsarbeitsminister Franz Seldte (1882–1947). Er reagierte damit auf einen Bescheid des Ministeriums, mit dem seine Beschwerde über den Entzug der Kassenzulassung durch die Berliner Kassenärztliche Vereinigung (KV) abgewiesen worden war. Sein Brief drückt in besonderer Weise die Empörung und Fassungslosigkeit über Behördenwillkür, aber auch über die feindselige und existenzschädigende Haltung aus, die die KV gegenüber ihren Mitgliedern und also im Umgang mit jenen Ärzten an den Tag legte, deren Interessen sie eigentlich zu wahren und vertreten hatte. Viele Kollegen, denen auf Grund der Beschuldigung einer »kommunistischen Betätigung« oder ihrer »nichtarischen« Abstammung 1933 von der Berliner KV die Kassenzulassung entzogen wurde, reagierten zunächst ähnlich. Sehr bald schon mussten sie jedoch erfahren, dass der nationalsozialistische Staat kein Rechtsstaat war und die berufliche Schädigung, die die Politik der ärztlichen Standesorganisationen bewirkte, systematisch geschah und nicht nur mit Unterstützung durch die NSDAP, sondern auch durch die Ministerialbürokratie »von Staats wegen« erfolgte. Zwischen März 1933 und September 1938 wurden unter der aktiven Mithilfe ärztlicher Standesorganisationen Schritt für Schritt solche

1 BArch, R 3901/5157, Bl. 725.

Ärzte, die als jüdisch oder als politische Gegner des Regimes galten, aus dem Berufsleben gedrängt. Als Mittel diente ein weites Spektrum an Maßnahmen, das von der Durchführung immer neuer Verordnungen und Gesetze bis hin zur Anwendung körperlicher Gewalt reichte. Während die Ausschaltung politisch verfolgter Ärzte 1934 bereits weitgehend abgeschlossen war, setzte bei der Entrechtung jüdischer Ärzte die vierte Verordnung zum Reichsbürgergesetz, die allen jüdischen Ärzten mit Wirkung vom 30. September 1938 die Approbation entzog, den vorläufigen Schlusspunkt. Danach durfte sich kein Jude mehr »Arzt« nennen. Zur medizinischen Betreuung von Juden wurde lediglich eine begrenzte Anzahl jüdischer »Krankenbehandler« zugelassen. Für die Aufsicht über niedergelassene und in der Wohlfahrtspflege praktizierende »Behandler« blieben dabei weiterhin die ärztlichen Standesorganisationen zuständig. Insgesamt trugen zur Verfolgung, Ausschaltung und Ermordung jüdischer und politisch missliebiger Ärzte im »Dritten Reich« Standesorganisationen, wie die Berliner KV, zwar nicht in dem Umfang bei, wie die Geheime Staatspolizei bzw. Partei- und Staatsbehörden, die für die Verfolgung von Regimegegnern sowie die Entrechtung, Enteignung und letztlich die Deportation und Vernichtung von Juden unmittelbar zuständig waren. Im Rahmen ihrer Möglichkeiten aber taten Berliner Ärztevertreter während der Zeit des Nationalsozialismus alles, um ihren jüdischen und politisch links orientierten Kollegen ein Leben in Deutschland unmöglich zu machen. Sie trugen maßgeblich zur Vernichtung der beruflichen Existenz von Ärzten bei, stürzten sie in wirtschaftliche Not und zwangen ihre Kollegen mit deren Familien in die Emigration. Jene Berliner jüdischen Ärzte, die nicht emigrieren wollten oder konnten, wurden in der Mehrzahl ab Oktober 1941 deportiert und getötet.

Die vorliegende Studie geht der Frage nach, wie die Ausschaltung jüdischer und politisch verfolgter Ärzte durch die kassenärztliche Standesvertretung speziell in Berlin im Einzelnen vor sich ging. Ausgehend von einer Darstellung der Entstehung ärztlicher Standesorganisationen im Allgemeinen und der Berliner KV 1931 im Besonderen, zeichnet sie die organisatorische Umgestaltung der kassenärztlichen Standesvertretung im »Dritten Reich« nach. Sie beschreibt die ideologischen Prämissen der Ausschaltungspolitik gegenüber Berufskollegen im Nationalsozialismus, die gesetzlichen Regelungen und Veränderungen sowie die praktische Politik, nach der die neu errichtete »Verwaltungsstelle Berlin« der Kassenärztlichen Vereinigung Deutschlands (KVD) verfuhr. Sie befasst sich mit den Protagonisten der ärztlichen Standespolitik in Berlin während der Zeit des Nationalsozialismus und versucht aufzuzeigen, welche Konsequenzen deren Handeln für die betroffenen Ärzte haben konnte. In einem abschließenden Ausblick fragt sie nach Kontinuitäten und Brüchen beim Aufbau einer KV in Berlin nach 1945.

Kapitel 1 – Vorgeschichte

Professionalisierung der Ärzteschaft und die Entstehung ärztlicher Standesvertretungen im 19. Jahrhundert

Als Anfänge eines ärztlichen Organisationswesens in Deutschland sind Vereinsgründungen anzusehen, die während des ersten Drittels des 19. Jahrhunderts erfolgten. Sie lassen sich gleichzeitig als Ausdruck und Bestandteil eines Prozesses der Professionalisierung der Ärzteschaft begreifen. Diese bereits Ende des 18. Jahrhunderts einsetzende Entwicklung, die nicht nur die Ärzte, sondern auch andere Berufsgruppen umfasste, ist durch mindestens vier Merkmale charakterisierbar: »Das Streben nach einem Marktmonopol«, »die Kontrolle der Ausbildung und des Zugangs zum Beruf«, »die Normierung des Verhaltens durch eine eigene Berufsethik« und »die Durchsetzung beruflicher Autonomie«, die nicht zuletzt mittels verbandsmäßiger Zusammenschlüsse vorangetrieben wurde.[2] In den 1820er und 1830er Jahren gründeten Ärzte – anfangs auf lokaler und regionaler Ebene – Vereine, deren Zweck zunächst im wissenschaftlichen Austausch und der Förderung des kollegialen Umgangs untereinander bestand.[3] Es war die Zeit des Vormärz und damit eine Zeit des gesellschaftlichen Aufbruchs, eines zunehmend selbstbewusst auftretenden Bürgertums, das Grund- und Freiheitsrechte, bald schon die Teilhabe an politischen Entscheidungen forderte. Ein grundlegendes Problem, das Ärzte beklagten, stellten die unterschiedlichen Prüfungs- und Zulassungsordnungen für eine Vielzahl an Gruppen dar, die im medizinischen Bereich tätig waren. Dabei spielte auch die Zersplitterung Deutschlands eine Rolle. In den 39 Staaten des Deutschen Bundes galten jeweils andere Regelungen für die unterschiedlichsten Arten von Heilpersonen, von einem ärztlichen »Einheitsstand« konnte zu dieser Zeit keine Rede sein. Akademisch geschulte Ärzte konkurrierten mit handwerklich ausgebildeten Wundärzten, die in Preußen nochmals in Wundärzte I. und II. Klasse unterteilt waren, und auch mit Badern, Barbieren sowie Chirurgen, die noch nicht als Mediziner galten.[4] Ein weiteres Problem sahen Ärzte in ihrer Abhängigkeit von staatlich-bürokratischen Regulierungen. 1827 war knapp die Hälfte der promovierten Ärzte in Preußen im Staatsdienst tätig. Doch auch nichtbeamtete Ärzte unterstanden starker staatlicher Kontrolle. Es bestand ein »Kurierzwang« und Mediziner wurden verpflichtet, vierteljährlich Berichte über den Gesundheitszustand der Bevölkerung für die Medizinalbehörden abzufassen.[5] In einer zweiten Welle von Vereinsgründungen schlossen sich vor diesem Hintergrund in den 1840er Jahren ärztliche Vereine vermehrt auf Landesebene zusammen. Diese Neugründungen sollten nicht mehr allein dem wissen-

2 Jütte, Entwicklung, 1997, S. 17; Huerkamp, Ärzte, 1980, S. 349 f.
3 Vgl. Jütte, Entwicklung, 1997, S. 17–23; Jütte, Geschichte, 1997, S. 1123 f.
4 Vgl. Jütte, Entwicklung, 1997, S. S. 25 f.; Huerkamp, Ärzte, 1980, S. 350–358.
5 Vgl. Huerkamp, Ärzte, 1980, S. 361–363.

schaftlichen Austausch dienen, sondern als Diskussionsforen, in denen auch umfassende Forderungen nach einer »medizinischen Reform« der »öffentlichen Gesundheitspflege« formuliert wurden. Ärzte setzten sich dabei nicht nur mit den Problemen ihres Berufsstandes auseinander, sondern ebenfalls mit den drängenden gesellschaftlichen Problemen ihrer Zeit. Die Industrialisierung hatte zu einer Massenarmut geführt, die Ärzte über die »soziale Frage« und den Zugang unterprivilegierter Schichten zu medizinischer Versorgung diskutieren ließen. In der während der Revolutionsjahre 1848/49 erscheinenden Zeitschrift »Die Medicinische Reform« kreisten die Beiträge um drei zentrale Themenfelder: »Eine durch Verfassung garantierte öffentliche Gesundheitspflege«, »eine Verbesserung der medizinischen Versorgung für arme Kranke« sowie »ein größeres Mitspracherecht der Ärztevereine in Medizinalangelegenheiten und Gewährung einer weitgehenden beruflichen Autonomie«.[6] Zur Durchsetzung ihrer Forderungen diskutierten Ärzte über die Gründung von »Associationen« in den Ländern und einen deutschlandweiten Zusammenschluss der Ärzteschaft. Anstelle obrigkeitsstaatlicher Medizinalkollegien sollten ärztliche »Associationen« das Gesundheitswesen regeln. Mit dem Scheitern der Revolution fanden solche Reformvorhaben ein jähes Ende. Doch wenn auch in der darauffolgenden Phase der Restauration das Vereinsleben erlahmte und in einigen Ländern staatliche Verordnungen die Bevormundung niedergelassener Ärzte verstärkten, so bildeten die bestehenden ärztlichen Vereine doch die Grundlage für die weitere Formierung ärztlicher Standesvertretungen zur Durchsetzung von Standesinteressen.[7] Hinsichtlich der Durchsetzung solcher Interessen kam der »Berliner Medicinischen Gesellschaft«, die mit dem Zusammenschluss zweier älterer Vereine 1860 entstand, eine besondere Rolle zu. Der Gesellschaft gehörten prominente Mediziner der Zeit, wie Adolf von Bardeleben (1819–1895), Bernhard von Langenbeck (1810–1887) oder Rudolf Virchow (1821–1902) an, der bereits 1848 als einer der Herausgeber der Zeitschrift »Die Medicinische Reform« in Erscheinung getreten war. Neben wissenschaftlichen Zielen vertraten sie dezidiert »ärztliche Standesinteressen«.[8] Auf der Grundlage einer Petition, die die Gesellschaft beim Reichstag des Norddeutschen Bundes einreichte, wurde die ärztliche Tätigkeit 1869 als Gewerbe anerkannt, Ärzte galten von nun an als Gewerbetreibende und unterstanden der Gewerbeordnung. Nach der Reichsgründung 1871 wurde diese neue Regelung auf das gesamte Reichsgebiet ausgedehnt, alle Ärzte im deutschen Kaiserreich besaßen nun den Status von Gewerbetreibenden. Mit dieser grundlegenden rechtlichen Neustellung erfüllten sich einige langgehegte Wünsche der Ärzteschaft: Die Medizinalbehörten verloren das Recht, Ärzten die Approbation zu entziehen. Der »Kurierzwang« und weitere staatliche Reglementierungen wurden abgeschafft. Ärzte konnten ihren Niederlassungsort selbst bestimmen und ihre Honorare frei vereinbaren. Neben diesen Errungenschaften führten andere Aspekte der neuen Stellung

6 Jütte, Entwicklung, 1997, S. 31 bzw. 23-34; Jütte, Geschichte, 1997, S. 1124. Ausführlicher zur Medizinalreformbewegung in Berlin; vgl. Baader, Revolution, 1995, S. 269–284.

7 Vgl. Jütte, Entwicklung, 1997, S. 33–37.

8 Vgl. Jütte, Entwicklung, 1997, S. 36, Huerkamp, Ärzte, 1980, S. 363; Winau, Medizin, 1987, S. 272 f.

allerdings bald schon zu Kritik: Wenn auch der Titel »Arzt« geschützt blieb, sahen sich durch die Aufhebung des »Kurpfuschereiverbots« insbesondere Landärzte einer wachsenden Konkurrenz nichtapprobierter Heilpersonen ausgesetzt. Viel grundsätzlicher noch behagte der Ärzteschaft trotz der damit verbundenen Freiheiten die Stellung als »Gewerbetreibende« nicht. Nach dem Vorbild der Anwälte, an deren sozialer Stellung sie sich orientierten, forderten Ärzte das Ausscheiden aus der Gewerbeordnung und die Schaffung einer Deutschen Ärzteordnung.[9] Um diese Forderungen zu verstehen, ist es notwendig, die Veränderungen des ärztlichen Berufes und des ärztlichen Selbstverständnisses während der zweiten Hälfte des 19. Jahrhunderts genauer zu beschreiben. So hatten wesentliche Entdeckungen in der Wissenschaft, insbesondere im Bereich der Bakteriologie und Mikrobiologie, denen neue medizinische Thearpieansätze gefolgt waren, das öffentliche Ansehen von Ärzten erheblich gestärkt. Der rasante Wissenszuwachs durch die Fortschritte der naturwissenschaftlichen Medizin führte gleichzeitig zu einer beschleunigten Spezialisierung und Ausdifferenzierung medizinischer Teilfächer und trug zur weiteren Professionalisierung der Ärzteschaft während des Kaiserreiches bei. Die fortgesetzte Industrialisierung hatte überdies zu einem tiefgreifenden Wandel der Sozialstruktur in der Bevölkerung geführt, der ebenfalls Folgen für den ärztlichen Beruf hatte. Die Entstehung einer zahlenmäßig starken Industriearbeiterschaft, die nicht mehr auf dem Land, sondern auf engstem Raum in großen Städten wohnte, erforderte den Ausbau des öffentlichen Gesundheitswesens und bot damit Ärzten im Bereich der Hygiene ein weites Aufgabenfeld. Das Selbstbild von Ärzten veränderte sich durch diesen Wandel des Berufes zum Ende des 19. Jahrhunderts hin gravierend. Zunehmend selbstbewusst forderten sie »eine selbstverwaltete und selbstkontrollierte Monopolstellung auf dem Markt für medizinische Dienstleistungen«. Mit Verweis auf die Bedeutung ihrer medizinischen Tätigkeit für das Allgemeinwohl beanspruchten sie einen herausgehobenen Sozialstatus und die Verbesserung ihrer Vergütung.[10]
Diesen Forderungen Nachdruck zu verleihen, nahm sich insbesondere der 1873 von Hermann Eberhard Richter (1808-1876) gegründete Ärztevereinsbund an. Er stellte nach der bereits 1822 entstandenen Versammlung Deutscher Naturforscher und Ärzte die zweite, auf nationaler Ebene agierende, Vereinigung von Ärztevertretern dar und markiert einen weiteren Schritt auf dem Weg der Entwicklung ärztlicher Standesvereinigungen in Deutschland. Mit dem Abbau staatlicher Kontrolle über die Ärzteschaft hatten ärztliche Vereine bereits seit den späten 1860er Jahren wieder an Bedeutung gewonnen, eine neue Gründungswelle setzte ein. Der Ärztevereinsbund, dem keine Einzelpersonen, sondern nur Vereine angehören konnten, diente als Dachverband ärztlicher Vereinigungen und entwickelte sich mit jährlich stattfindenden Ärztetagen in wachsendem Maße zum Sprachrohr für die Propa-

9 Vgl. Herold-Schmidt, Interessenvertretung, 1997, S. 55; Huerkamp, Ärzte, 1980, S. 363–366.

10 Über diese Forderungen hinaus verfolgten die gerade erst zum »Einheitsstand« gewordenen Ärzte aber durchaus nicht in jeder Hinsicht dieselben Ziele. Denn die fachliche Ausdifferenzierung ärztlicher Tätigkeitsfelder führte gleichzeitig zu neuen Konkurrenzen und Interessensgegensätzen innerhalb der Ärzteschaft; vgl. Herold-Schmidt, Interessenvertretung, 1997, S. 43-46, 72–75.

gierung ärztlicher Interessen. Parallel zu dieser Entwicklung und ebenfalls aufgrund von Forderungen ärztlicher Vereine gewann die Ärzteschaft mit der Einrichtung von Ärztekammern im Reich zunehmend Einfluss auf die Gestaltung der staatlichen Gesetzgebung in gesundheits- und medizinalpolitischen Fragen.[11] In Preußen wurde 1887 für jede der zwölf Provinzen eine Ärztekammer zugelassen. Während die Mitglieder anfangs nur gutachterlich tätig waren, erfolgte bereits neun Jahre später die gesetzliche Anerkennung eines Ärztekammerausschusses, der eng mit dem Minister für Medizinalangelegenheiten zusammenarbeitete.[12]
Hohe gesellschaftliche Anerkennung und die Aussicht auf ein Leben in gesichterten materiellen Verhältnissen, ließen den Arztberuf im Kaiserreich zu einem attraktiven Berufsziel werden. Die Zahl der Medizinstudenten stieg. Unter ihnen waren auch immer mehr jüdische Deutsche, denen ein Medizinstudium nicht nur die Chance zum sozialen Aufstieg bot, sondern auch eine interessante berufliche Perspektive eröffnete. Als Ärzte konnten sie eine eigene Praxis führen und sich so auf einem ansonsten für Juden noch immer reglementierten Arbeitsmarkt eine gesicherte, bürgerliche Existenz aufbauen.[13] Denn wenn auch mit der Gründung des Kaiserreiches formal jüdische und christliche Deutsche gleichberechtigte Bürger wurden, blieben Juden de facto von höheren Laufbahnen im Militär, im Staatsdienst und auch von Professuren an Universitäten weitgehend ausgeschlossen. Christlich-religiöser Antijudaismus in Verbindung mit dem spezifisch rassisch ausgeformten Antisemitismus, der Ende des 19. Jahrhundert in der deutschen Politik und Gesellschaft immer weiter Fuß fasste, traf dabei in besonderer Weise auch jüdische Medizinstudenten und Ärzte. Juden wurden als Rasse begriffen, jüdische Ärzte zunehmend als Gefahr für die Medizin und für nichtjüdische Patienten angesehen. Zur wachsenden Akzeptanz der Behauptung einer »Verjudung« der deutschen Medizin trugen Faktoren, wie die zunehmende ökonomische Konkurrenz und die fortgesetzte Spezialisierung unter Ärzten, zusätzlich bei. Der Arztberuf war so attraktiv geworden, dass die Zahl der Mediziner in Deutschland zwischen 1889 und 1898 um 56 Prozent anstieg, während die Bevölkerung im selben Zeitraum nur um 11,5 Prozent wuchs. Standesvertreter diskutierten seit den 1880er Jahren die »Überfüllung« des Arztberufs, warnten Absolventen höherer Schulen vor einem Medizinstudium und standen nicht nur Juden, sondern auch der längst überfälligen Zulassung von Frauen zum Medizinstudium ablehnend gegenüber.[14] Die Ärzteschaft befürchtete sowohl einen Statusverlust

11 Vgl. Huerkamp, Ärzte, 1980, S. 366 f., Jütte, Entwicklung, 1997, S. 39 f.; Herold-Schmidt, Interessenvertretung, 1997, S. 51-54; Stürzbecher, Standespolitik, 1968, S. 10 f.

12 Schmiedebach, Sozialdarwinismus, 1987, S. 97 f.; Stürzbecher, Anfänge, 1988, S. 102 f.

13 Vgl. Efron, Medicine, 2001, S. 234-264; Richarz, Bürger, 1989.

14 Im europäischen Vergleich stellte Deutschland das letzte Land dar, in dem Frauen zum Medizinstudium und insgesamt an den Hochschulen zugelassen wurden. Erst in den Jahren zwischen 1900 (in Baden) und 1908 (in Preußen) erhielten Frauen das Recht zur vollen Immatrikulation; vgl. Herold-Schmidt, Interessenvertretung, 1997, S. 65–71; ausführlich zum Thema Frauenstudium: Bleker/Schleiermacher, Ärztinnen, 2000, S. 11–31; Burchardt, Durchsetzung, 1993, S. 10-23; Ziegeler, Ärzte, 1993. Zum Anteil der jüdischen Frauen unter den frühen Medizinstudentinnen; vgl. Burchardt, Durchsetzung, 1993, S. 19-21.

als auch handfeste Einkommenseinbußen. Tatsächlich sank das durchschnittliche Einkommen von Ärzten aufgrund der großen Konkurrenz in den 1890er Jahren gravierend. Der Antisemitismus unter Ärzten und die Ausgrenzung jüdischer Studenten seitens der Professorenschaft und den christlichen Kommilitonen stieg parallel dazu an und verschärfte sich in der Zeit des Ersten Weltkriegs und während der Weimarer Republik weiter.[15] Die damit verbundenen Beschränkungen der Karrierechancen für jüdische Ärzte bewirkten, dass sich eine verhältnismäßig große Zahl jüdischer Ärzte spezialisierte und mit einer Fachpraxis niederließ. Da es jedoch ebenfalls schwierig war, sich in den prestigereichen Fächern, wie der Chirurgie, durchzusetzen, wählten diese Ärzte oftmals die Spezialisierung in neuen, noch kaum etablierten Fachgebieten, wie der Dermatologie, der Gynäkologie, der Psychiatrie oder auch der Inneren Medizin. Im weiteren Prozess der Professionalisierung der Ärzteschaft gehörten damit bereits früh überproportional viele jüdische Ärzte dem in der Entstehung begriffenen modernen ärztlichen Typus des fachwissenschaftlichen »Experten« an. Diese praktizierten vornehmlich in großen Städten und konnten, wenn sie sich einen guten Ruf erarbeitet hatten, durchaus auch ökonomisch erfolgreich sein. Solche Ärzte wurden im Besonderen Ziel antisemitischer Angriffe. »Spezialistentum« wurde mit »Juden« gleichgesetzt und stand für eine kalte, intellektuelle, materialistische, städtische Zivilisation, die aus Sicht konservativer sowie völkisch-national gesinnter Kreise alles der »deutschen« Kultur fremde repräsentierte und zur Degeneration und dem Untergang des »deutschen Volkes« führte. Im Rückgriff auf ältere, antijudaistische Behauptungen wurde jüdischen Ärzten in diesem Zusammenhang vorgeworfen, sich wegen der besseren Gewinnaussichten spezialisiert zu haben und obskure Forschungs- und Behandlungsmethoden anzuwenden. Vor allem Gynäkologen wurden Sexualvergehen, Bakteriologen mutwillige Ansteckungen unterstellt.[16] Mit diesen und weiteren Zuschreibungen waren bereits Anfang des 20. Jahrhunderts alle judenfeindlichen Konstruktionen formuliert, auf deren Grundlage später die Ausschaltung und Verfolgung jüdischer Ärzte erfolgen sollte. Solche Vorstellungen fielen unter Ärzten nicht nur auf fruchtbaren Boden, sondern es waren auch Mediziner, die an antisemitischen Konzepten mitschrieben. Insbesondere im Kontext der entstehenden »Rassenhygiene« trugen Ärzte schon früh zur Ausformung biologistischen und rassischen Gedankenguts bei.[17] Die meisten der während des Nationalsozialismus aktiven Ärzte absolvierten während dieser Zeit des Kaiserreiches ihr Medizinstudium – und damit in einem Umfeld, in dem gesteigertes und Juden ausschließendes Nationalgefühl zunehmend zum Alltag gehörte. Christliche wie jüdische Studenten wurden damit in der Phase ihrer beruflichen Sozialisation zumindest durch die Ausformungen eines »akademischen Antisemitismus« an den Hochschulen stark geprägt.[18]

15 Vgl. Efron, Medicine, 2001, S. 247–255; Herold-Schmidt, Interessenvertretung, 1997, S. 65–68; Kampe, Studenten, 1988, S.64–66, 99–107, 205–212; vgl. auch Thomsen, Ärzte, 1996, S. 40–48.

16 Vgl. Efron, Medicine, 2001, S. 250–262; Kümmel, Ärzte, 1988, S. 19–33.

17 Vgl. Mann, Biologismus, 1993, S. 25–35; Baader, Rassenhygiene, 1993, S. 36–42.

18 Vgl. Kampe, Studenten, 1988, S. 71–107.

Die Einführung der gesetzlichen Krankenversicherung im Kaiserreich und die Gründung des Hartmannbundes

Infolge der Sozialversicherungsgesetze, die im Kaiserreich während der 1880er Jahre unter dem Reichskanzler Otto von Bismarck erlassen wurden, veränderten sich die Rahmenbedingungen für die berufliche Praxis niedergelassener Ärzte grundlegend. Die Gesetze führten eine Sozialversicherung für Arbeiter ein. Bismarck verband damit das politische Ziel, der erstarkten sozialistischen Arbeiterbewegung den Nährboden zu entziehen und die SPD an Staat und Regierung zu binden. Die Sozialversicherung diente dabei als Mittel, um die politische Sprengkraft, die in der großen sozialen Not der Arbeiterschaft lag, abzuschwächen. So gewährleisteten neu eingerichtete gesetzliche Versicherungen bei Unfällen, Krankheit, Invalidität und Alter einer bis dahin benachteiligten Bevölkerungsschicht erstmals ein Mindestmaß an materieller Absicherung. Die 1883 eingeführte gesetzliche Krankenversicherung (GKV) berechtigte die Versicherten dazu, eine ärztliche Behandlung in Anspruch zu nehmen und übernahm die Kosten für Arznei, Brillen und ähnliche Hilfsmittel. Ab dem dritten Krankheitstag stand den Versicherten ein tägliches Krankengeld zu. Zu Trägern der GKV wurden Krankenkassen bestimmt. Diese stellten Ärzte zur Versorgung der Versicherten an. Die Vorteile für Ärzte bei einer Tätigkeit für Versicherungen bestanden in der Sicherheit eines geregelten Einkommens wie auch in der Stärkung ihrer Position gegenüber ihren Patienten. Denn der Bezug von Kassenleistungen hing von der strikten Befolgung ärztlicher Anweisungen und ärztlichen Attesten ab. Gleichwohl aber stellte der Status der abhängigen Beschäftigung bei den Kassen für das Selbstbild der Ärzteschaft in zunehmenden Maße ein Problem dar. Ärzte begriffen sich als Angehörige eines freien Berufstandes und befürchteten eine neuerliche Abhängigkeit, nachdem sie die staatliche »Bevormundung« gerade erst überwunden hatten.

Während die kassenärztliche Tätigkeit anfangs nur für wenige Mediziner interessant war und die Mehrzahl der Ärzte mit eigener Praxis noch von Privatpatienten lebte, stieg der Anteil Versicherter unter den Patienten bald schon kräftig an, so dass die Tätigkeit als Kassenarzt finanziell in immer größerem Maße zur Existenz niedergelassener Ärzte beitrug. Gleichzeitig wuchs die Konkurrenz unter Ärzten um die begehrten Kassenarztstellen. Das Verhältnis zwischen Ärzten und Krankenkassen wurde immer schwieriger. So führte die wirtschaftliche Abhängigkeit der Ärzte von den Krankenkassen nun zu Spannungen, die Höhe der Honorare blieb bis 1933 ein Streitpunkt. Vor dem Hintergrund, dass große Kassen, wie die Ortskrankenkassen, vorwiegend von sozialdemokratischen Vertretern der Arbeiterschaft in Selbstverwaltung betrieben wurden, entwickelte sich die Statusfrage der Ärzteschaft in der Auseinandersetzung mit den Kassen zum Politikum. Der Status, Angestellte solcher Kassen zu sein, ließ sich nur schwer mit dem bürgerlich geprägten ärztlichen Selbstverständnis des frei praktizierenden Experten vereinbaren.[19]

19 Vgl. Herold-Schmidt, Interessenvertretung, 1997, S. 82–90; Schwoch, Standespolitik, 2001, S. 18 f.

In dieser Situation gründete der Arzt Hermann Hartmann (1863–1923) im Jahr 1900 den »Hartmannbund«, dessen eigentliche Bezeichnung »Verband der Ärzte Deutschlands zur Wahrung ihrer wirtschaftlichen Interessen« bereits auf den Zweck dieser Vereinigung hindeutet. Diese ärztliche Standesvereinigung setzte sich vorrangig für die Interessen der Kassenärzte ein. Neben dem Deutschen Ärztevereinsbund entwickelte sich der Hartmannbund rasch zu einer bedeutenden Vereinigung zur Durchsetzung der ärztlichen Standesinteressen auf nationaler Ebene. Im Unterschied zum Ärztevereinsbund konnten dem Hartmannbund Einzelpersonen beitreten. Bald schon gehörten ihm praktisch alle Kassenärzte in Deutschland an. Er entwickelte sich zu einem schlagkräftigen Instrument der Ärzteschaft gegenüber den Krankenkassen.[20]

Veränderung und Umkehrung des Kräfteverhältnisses von Ärzteschaft und Krankenkassen bis zum Ende der Weimarer Republik

Der Hartmannbund auf der einen Seite und die Krankenkassen, die sich, wie die Ärzte, zu Verbänden zusammenschlossen, auf der anderen Seite, lieferten sich im Kaiserreich und während der Zeit der Weimarer Republik heftige Auseinandersetzungen. Bei der Durchsetzung handfester, materieller Interessen, nahm das Vorgehen der ärztlichen Standesvertretungen an Schärfe zu. Groß angelegte Kampagnen der Ärzteschaft dienten dazu, standespolitischen Forderungen Nachdruck zu verleihen, wobei gleichzeitig die vorwiegend materiellen Interessen in der Auseinandersetzung mit den Krankenkassen verschleiert wurden. Mit dem Schlagwort der »freien Arztwahl« und der Forderung nach einer Neuregelung ihres rechtlichen Status' – Ärzte galten nach wie vor als Gewerbetreibende – versuchte die Ärzteschaft weiterhin, ein größeres Maß an standespolitischer Selbstständigkeit und wirtschaftlicher Selbstverwaltung zu erlangen. Von Seiten der Kassenärzte beinhaltete der Ruf nach »freier Arztwahl« vor allem das Bestreben, das Monopol der Kassen, Ärzte für die lukrativen Kassenarztstellen auszuwählen, aufzubrechen.[21] Die Mittel der Auseinandersetzung wurden härter. Nach verschiedenen Streiks, die über den Hartmannbund organisiert und finanziert wurden, erstritten sich die Kassenärzte 1913 einen ersten wesentlichen Erfolg. Den Anlass stellte die Einführung der Reichsversicherungsordnung (RVO) dar, welche die drei Versicherungsarten Invaliden-, Unfall- und Krankenversicherung in einem Gesetz zusammenfasste. Auf dem folgenden Deutschen Ärztetag im Oktober 1913 beschloss die Ärzteschaft den Generalstreik gegen dieses Gesetz. Verschiedene Politiker solidarisierten sich und intervenierten. Es kam zu staatlich geleiteten Verhandlungen zwischen Vertretern der Ärzteschaft und Krankenkassen, die zum »Berliner Abkom-

20 Vgl. Herold-Schmidt, Interessenvertretung, 1997, S. 90–92; Schwoch, Standespolitik, 2001, S. 19–23, 28 ff., 38 f.

21 Vgl. Schwoch, Standespolitik, 2001, S. 26 ff.

men« führten. Dieses Regelwerk beinhaltete große Zugeständnisse der Krankenkassen gegenüber der Ärzteschaft. So wirkten ärztliche Vertreter seitdem in einem paritätisch besetzten Ausschuss bei der Vergabe von Kassenzulassungen an Kollegen mit. Ein festes Zahlenverhältnis von einem Arzt auf 1.350 Kassenpatienten wurde festgelegt. Die Kassen schlossen mit den Ärzten Einzelverträge ab, deren Bedingungen der Hartmannbund mit Kassenvertretern aushandelte. Schließlich wurden paritätisch besetzte Schiedsausschüsse für die Bearbeitung von Beschwerden gebildet und bei jedem Versicherungsamt ein Arztregister eingeführt, in das sich alle an einer Kassenpraxis interessierten Ärzte eintragen lassen konnten.[22]
Nach Ende der zehnjährigen Laufzeit – inzwischen war der Erste Weltkrieg verloren, der Kaiser hatte abgedankt und Deutschland war zu einer Republik geworden – stand das »Berliner Abkommen« 1923 wieder zur Disposition. Die erneuten Verhandlungen zwischen ärztlicher Standesvertretung und Kassen verliefen jedoch ergebnislos. Hauptstreitpunkt zwischen den beiden Parteien blieb nach wie vor das Maß an Selbstverwaltung der Krankenkassen und deren Einfluss im Bereich der Sozialversicherung. Grundsätzlich stand den vorwiegend sozialdemokratisch dominierten Vorstellungen zur gesundheitlichen Versorgung der Bevölkerung seitens der Kassenvertreter der national-konservativ, antirepublikanisch und antisozialistisch geprägte Hartmannbund gegenüber, dem die Ziele der Krankenkassen nicht nur standes-, sondern auch parteipolitisch ein Dorn im Auge waren. Der Hartmannbund betrieb eine unnachgiebige Politik und suchte die Konfrontation mit den Krankenkassen. Äußerst standesbewusst beanspruchte er für die Ärzteschaft eine führende Stellung in der staatlichen Gesundheitspolitik und damit auch gegenüber den Krankenversicherungen. Bereits seit den 1920er Jahren verfolgte er als wichtigster Vertreter der Interessen von Kassenärzten das Ziel, die Macht über den Krankenversicherungsbereich zu gewinnen.[23] Er propagierte einen freischaffenden Status der Ärzte als »Künstler«, die die »Volksgesundheit« betreuen sollten – diese Argumentation ließ sich in der Zeit des Nationalsozialismus bruchlos weiterführen –, und forderte gegenüber staatlichen Institutionen eine »gebührende Stellung« der Ärzteschaft ein. Im Dezember 1923 kam es zu einem Ärztestreik, durch den reichsweit die kassenärztliche Versorgung zusammenzubrechen drohte. Die Krankenkassen reagierten darauf, indem sie Ambulatorien und medizinische Einrichtungen eröffneten, die sie in eigener Regie betrieben.[24] Die kompromisslose Politik des Hartmannbundes gegenüber den Krankenkassen stieß jedoch selbst unter Ärzten keineswegs auf ungeteilte Zustimmung. Die Ärzteschaft war in zwei Lager gespal-

22 Vgl. Herold-Schmidt, Interessenvertretung, 1997, S. 92-95; Schwoch, Standespolitik, 2001, S. 28 ff.
23 Vgl. Schwoch, Standespolitik, 2001, S. 40, 44 f.
24 In den Ambulatorien stellten Kassen Ärzte verschiedener Fachrichtungen direkt an. Die streikenden Ärzte behandelten daraufhin keine Patienten mehr, die jenen Kassen angehörten, die Ambulatorien betrieben. Der Vertreter des Hartmannbundes, Karl Haedenkamp, bezeichnete 1928 die ärztliche Tätigkeit in Kassenambulatorien als »Vernichtung der Selbständigkeit des Arztes«; vgl. Wolff, Interessen, 1997, S. 114. Ausführlich vgl. Hansen u.a., Jahrhundert, 1981, S. 412–499; Schwoch, Standespolitik, 2001, S. 44–46.

ten. Anders als der Hartmannbund traten linksgerichtete, sozialmedizinisch engagierte Ärzte für ein zentralisiertes Gesundheitssystem unter der Obhut eines fürsorgerisch über den Einzelnen wachenden Staates ein und betrachteten weder die Kassen noch den Status von Angestellten als grundsätzliche Bedrohung. Ärzte, die so dachten und während des Ärztestreikes eine Anstellung als Ambulatoriumsärzte annahmen, sahen sich harten Vorwürfen der Standesorganisationen ausgesetzt. Dass diese Ärzte häufig Juden waren, gab gleichzeitig dem ohnehin anwachsenden Antisemitismus innerhalb der Ärzteschaft neue Nahrung. Sie wurden als Streikbrecher bezeichnet, die die ärztlichen Interessen missachteten, und es kam zu Versuchen, Ambulatoriumsärzte aus den Mitgliedsvereinen des Ärztevereinsbundes auszuschließen. In Reaktion darauf sammelten sich Gegner der Politik des Hartmannbundes in eigenen Vereinigungen, wie dem 1924 entstandenen Verein sozialistischer Ärzte oder der 1926 gegründeten Arbeitsgemeinschaft sozialdemokratischer Ärzte. Diese Ärzte, als prominentester unter ihnen der jüdische Berliner Arzt und Reichstagsabgeordnete Julius Moses (1868–1942), wurden in der Folge wiederum Ziel scharfer Anfeindungen durch Vertreter der großen Standesorganisationen. In den gesundheitspolitischen Diskussionen zwischen beiden ärztlichen Lagern, die bis zum Ende der Weimarer Republik geführt wurden, verfestigten sich dabei unter Vertretern des Hartmannbundes sowie verstärkt unter konservativen und völkisch-nationalen Ärzten und Parteien, antisemitische und antisozialistische Vorstellungen immer weiter zu einem geschlossenen Feindbild. Hinter sozialistischen Ärzten wurden grundsätzlich Juden vermutet und hinter den Krankenkassen, die für die »Krise der Ärzteschaft« verantwortlich gemacht wurden, ein »jüdischer Sozialismus«.[25] Auch Ärztinnen wurden in diesem Kontext Ziel von Anfeindungen. Ihre Berufstätigkeit galt noch in den 1920er Jahren bei einer Mehrheit der Kollegen als unerwünscht, sie widersprach der konservativen Rollenzuschreibung für Frauen als Hausfrauen und Mütter. Im Zuge der Diskussion um die Überfüllung der Hochschulen kam Konkurrenzdenken hinzu, Studentinnen sollten männlichen Kommilitonen nicht die Studienplätze nehmen. Die Argumente konservativer und völkisch-nationaler Ärzte zur Abwehr von Frauen in der Medizin passten sich dabei ebenfalls in das beschriebene Feindbild ein. Die Zulassung von Frauen zum Arztberuf wurde auf eine sozialistische und jüdische Frauenbewegung zurückgeführt, die sich gegen die »natürliche« Bestimmung von Frauen wandte. Wenn sich Ärztinnen, wie 1930 in Berlin geschehen, auch noch für die Legalisierung des Schwangerschaftsabbruches einsetzten, konnten sie in doppelter Hinsicht als bevölkerungspolitische Gefahr gebrandmarkt werden.[26] Nicht zuletzt dieses Feindbild führte dazu, dass nach der »Machtergreifung« 1933 als eine der ersten standespolitischen Maßnahmen Ambulatorien geschlossen wurden, Ambulatoriumsärzte und Mitglieder der sozialistischen und sozialdemokratischen Ärztevereine nicht nur massiv verfolgt, sondern pauschal der »kommunistischen Betätigung« bezichtigt und neben

25 Wolff, Interessen, 1997, S. 114–119; Waigand, Antisemitismus, 2001, S. 69–77, 113–115.
26 Vgl. Waigand, Antisemitismus, 2001, S. 131, 181–192; Grossmann, Ärztinnen, 1989, S. 100–120.

»nichtarischen« Ärzten rigoros von der Kassenpraxis ausgeschlossen wurden. Wenig später folgten Verordnungen zum Ausschluss von Ärztinnen von der Kassentätigkeit.
Die Krankenkassen ihrerseits verloren während der jahrelang andauernden Auseinandersetzung mit den ärztlichen Standesorganisationen in den 1920er Jahren zunehmend ihre politische Durchsetzungskraft. Zwar wurden die Ambulatorien legalisiert und von der Ärzteschaft weitgehend akzeptiert, doch schwächten finanzielle Engpässe angesichts von Inflation und Weltwirtschaftskrise 1923 und 1929 die Stellung der Kassen und machten sie angreifbar. Die Machtverhältnisse zwischen Kassen und ärztlicher Standesvertretung wendeten sich, die ärztlichen Standesorganisationen und insbesondere der Hartmannbund gewannen immer größeren Einfluss auf die Tätigkeit der Kassen. Ihren Niederschlag fand diese gewachsene Bedeutung der Ärztevertretungen in drei Notverordnungen der Reichsregierung, die am 26. Juli 1930, am 5. Mai 1931 und am 8. Dezember 1931 erlassen wurden. Diese Notverordnungen stellten zunächst einmal eine Maßnahme der Reichsregierung dar, um die finanzielle Krise, in die die Kassen geraten waren, aufzufangen. Das Reichsarbeitsministerium (RAM) erhielt größere Eingriffsrechte in die Krankenkassenverwaltung. Sämtliche Leistungen der Kassen wurden auf Regelleistungen beschränkt. Über weitere Krankenkassenbelange entschied ein Reichsausschuss, der mit Zustimmung des RAM Anordnungen erließ. Gleichzeitig beinhalteten die Notverordnungen aber eine Neuregelung des Kassenarztrechtes, das vor allem der Ärzteschaft ein Mitspracherecht in allen kassenärztlichen Belangen sicherte. Das Selbstverwaltungsrecht der Krankenkassen wurde dabei unter Mitwirkung und im Interesse der ärztlichen Standesvertretungen stark eingeschränkt. Ganz im Sinne des Hartmannbundes verloren die Kassen das Recht, Vermögen zu bilden. Der Unterhalt von Eigenbetrieben, gegen die der Hartmannbund lange schon gekämpft hatte, war Kassen ebenfalls nur noch begrenzt möglich.[27]

Errichtung Kassenärztlicher Vereinigungen in den Ländern auf Grund der 3. Notverordnung vom 8. Dezember 1931

Ein großer Erfolg, den die ärztlichen Standesvertretungen mit Hilfe der erwähnten 3. Notverordnung vom 8. Dezember 1931 errangen, bestand in der staatlich verordneten Errichtung von Kassenärztlichen Vereinigungen (KVen) in allen Ländern des Reiches. Alle Kassenärzte mussten zwangsläufig Mitglieder werden. Zur Aufsichtsbehörde wurde das Reichsarbeitministerium bestimmt. Die KVen erhielten weitgehende Selbstverwaltungsrechte und Entscheidungsbefugnisse über praktisch alle Fragen der kassenärztlichen Versorgung.[28] Ärzte wurden nicht mehr durch Vertrauensärzte der Kassen kontrolliert, sondern von den KVen. Die Verhältniszahl

27 Vgl. Schwoch, Standespolitik, 2001, S. 47 ff.
28 Vgl. Schwoch, Standespolitik, 2001, S. 48 f.

von Kassenarzt zu Versicherten wurde auf 600 reduziert, wodurch mehr Mediziner zur Kassenpraxis zugelassen werden konnten.[29] Bis 1934 erhielten alle Mediziner, die im Oktober 1931 mindestens drei Jahre approbiert waren, eine Zulassung.[30] Die KVen, die einen öffentlich-rechtlichen Status zuerkannt bekamen – eine Regelung, die nach wie vor eine deutsche Besonderheit darstellt – übernahmen auch die Verteilung der Kassengelder an die Ärzte.[31] Im Gegenzug dazu, dass den Kassen auch dieses zentrale Steuerungsinstrument genommen wurde, verzichtete die Ärzteschaft auf Einzelleistungsvergütungen und akzeptierte eine Kopfpauschale und eine garantierte Gesamtvergütung für Ärzte.[32]

Die langfristige Bedeutung der Errichtung von KVen bestand für die Ärzteschaft vor allem in der monopolistischen Zusammenfassung ihrer Interessen bei zentralen Organisationen ärztlicher Standesvertretung. Verträge mit den Kassen wurden nicht mehr von einzelnen Ärzten, sondern kollektiv durch die KVen abgeschlossen. Solche kollektiven Vertragsabschlüsse durch Standesvertretungen, wie den Hartmannbund, hatte es bereits früher gegeben. Eine neue Qualität lag aber in der flächendeckenden Verbindlichkeit und Wirksamkeit dieser Verträge für alle Kassenärzte. Sie wurde mit dem Status der KVen als Körperschaften des öffentlichen Rechtes erreicht.[33] Dass mit der Einführung der KVen eine Aufsicht durch das RAM und damit eine engere Anbindung der Ärzteschaft an den Staatsapparat verbunden war, widersprach durchaus nicht den ordnungspolitischen Vorstellungen, insbesondere der im Hartmannbund vertretenen Ärzteschaft. Dem Hartmannbund galt die Unterordnung unter die Autorität des Staates als weniger schädlich für die Standesehre, als die Vorstellung, von »sozialistischen Krankenkassen« zu »Kassenangestellten« degradiert zu werden.

Was die Stellung des Hartmannbundes als reichsweit größte und einflussreichste Standesvereinigung zur Vertretung der Interessen von Kassenärzten angeht, so verlor er zwar mit der Schaffung der KVen die geforderten Kompetenzen für den Vertragsabschluss mit den Kassen.[34] Den Auftrag zur Bildung der KVen und damit zum Abschluss von Verträgen mit den Kassen hatten die lokalen ärztlichen Standesvereinigungen der Länder erhalten. In der Praxis aber schmälerte dies den Einfluss des Hartmannbundes auf die ärztliche Standespolitik kaum, da die lokalen Vorsitzenden des Hartmannbundes in der Regel auch den örtlichen kassenärztlichen Organisationen vorstanden. In Berlin sah die Lage etwas komplizierter aus. Hier übernahm der Groß-Berliner Ärztebund Aufbau und Vorsitz der Berliner KV.

29 Vgl. Wolff, Interessen, 1997, S. 97-142, S. 125.
30 Vgl. Schwoch, Standespolitik, 2001, S. 49.
31 Vgl. Wolff, Interessen, 1997, S. 131.
32 Vgl. Schwoch, Standespolitik, 2001, S. 49.
33 Vgl. Wolff, Interessen, 1997, S. 132.
34 Vgl. Wolff, Interessen, 1997, S. 133 f.

Berliner Aerzte-Correspondenz

Publikationsorgan der Aerztekammer

Herausgeber

Groß-Berliner Aerztebund (E. V.) / Geschäftsausschuß der Berliner ärztl. Standesvereine

Verantwortlicher Schriftleiter: San.-Rat Dr. Heinrich Joachim, Berlin W 50, Augsburger Str. 37 / Fernsprecher: Bismarck 1273
Verlag: Hans Pusch, Berlin SW 11, Stresemannstraße 13 / Fernsprecher: Amt Bergmann 2853 und 2854

Aerztliche Stellenvermittlung: Büro der Aerztekammer, Genthiner Str. 34, von 9-4 Uhr, Sonnabends von 9-2 Uhr

Beiträge für die Unterstützungskasse der Aerztekammer für Berlin bitten wir auf das Postscheckkonto Berlin 18346 der Kasse der Aerztekammer für Berlin zu überweisen.

Nummer 52 | Berlin, den 27. Dezember 1930 | XXXV. Jahrgang

Zum 10jährigen Bestehen der Wirtschaftlichen Abteilung des Groß-Berliner Aerztebundes

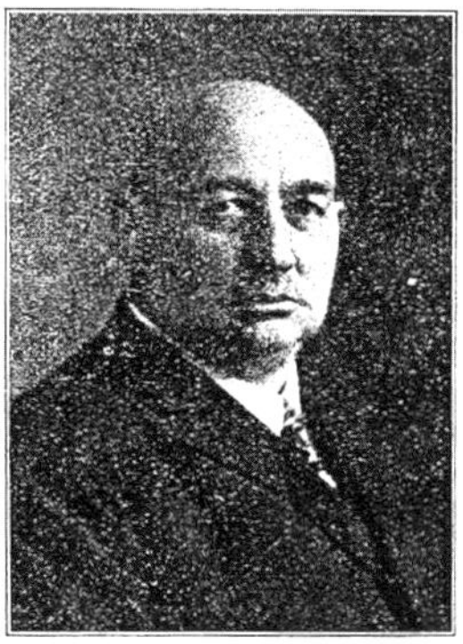
R. Lennhoff

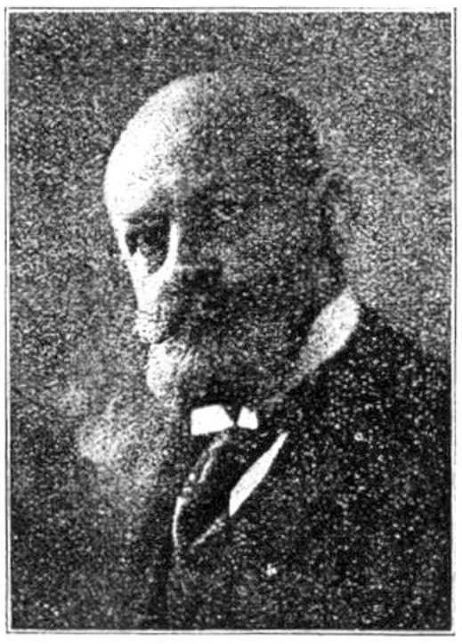
A. Scheyer

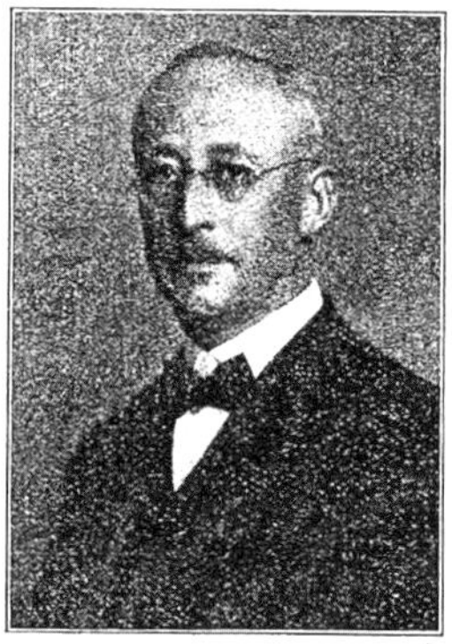
G. Ritter

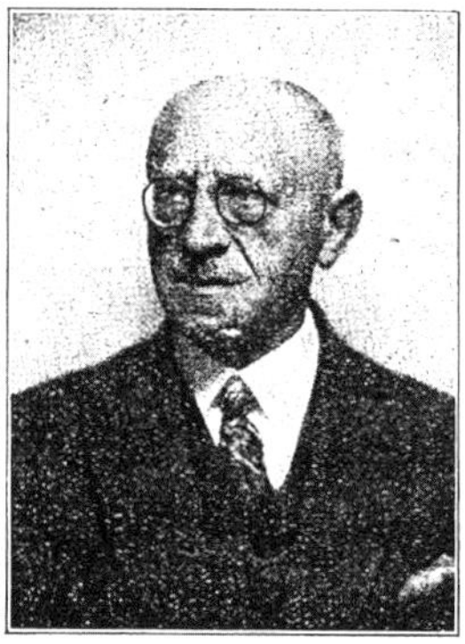
I. Sternberg

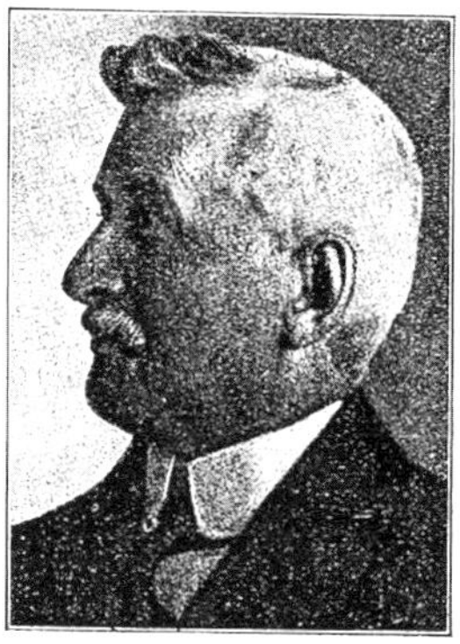
Albert Kohn

Würdigung der prominentesten Berliner Standesvertreter des Groß-Berliner Ärztebundes bzw. der W.A., 1930.

Zusammenschluss und Verhältnis von Hartmannbund Gau Groß-Berlin und Groß-Berliner Ärztebund E.V. in Berlin

Der »Groß-Berliner Ärztebund E.V.« stellte die mitgliederstärkste und wichtigste Ärzteorganisation in Berlin dar, wenngleich auch hier eine enge Zusammenarbeit mit dem Hartmannbund erfolgte. Der Verein war nach dem Ende des Ersten Weltkrieges 1918 gegründet worden. Der erste Vorsitzende hieß Rudolf Lennhoff, dessen Stellvertreter war Alfred Scheyer. Gustav Ritter (1875–1945)[35], der ab 1931 maßgeblich an der Ausarbeitung der Satzung für die neu zu errichtende KV Berlins mitwirkte, übernahm bereits 1918 den Posten des ersten Schriftführers und gehörte seitdem dem Vorstand des Vereins an. Ritter, und mit ihm der gesamte Vorstand des Groß-Berliner Ärztebundes, ließen sich gleichzeitig auch in die Ärztekammer für Berlin wählen. Ritter gehörte darüber hinaus den Vorständen verschiedener weiterer kassenärztlicher Organisationen in Berlin an, die unterschiedliche Spezialinteressen verfolgten. In einem rückblickenden Artikel, den er 1925 über die Entwicklung der ärztlichen Organisationen in Berlin verfasste, betonte er, dass der Groß-Berliner Ärztebund erreicht hatte, was dem Hartmannbund in Berlin nicht gelungen war, nämlich zum ersten Male »die verschiedenen Richtungen und Gruppen in der Berliner Ärzteschaft, insbesondere auch auf kassenärztlichem Gebiet, in einer gemeinsamen Organisation und Vertretung geeinigt« zu haben.[36] Verglichen mit dem reichsweit agierenden Hartmannbund sei der Groß-Berliner Ärztebund auf Grund des Verhandlungsgeschicks seiner Vorstände erfolgreicher gewesen und habe »aus sich selbst heraus« für Berlin die »freie Arztwahl« für Kassenärzte durchzusetzen vermocht, die ab 1. März 1921 in Kraft trat. Für die Verwaltung der Kassenverträge wurde seitens des Groß-Berliner Ärztebundes eine »Ärztliche Vertragsgemeinschaft Groß-Berlin«, auch Wirtschaftliche Abteilung (W.A.) genannt, gegründet. Die Tätigkeit des Hartmannbundes blieb in Berlin auf die Verwaltung von Verträgen mit den Tarifkassen beschränkt.[37]
Dem Groß-Berliner Ärztebund gehörten 1924 mehr Berliner Kassenärzte an als der Berliner Ortsgruppe des Hartmannbundes, dem so genannten »Gau Groß-Berlin des Hartmannbundes«. Darüber hinaus verfügte der Groß-Berliner Ärztebund über die weitaus größte Akzeptanz unter den Berliner Kassenärzten.[38] Nicht zuletzt des-

35 Vgl. DVD RAR (KVD), Ritter, Gustav K. B., geb. 1875.

36 Ignatz Sternberg wurde zweiter Schriftführer. Ritter vereinte in seiner Person vier verschiedene Funktionen: Vorsitzender des Zentralverbandes der Kassenärzte in Berlin; Vorsitzender des Vereins Berliner Kassenärzte: Schriftführer des Groß-Berliner Ärztebundes; Schriftführer des Zentralausschusses der spezialärztlichen Organisationen, was die Zusammenführung gegensätzlicher Interessen erleichterte; vgl. Ritter, Entwicklung, 1925, S. 405–409. Ergebnis der Wahlen zur Ärztekammer; vgl. Berliner Ärzte-Correspondenz 31 (1926), S. 508.

37 Vgl. Berliner Ärzte-Correspondenz 30 (1925), S. 406, 408.

38 Vgl. Berliner Ärzte-Correspondenz 29 (1924), S. 150, Berliner Ärzte-Correspondenz 31 (1926), S. 85, 90 ff. Im Satzungsentwurf des Groß-Berliner Ärztebundes zur Verschmelzung mit dem Hartmannbund wurden alle Berliner Mitglieder des Ärztebundes zur gleichzeitigen Mitgliedschaft im Hartmannbund verpflichtet; vgl. Berliner Ärzte-Correspondenz 30 (1925), S. 428.

halb kam es bei der 1926 vollzogenen Verschmelzung von Hartmannbund Gau Groß-Berlin und dem Groß-Berliner Ärztebund zu Auseinandersetzungen und dem Bestreben seitens des selbstbewussten Groß-Berliner Ärztebundes, eine zu starke Vereinnahmung durch den Hartmannbund zu unterbinden. Nach langen, zähen Verhandlungen, bei denen der Ärztebund auf eine Angleichung des Gebietes der Berliner Ortsgruppe des Hartmannbundes an das größere Territorium des Groß-Berliner Ärztebundes bestand – der Groß-Berliner Ärztebund schloss die seit dem 27. April 1920 nach Berlin eingemeindeten Bezirke Spandau, Süd-West-Verband, Zehlendorf, Niederbarnim und Köpenick ein –, stimmte die Mitgliederversammlung des Groß-Berliner Ärztebundes am 19. Oktober 1926 der Verschmelzung mit dem Hartmannbund Gau Groß-Berlin zu. An dieser Fusion und den vorangegangenen Verhandlungen hatten Ritter und der gesamte Vorstand des Bundes maßgeblichen Anteil und ebenso großes Interesse, da mit Groß-Berliner Ärztebund und Hartmannbund bzw. den dazugehörigen Verwaltungen für kassenärztliche Abrechnungen in Berlin zwei Kassenorganisationen parallel existiert hatten.[39] Die Verhandlungen für die Fusion begannen 1924. Neben dem Wahlrecht wurde die Stellung der W.A. diskutiert. Strittig blieb dabei lange Zeit die Frage, ob der Groß-Berliner Ärztebund weiterbestehen und gleichzeitig eine Ortsgruppe des Hartmannbundes bilden sollte – in diesem Fall würde seine Wirtschaftliche Abteilung weitgehend vom Einfluss des Hartmannbundes unabhängig bleiben –, oder aber ob der Groß-Berliner Ärztebund vollständig im Hartmannbund aufgehen sollte. Letzteres wünschten sich jene Berliner Ärzte, denen die Vertragspolitik der W.A. – und damit des Groß-Berliner Ärztebundes – zu moderat erschien. So erregte die W.A. 1925 beispielsweise dadurch Misstrauen, dass sie erwog, auf ein Angebot der Kassen einzugehen und ein Sonderabkommen über die Krankenkassenambulatorien mit der Berliner Ärzteschaft abzuschließen. Der Hartmannbund dagegen lehnte jede Zusammenarbeit mit den Kassen im Hinblick auf die Ambulatorien ab. Seit 1925 ließ er auf dem Titelblatt jeder Ausgabe der Berliner Ärzte-Correspondenz, dem amtlichen Nachrichtenblatt für die Berliner Ärzteschaft, die Parole drucken: »Der Hartmannbund erblickt nach wie vor in den Kassenambulatorien Kampfmittel der Krankenkassen gegen die ärztliche Berufsfreiheit und sieht die Uebernahme von Arztstellen an Ambulatorien als unvereinbar mit den Zwecken und Zielen seines Bundes an.«[40] Schließlich gab der Groß-Berliner Ärztebund mit der Formulierung, »der Groß-Berliner Ärztebund ist mit seinen wirtschaftlichen Organen zugleich der Gau Groß-Berlin des Hartmannbundes«, die wirtschaftliche Eigenständigkeit formal auf, erhielt aber innerhalb des Hartmannbundes gleichzeitig eine Sonderstellung.[41] Hierzu trug nicht zuletzt bei, dass der Groß-Berliner Ärztebund, der im Frühjahr 1924 korporativ dem Deutschen Ärztevereinsbund beige-

39 Vgl. Berliner Ärzte-Correspondenz 30 (1925), S. 428–432; Berliner Ärzte-Correspondenz 31 (1926), S. 368–370; Berliner Ärzte-Correspondenz 29 (1924), S. 150

40 Vgl. exemplarisch: Berliner Ärzte-Correspondenz 30 (1925), S. 403; Berliner Ärzte-Correspondenz 31 (1926), S. 369.

41 Vgl. Schwoch, Standespolitik, 2001, S. 25 f.

treten war, darauf bestanden hatte, dort auch nach der Fusion als eigenständiger Verein aufzutreten.[42] Auf lokaler, Berliner Ebene beurteilt, fand die Verschmelzung durchaus im Sinne des die Standespolitik weiterhin dominierenden Groß-Berliner Ärztebundes statt. Die Berliner Ortsgruppe des Hartmannbundes spielte auch nach der Fusion in der Berliner kassenärztlichen Standespolitik eine nur untergeordnete Rolle. Die gewählten Vorsitzenden des Groß-Berliner Ärztebundes stellten in Personalunion gleichzeitig die Vorsitzenden der örtlichen Vertretung des Hartmannbundes – und nicht umgekehrt. Damit blieb dem Groß-Berliner Ärztebund einschließlich der W.A. ein großes Maß an Autonomie erhalten.

42 Vgl. Berliner Ärzte-Correspondenz 31 (1926), S. 89, 369.

Kapitel 2 – Gescheiterte Bemühungen um die Errichtung einer Kassenärztlichen Vereinigung in Berlin 1931–1933

Besonderheiten der politischen Lage in Berlin

In Berlin, einer Metropole und der Hauptstadt des Reiches, konzentrierte sich in den 1930er Jahren eine große Zahl ärztlicher Standesorganisationen. Teilweise reichsweit, teilweise nur in Berlin aktiv, vertraten sie die Interessen der unterschiedlichsten Ärztegruppen. Das Spektrum der Zusammenschlüsse reichte von vornehmlich ökonomisch orientierten Interessensvertretungen über extrem radikale politische Vereinigungen bis hin zu Lokalvereinen zur Pflege kollegialer Kontakte. Auch viele Hauptvertretungen der Krankenkassenverbände hatten sich in der Reichshauptstadt, nahe des Zentrums der Macht, angesiedelt. Die Gruppen und Einrichtungen hier im Einzelnen aufzuzählen, würde den Rahmen der vorliegenden Untersuchung sprengen. Die besondere Bedeutung Berlins als politisches, wissenschaftliches und kulturelles Zentrum des Reiches, die in dieser Konzentration auch in Bezug auf die ärztliche Standespolitik zum Ausdruck kommt, gilt es allerdings zu berücksichtigen, wenn es darum geht, die Entwicklung der kassenärztlichen Standespolitik in Berlin und das Scheitern der Bemühungen des Groß-Berliner Ärztebundes, eine KV Berlin zu errichten, zu verstehen: In Berlin wurden politische Auseinandersetzungen Anfang der 1930er Jahre mit besonderer Schärfe geführt.[43] Dies galt auch für die Ärzteschaft. Entsprechend der zunehmend gewalttätigen, in Straßenkämpfen geführten Auseinandersetzungen zwischen Anhängern völkisch-nationaler und nationalsozialistischer Gruppierungen, wie der SA, auf der einen und kommunistischer Gruppierungen auf der anderen Seite[44], waren auch die Berliner Ärzte in deutlich unterschiedliche politische Lager gespalten und verfolgten sehr verschiedene gesundheits- und standespolitische Ziele. So war der Verein sozialistischer Ärzte von Berliner Ärzten gegründet worden, 1931 lebten und arbei-

43 Einen guten Überblick über die Ereignisse in der Spätphase der Weimarer Republik bietet Köhler, Berlin, 2002, S. 795-923, bes. das Kapitel Berlin in der Krise S. 898–923.

44 1929 stellte in Berlin die Kommunistische Partei Deutschlands (KPD), insbesondere in den Arbeitebezirken Wedding, Friedrichshain, Neukölln, Weißensee und Lichtenberg, die stärkste politische Kraft dar. In der »roten« Hochburg Berlin konnte die nationalsozialistische Arbeiterpartei (NSDAP) bis dahin kaum politische Erfolge verzeichnen. Ab 1929 gewann die Partei auch hier an Gewicht. Straßenschlachten und gewalttätige Auseinandersetzungen zwischen Kommunisten und SA-Schlägertrupps nahmen zu, antisemitische Übergriffe der SA auf Passanten und gezielte Angriffe auf Juden häuften sich in der Stadt. Nicht zuletzt aufgrund der Propagandaaktivitäten Josef Goebbels fasste die NSDAP in Berlin zusehends Tritt. Bei den Reichstagswahlen von September 1930 und Juli 1932 gewann die NSDAP auch in Berlin einen immer größeren Wählerkreis für sich, bei den Herbstwahlen 1932 verlor sie in Berlin weniger Stimmen als im Reichsdurchschnitt. Im März 1933 wählten zwar noch immer deutlich weniger Berliner die NSDAP als im Reichsdurchschnitt, die Partei kam aber immerhin auf 34,6 Prozent; vgl. Köhler, Berlin, 2002, S. S. 795–923, S. 910–920; Engeli/Ribbe, Berlin, 2002, S. 928–930.

teten hier 150 bis 200 Mitglieder, insgesamt zählte der reichsweit organisierte Verein zu dieser Zeit etwa 1.500 Mitglieder. Die Vereinszeitschrift »Der sozialistische Arzt« entstand ebenfalls in Berlin.[45] Zugleich gewannen in den 1930er Jahren national-konservative und nationalsozialistische Ärzte in Berlin an Einfluss und griffen zunehmend auch in die Berliner ärztliche Standespolitik ein. Dabei ist eine weitere Eigenart der Berliner Ärzteschaft zu nennen: Verglichen mit anderen Städten im Reich praktizierte in Berlin eine besonders große Anzahl jüdischer Ärzte. Auch die Zahl der Ärztinnen lag deutlich über dem Reichsdurchschnitt. Unter den Kassenärzten waren über die Hälfte der Ärztinnen und Ärzte jüdisch.[46] Nicht zuletzt vor diesem Hintergrund erklärten völkische, national-konservative und nationalsozialistisch orientierte ärztliche Zusammenschlüsse in Berlin bereits früh antisemitische Forderungen zu ihren zentralen standespolitischen Zielen. Sie wollten die Zahl der jüdischen Ärzte in Berlin einschränken.[47] Diese Haltung fand besonders auch unter Studenten und »Jungärzten« weite Verbreitung und damit in jenen Gruppen, die während des Ersten Weltkrieges als Kriegsfreiwillige ihre Ausbildung unterbrochen bzw. nicht begonnen hatten und für die es bei der großen Konkurrenz nun besonders schwer war, als Ärzte eine Kassenzulassung zu erhalten und beruflich Tritt zu fassen. Diese Ärzte und angehenden Mediziner sahen sich in ihren Aussichten auf eine gesicherte berufliche Existenz betrogen, von den Standesorganisationen vernachlässigt und zurückgesetzt. In dieser Gruppe fand die antisemitische, nationalsozialistische Propaganda vom »Volk ohne Raum« besonders leicht eine Anhängerschaft.[48] Der steigende Einfluss von Ärzten solcher politischen Couleur auf die ärztliche Standespolitik in Berlin lässt sich bereits bei den Wahlen zur Ärztekammer im November 1931 ablesen.

---

45 Tennstedt/Pross/Leibfried, Ärzte, 1989, S. X–XII.

46 Über die Gründe für die starke Konzentration jüdischer Ärzte in großen Städten, wie Berlin, wurde bereits berichtet. Wesentlich waren die besseren Berufsaussichten in einem für Juden noch immer stark reglementierten Arbeitsmarkt und auch das Vorhandensein einer größeren jüdischen Gemeinschaft, die angesichts des alltäglichen Antisemitismus Räume bot, um Angriffen zu entfliehen und Juden die Pflege ihrer Religion erleichterte; vgl. Efron, Medicine, 2001, S. 234–253. 1925 waren von 532 Ärztinnen in Berlin 215 jüdisch; vgl. Waigand, Antisemitismus, 2001, S. 131, 181–192; Huerkamp, Akademikerinnen, 1993, S. 319.

47 Die Agitation gegen jüdische Ärzte, die Theodor Fritschs vielfach aufgelegtes und breit rezipiertes Werk »Handbuch der Judenfrage« maßgeblich mit beeinflusste, konzentrierte sich auf drei Punkte, auf die bereits im vorangegangenen Kapitel eingegangen wurde. Jüdischen Ärzten wurde eine gefährliche Einstellung zur Sexualität vorgeworfen; konkret wurde kritisiert, dass sich vor allem jüdische Mediziner für eine Geburtenkontrolle einsetzten und ihnen wurde Schamlosigkeit im Geschlechtsleben vorgeworfen. Daneben galt eine materialistisch-spezialistische Auffassung von Medizin als typisch jüdisch und schließlich stellte die Behauptung einer »Verjudung« der Medizin aufgrund eines »überhöhten« Anteils jüdischer Ärzte an der Ärzteschaft ein verbreitetes antisemitisches Stereotyp dar; vgl. Kümmel, Polemik, 1998, S. 39 f.

48 Vgl. Waigand, Antisemitismus, 2001, S. 155–180, 192–203; Schwoch, Standespolitik, 2001, S. 31–38.

Zunehmender Einfluss nationalsozialistischer Standespolitiker in Berlin ab 1932

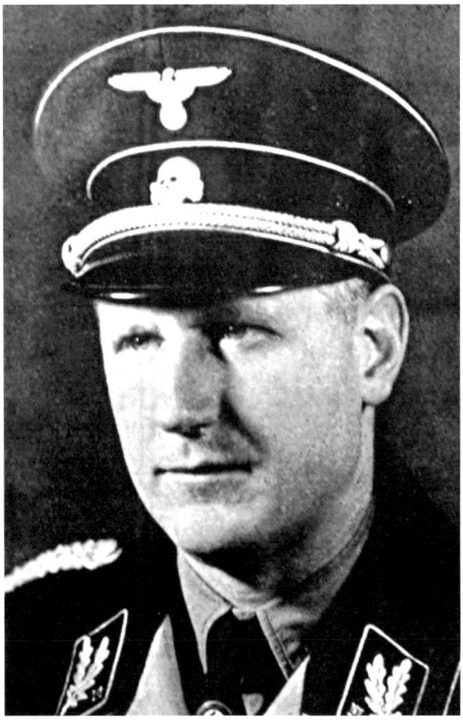

Leonardo Conti, ohne Datum

Bei der Berliner Ärztekammerwahl im November 1931 kandidierten der SA- bzw. SS-Mediziner Leonardo Conti (1900–1945), ein Mitbegründer des Nationalsozialistischen Deutschen Ärztebundes (NSDÄB), und das »Stahlhelm«-Mitglied Kurt Quandt (1878–1941) sowie weitere völkisch-national gesinnte Berliner Ärzte erstmals erfolgreich in einer gemeinsamen Liste, der Liste 9, die sich »Bund der Heilberufe für soziale Erneuerung« nannte.

Intern firmierte der Zusammenschluss auch unter der Bezeichnung »Liek-Bund«, benannt nach dem Chirurgen Erwin Liek (1879–1935), dem Verfasser dezidiert antisemitischer Schriften.[49] Von insgesamt 5026 abgegebenen gültigen Stimmen erhielt der Bund 685. Dies bedeutet, dass ihm von 120 Sitzen in der Ärztekammer 17 zustanden. Damit stellte die Liste Contis die größte Minderheit in der Ärztekammer. Zu den 17 Mitgliedern der Ärztekammer aus dieser Liste gehörten neben Quandt und Conti auch Hans Denker, Paul Reyher und der Köpenicker SA-Arzt, Erwin Villain (1898–1934), um nur einige Ärzte zu benennen, die zu den politisch aktiven Nationalsozialisten in Berlin zählten.[50] Die Mehrheit der Stimmen fiel bei dieser Wahl auf die Liste 4, die »Vereinigte Liste zur

49 Vgl. Berliner Ärzte-Correspondenz 36 (1931), S. 422, 432 sowie Conti, Jahre, 1936, S. 545. Der Chirurg Erwin Liek (1878–1935) gehörte mit seinen standespolitischen Veröffentlichungen während der Zeit der Weimarer Republik zu den besonders scharfen und sehr populären antisemitischen Agitatoren. Er propagierte ein »wahres Arzttum«, womit er sich zugleich gegen das Sozial- und Krankenversicherungssystem seiner Zeit stellte und für eine Sozial- Gesundheits- und Bevölkerungspolitik im Sinne der Eugenik und Rassenhygiene warb. Zu seiner Bedeutung für die nationalsozialistische Ärzteschaft; vgl. Kater, Medizin, 1990, S. 440–463; Schmiedebach, Standesideologie, 1989, S. 26–35; Schmiedebach, Arzt, 1987, S. 194 f.; Waigand, Antisemitismus, 2001, S. 107. Zu Politik des NSDÄB; vgl. Thomsen, Ärzte, 1996, S. 149–160; Kater, Ärzte, 2000, S. 117–134.

50 Den SS-Angehörigen Hans Denker (1886–1938) sowie Paul Reyher zählte die Ehefrau Contis, Elfriede Conti, in einem Interview von 1982 zu den Gründungsmitgliedern des NSDÄB. Erwin Villain, SA-Arzt in Köpenick, gehörte ebenfalls zu den stadtbekannten frühen Nationalsozialisten; vgl. Leibfried, Gesprächsprotokoll, in: Sozialpolitisches Archiv, S. 12, 24. Daneben handelte es sich bei den Vertretern dieser Liste um die Ärzte Hans Riem, Jost Walbaum, Wilhelm Hilsinger, Josef Schumacher, Oskar Weiß, Walter Volmer, Heinrich Thiele, Lotte Schulz-Sembten, Robert Klokow, Karl Dietrich, Georg Schlemmer und Robert Kaiser; vgl. Berliner Ärzte-Correspondenz 36 (1931), S. 432. Wir danken Prof. Dietrich Milles (ZeS, Universität Bremen) für seine großzügige Unterstützung.

Erhaltung eines freien ärztlichen Berufsstandes«.[51] Sie erzielte mit 2809 Stimmen und 69 Sitzen die absolute Mehrheit.[52] Die Vertreter dieser Liste, mit denen Conti sich bereits in der ersten Sitzung der neugewählten Ärztekammer heftige Wortgefechte lieferte, setzten sich mehrheitlich aus führenden Mitgliedern des Groß-Berliner Ärztebundes zusammen. Dazu gehörten der bereits genannte erste Vorsitzende des Groß-Berliner Ärztebundes, Alfred Scheyer, wie auch der zweite Vorsitzende und gleichzeitige Vorsitzende der Ärztlichen Vertragsgemeinschaft Groß-Berlin (W.A.), Gustav Ritter. Wilhelm Beckmann, der dritte Vorsitzende des Groß-Berliner Ärztebundes, der sich in dieser Liste 4 zur Wahl gestellt hatte, wurde gleichzeitig zum stellvertretenden Vorsitzenden der Berliner Ärztekammer gewählt. Und schließlich hatte auch der Vorsitzende der Ärztekammer, Heinrich Joachim, in der Liste 4 kandidiert.[53]

Bereits in der ersten Sitzung der neugewählten Ärztekammer am 9. Februar 1932, in der Conti als Wortführer der Liste 9 auftrat, kam es zu heftigen Auseinandersetzungen zwischen Vertretern der Liste 4 und damit den Repräsentanten des Groß-Berliner Ärztebundes und den völkisch-national bzw. national-konservativ gesinnten Ärzten der Liste 9. Diese Auseinandersetzungen machen sowohl grundsätzliche Differenzen im Demokratieverständnis der beiden Gruppen als auch in standespolitischen Fragen deutlich. Angesichts dessen, was nach der »Machtergreifung« 1933 mit den Berliner Standesvertretern des Groß-Berliner Ärztebundes geschehen sollte, lohnt an dieser Stelle eine genauere Betrachtung. Ausgelöst wurde die Debatte durch folgende Mitteilung gleich zu Beginn der Sitzung:

»Seitens der Liste 4 (Einheitsliste) ist unter Verständigung mit der Assistentengruppe und der Gruppe der Reichsnotgemeinschaft ein Wahlvorschlag vorbereitet, nach welchem bei der Vorstandsbildung diejenigen Gruppen unbeteiligt bleiben sollen, die nach Ansicht der Anreger dieses Wahlvorschlages als politische Gruppen aufzufassen seien.«[54]

In die genannte Kategorie der politischen Gruppen fielen nach dieser Definition neben der rechtsgerichteten Liste 9, auch die Listen 8 und 3, die den Kommunisten und Sozialisten nahestanden. Die Vertreter aller dieser Listen protestierten gegen ein solches Vorgehen, Conti erhielt dabei zwei Ordnungsrufe. Für die Liste 9 gab Quandt eine Erklärung ab, aus der hervorgeht, dass seine Gruppe ein besonderes Interesse hatte, sowohl im Vorstand als auch im Ehrengericht vertreten zu sein.[55] Alfred

51 Vgl. Berliner Ärzte-Correspondenz 36 (1931), S. 422.

52 Die Liste 1 »Junge Front. Reichsnotgemeinschaft deutscher Ärzte, Ortsgruppe Berlin« erzielte 10 Sitze; Liste 2 »Sozialdemokratische Liste« 5 Sitze; Liste 3 »Freigewerkschaftliche Ärzte« 6 Sitze, Liste 5 »des Herrn Professor Dr. Felix Freiherr von Kuester« 1 Sitz; Liste 6 »Liste der Ärzte beim Verband der Krankenkassen Berlin« 3 Sitze; Liste 7 »Assistentenverbände« 7 Sitze; Liste 8 »Radikale Opposition« 2 Sitze; vgl. Berliner Ärzte-Correspondenz 36 (1931), S. 422.

53 Weitere Mitglieder des Ausschusses des Groß-Berliner Ärztebundes hatten ebenfalls in dieser Liste kandidiert; vgl. Berliner Ärzte-Correspondenz 36 (1931), S. 431 und Berliner Ärzte-Correspondenz 37 (1932), S. 118, 325.

54 Berliner Ärzte-Correspondenz 37 (1932), S. 85.

55 Vgl. Berliner Ärzte-Correspondenz 37 (1932), S. 85.

Korach, Stadtarzt und Vertreter der Liste 2, in der sich die sozialdemokratischen Ärzte zusammengefunden hatten, gab zu bedenken, dass mit der vorgeschlagenen Vorgehensweise »Märtyrer« geschaffen und dadurch die unterdrückten Gruppen gestärkt würden.[56] Seine, wie auch alle weiteren Einwände und Vorschläge, das übliche Proporzprinzip für die Wahl des Vorstandes beizubehalten, fanden aber keine Mehrheit. Bei der Wahl des Vorstandes, der Beisitzer und der Vorstandsstellvertreter wurden die Kandidaten der drei genannten Listen durchweg überstimmt.[57] Die Situation spitzte sich zu, als im Anschluss daran die Wahl der Mitglieder des Ehrengerichts anstand. Leo Klauber, Vertreter der sozialistisch orientierten Liste 3, warf den Kollegen vor, mit der Aufgabe des Proporzsystems, das in der Vergangenheit die Vertretung auch sozialistischer Ärzte im Ehrengericht gewährleistet habe, nun in die Zeiten der Sozialistengesetze[58] zurückzufallen und den sozialistischen Ärzten Schaden zufügen zu wollen. Conti verlas für die Liste 9 erneut eine Erklärung und verließ danach zusammen mit der Mehrzahl seiner Listenmitglieder unter Protest den Saal. In dieser Erklärung bezeichnete er es als »nie dagewesene[n] Vorgang«, dass der Liste 9 als der zweitstärksten Gruppe in der Ärztekammer die Beteiligung am Vorstand verwehrt worden war und dies nun auch bei der Besetzung des Ehrengerichts der Fall sein solle. Damit sei den Mitgliedern dieser Liste 9 »mit formalen Methoden der parlamentarischen Verwaltung« das Recht vorenthalten worden, der Erfüllung ihrer Verpflichtung gegenüber ihren Wählern nachzukommen. Der Vorstand habe sich dadurch des Rechtes beraubt, »sich als die Vertretung der Gesamtheit aller Ärzte zu bezeichnen«. Der Vorstand sei nicht berechtigt, »im Namen der Gesamtheit aller Berliner Ärzte zu sprechen«. Die Liste 9 erkenne, so die Erklärung weiter, »ein Ehrengericht, mag es auch formal richtig gewählt sein, nicht an« und sprach ihm »jede bindende Kraft« ab.[59]
Deutlicher als mit diesen Worten lässt sich kaum zeigen, wie wenig Conti und die Mitglieder seiner Liste 9 von Mehrheitsentscheidungen und demokratischen Prozessen hielten.[60]

56 Vgl. Berliner Ärzte-Correspondenz 37 (1932), S. 86.

57 Vgl. Berliner Ärzte-Correspondenz 37 (1932), S. 87.

58 Das »Gesetz gegen die gemeingefährlichen Bestrebungen der Sozialdemokratie« wurde am 19. Oktober 1878 mit den Stimmen konservativer und nationalliberaler Abgeordneter im Reichstag verabschiedet. Es bestand aus 30 Paragraphen, die sozialistische und sozialdemokratische Organisationen, Veröffentlichungen und Aktivitäten außerhalb des Reichstages und der Landtage unter Androhung von Geld- und Haftstrafen verbot und damit einem Parteiverbot gleichkam. Es blieb bis zum 30. September 1890 in Kraft; vgl. RGBl., 1878, S. 351-358.

59 Vgl. Berliner Ärzte-Correspondenz 37 (1932), S. 88.

60 Entsprechend dieser Haltung sprach sich die Liste 9 auch bei einer weiteren Diskussion der Ärztekammer über den 1932 abzuschließenden Vertrag des Groß-Berliner Ärztebundes mit der Stadt Berlin betreffend der Behandlung der Wohlfahrtskranken aus. Der Groß-Berliner Ärztebund plante ein Plebiszit, d.h. eine Abstimmung der Mitgliederversammlung über den Abschluss des Vertrages. Conti wandte sich in der Ärztekammer gegen dieses Vorhaben und bezeichnete den Groß-Berliner Ärztebund als eine »kümmerliche Organisation, die die Verantwortung auf ein Plebiszit abwälze«. Er präferierte demgegenüber »ein ›Ja‹ oder ›Nein‹ unserer Führer«; vgl. Berliner Ärzte-Correspondenz 37 (1932), S. 128.

Die auf diese Erklärung folgende Debatte macht darüber hinaus klar, worin die Vorbehalte einer Mehrheit der Mitglieder der Ärztekammer gegenüber dieser Liste 9 bestanden. So formulierte beispielsweise Berthold Alexander[61], Mitglied der »Freien Vereinigung« und Vertreter der Liste 4:

»Die Worte des Kollegen Conti und die Erklärung des Kollegen Quandt dürfen nicht unwidersprochen bleiben. Herr Conti geht davon aus, daß wir die Vertreter der Liste 9 majorisieren wollen. Herr Conti sagt: die Liste wäre keine politische. Vor der Öffentlichkeit könnte es wohl so scheinen, wenn man immer die mit Emphase hervorgebrachten Worte der Vertreter der Liste 9 hört. Demgegenüber halte ich es für notwendig, doch einmal den wahren Sachverhalt zu schildern. Sie wissen, daß ein Flugblatt von der Liste 9 erschienen ist, das sich ›an die deutschen Ärzte‹ wendet. ›Deutsch‹ ist dabei in solcher Weise betont, daß man eine erhebliche Gruppe Berliner Ärzte jüdischer Konfession ausschließen will. Sie können es uns nicht verdenken, wenn wir nach solchem Angriff auf unsere persönliche Ehre nicht imstande sind, die Vertreter dieser Liste irgendwie zu wählen. Bisher ist es noch niemals Sitte gewesen, daß von Kollegen gegen die persönliche Ehre anderer Ärzte in dieser Weise vorgegangen wurde. Gerade wir von der Freien Vereinigung waren stets dafür eingetreten, Minderheiten zu schützen. Das hat aber seine Grenze bei persönlichen Verunglimpfungen. Warum sind denn die Herren nicht vor dem Ausgang der Wahlen aufgetreten und haben gesagt: Wir sind keine politischen Ärzte? Warum haben sie ihren Einfluß gegen diesen Text des Flugblattes nicht früher bekanntgegeben? Wir sind heute gespannt, eine Erklärung zu diesem Inhalt zu hören! Sie können uns aber nicht zumuten, daß wir in den Vorstand eines Ehrengerichts gerade diejenigen hineinwählen, die uns die Ehre abschneiden.«[62]

Damit wird deutlich, dass in der Berliner Ärztekammer 1932 für Contis dezidiert antisemitische Politik keine Mehrheiten zu finden waren. Wie sehr sich die jüdischen Vertreter in der Ärztekammer durch die politischen Ziele der Liste 9 bedroht sahen, und wie persönlich die Angriffe tatsächlich gemeint waren, zeigen die Zwischenrufe während des Wortbeitrages von Alfred Peyser[63], einem renommierten Hals-Nasen-Ohren-Arzt, der ebenfalls als Mitglied der Liste 4 kandidiert hatte:

»Ich hätte nie etwas dagegen gehabt, Herren, welcher Parteirichtung sie auch angehören mögen, in das Ehrengericht zu wählen, wenn ich die Gewißheit gehabt hätte, daß Sie jeden Kollegen als den anderen gleichberechtigt anerkennen. Eine Richtung aber, die, wenn auch nicht ganz, so doch in ihren Wortführern, Ärzte erster und zweiter Klasse nach von i h n e n [im Original gesperrt, d. Verf.] angenommenen nationalen Gesichtspunkten unterscheidet, scheint mir nicht die Gewähr zu bieten, daß, wenn ich einmal vor dem Ehrengericht stehen sollte, meine Ehre objektiv beurteilt werden könnte. [...] Sie werden uns so lange als Ihre Gegner

61 Zur Person Berthold Alexanders vgl. S. 166.

62 Berliner Ärzte-Correspondenz 37 (1932), S. 89.

63 San. Rat Alfred S. Peyser: von 1903 bis 1938 HNO-Praxis in Berlin mit den Schwerpunkten Sozialmedizin und Berufskrankheiten; er war ein Pionier auf dem Gebiet der Lärmschwerhörigkeit; 1939 ermigrierte Peyser nach Stockholm/Schweden; vgl. Schwoch, Kassenärzte, 2009.

und bereit finden, Sie von verantwortlichen Stellen auszuschließen, bis sie uns den Beweis geliefert haben, daß Sie jeden deutschen Arzt genau so behandeln wie den andern. (Zwischenruf ›deutschen?‹) Ich habe mir das Eiserne Kreuz 1. Klasse auf dem Schlachtfelde mit meinem Blut erworben, als Sie (zum Zwischenrufer gewandt), ich weiß nicht, noch sonstwo gewesen sind. Ich bin ein deutscher Arzt. Beweisen Sie es erst mit Ihrem Blute, daß Sie es sind!«[64]

Die Begriffe »deutsch« bzw. »deutscher Arzt« waren zu dieser Zeit bereits von national-konservativer und völkisch-nationaler Seite als Kampfbegriffe vereinnahmt worden und meinten in ihrer antisemitischen Konnotation alles den Zuschreibungen für »jüdisch« und für »jüdische Ärzte« Gegensätzliche.[65] Auch die Ehefrau Contis, Elfriede Conti, die in einem Interview von 1982 über die Ärztekammerwahl berichtet hat, bestätigt die Furcht insbesondere jüdischer Ärzte vor dem Erstarken der antisemitischen, nationalsozialistisch orientierten Ärzte. Darin sagte sie, sie sei bei der Auszählung der Stimmen unerkannt dabei gewesen. Angesichts der verhältnismäßig hohen Stimmenzahl für die Liste 9 habe der »jüdische Leiter der Ärztevereinigung der auch die Auszählung verantwortete« geäußert: Der »NS ist eine Sturmflut, die werden wir nicht bändigen können«.[66]

Eingedenk dieser politischen wie standespolitischen Lage in Berlin ist nun auf die Diskussionen, Pläne und Maßnahmen einzugehen, die sich um die Umsetzung der 3. Notverordnung vom Dezember 1931, d.h. die Einrichtung einer KV Berlin, entspannen. Die Diskussion hierzu wurde sehr kontrovers geführt. Sie kam bis 1933 nicht zum Abschluss und führte zu einer ernsthaften Krise im Vorstand des Groß-Berliner Ärztebundes.

Aufbau und Struktur der geplanten KV Berlin ab 1932

Über den geplanten Aufbau und die Struktur der KV Berlin gemäß der Notverordnung vom 8. Dezember 1931 informiert ein Satzungsentwurf mit dazugehörigen Ausführungsbestimmungen, die im Dezember 1932 in der Berliner Ärzte-Correspondenz veröffentlicht wurden und im Januar 1933 der Mitgliederversammlung vorgelegt werden sollten.[67] Zum Zustandekommen dieses Entwurfes gibt eine abschließende Anmerkung einen Hinweis. Demnach gingen der Aufstellung der Satzungsvorlage »sehr eingehende Beratungen des Vorstandes und Ausschusses« voraus; diese Beratungen hätten »wesentlich längere Zeit beansprucht als veranschlagt worden war«.[68] Unterschrieben wurde der Satzungsentwurf von dem Vorstandsmitglied des Groß-Berliner Ärztebundes, Gustav Ritter, im Auftrag des Vorstandes der KV Berlin.[69]

64 Berliner Ärzte-Correspondenz 37 (1932), S. 89.
65 Vgl. Waigand, Antisemitismus, 2001, S. 63-66.
66 Vgl. Leibfried, Gesprächsprotokoll, Sozialpolitisches Archiv, S. 11.
67 Vgl. Berliner Ärzte-Correspondenz 37 (1932), S. 422–426.
68 Vgl. Berliner Ärzte-Correspondenz 37 (1932), S. 426.
69 Vgl. Berliner Ärzte-Correspondenz 37 (1932), S. 426.

Zunächst einmal gibt dieser Satzungsentwurf von 1932 detailliert Aufschluss über das geplante Verhältnis von Groß-Berliner Ärztebund und KV Berlin. In § 6 über den Vorstand der KV Berlin heißt es:
»1) Vorstand der KV. ist der jeweilige Vorstand des Groß-Berliner Ärztebundes E.V. (als Ortsgruppe Berlin des Hartmannbundes).«[70]
Der dazugehörige Vorschlag auf Änderung der Satzung des Groß-Berliner Ärztebundes, die für die Fixierung dieses Verhältnisses notwendig war, definierte zudem die Stellung des Ärztebundes gegenüber dem Hartmannbund:
»Der Verein führt den Namen ›Groß-Berliner Ärztebund E.V.‹. Er ist die Ortsgruppe Berlin des Verbandes der Ärzte Deutschlands (Hartmannbund) mit den Rechten eines Provinzialverbandes.«[71]
Damit war klar, dass in Berlin weiterhin der Groß-Berliner Ärztebund die dominierende kassenärztliche Standesorganisation bleiben sollte. Der sechste Absatz des § 6 bestimmte ausdrücklich, dass der Vorstand der KV Berlin befugt war, Rechtsgeschäfte mit dem Groß-Berliner Ärztebund abzuschließen. Im Falle einer Auflösung der KV Berlin fiel ihr Vermögen an den Groß-Berliner Ärztebund oder dessen Rechtsnachfolger.[72] Die Struktur der geplanten KV Berlin orientierte sich sehr stark an dem Aufbau und der Funktionsweise des Groß-Berliner Ärztebundes. Die Organe des Groß-Berliner Ärztebundes, die aus Vorstand, Ausschuss, erweitertem Ausschuss und Mitgliederversammlung bestanden, fanden sich in fast identischer Weise bei der KV Berlin wieder. Die KV Berlin setzte sich zusammen aus einem Vorstand, einem Ausschuss und der Mitgliederversammlung.[73]
Um die Logik des Aufbaues der KV Berlin besser nachvollziehen zu können, seien im Folgenden zunächst Funktionsweise und Aufbau des Groß-Berliner Ärztebundes näher beschrieben. Hierüber gibt ein Satzungsentwurf von 1925 Auskunft.[74]

70 Berliner Ärzte-Correspondenz 37 (1932), S. 422.
71 Berliner Ärzte-Correspondenz 37 (1932), S. 426.
72 Vgl. Berliner Ärzte-Correspondenz 37 (1932), S. 423 f.
73 Vgl. Berliner Ärzte-Correspondenz 30 (1925), S. 428 und 37 (1932), S. 422.
74 Vgl. Berliner Ärzte-Correspondenz 30 (1925), S. 428–432.

Grafik Nr. 1: Aufbau des Groß-Berliner Ärztebundes E.V. nach der Verschmelzung mit dem Hartmannbund Gau Groß-Berlin - Satzungsentwurf von 1925

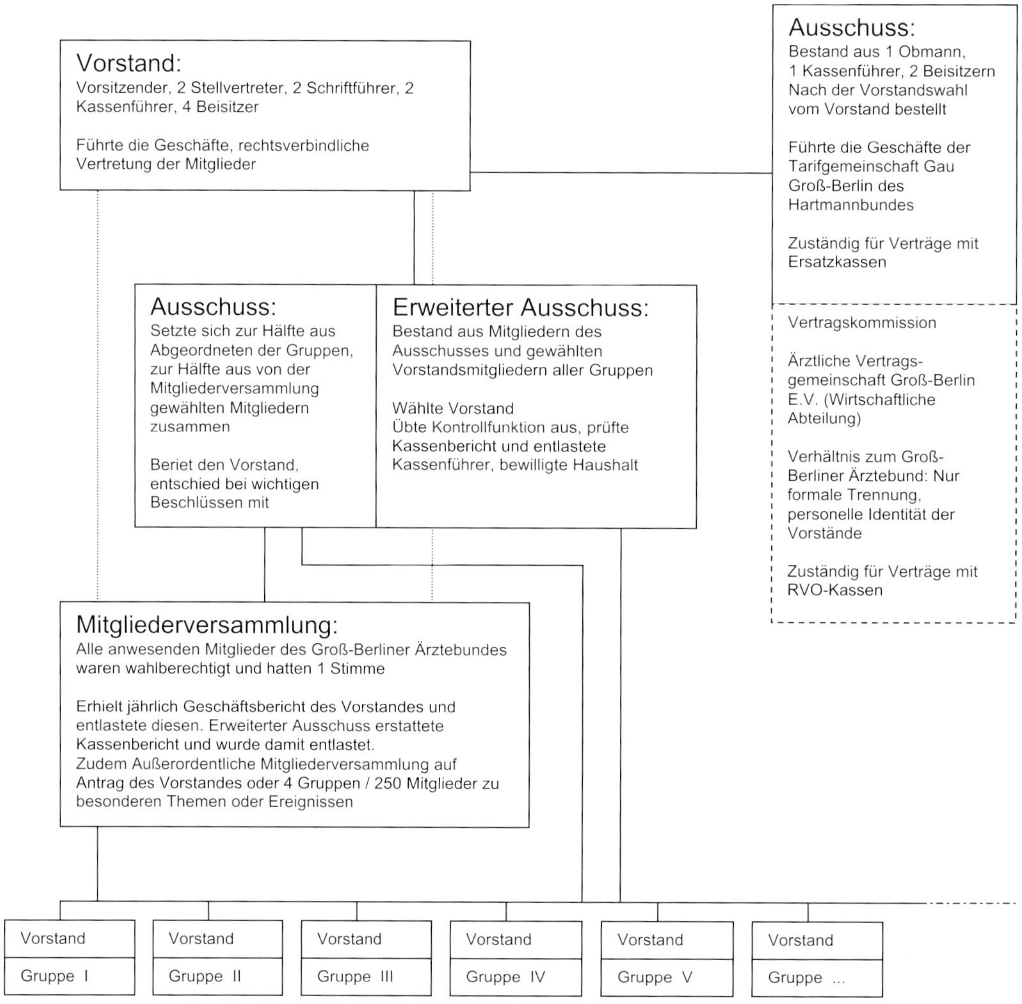

Legende:

——— untergeordnetes Organ wählte/bestellte/bildete übergeordnetes Organ

········ untergeordnetes Organ kontrollierte/entlastete/bewilligte Beschlüsse des übergeordneten Organs

- - - - - dem Groß-Berliner Ärztebund e.V. eng angegliedertes Gremium

Organisation und Funktionsweise des Groß-Berliner Ärztebundes gemäß dem Satzungsentwurf von 1925

Inhaltlich strebte der Groß-Berliner Ärztebund den Zusammenschluss aller Groß-Berliner Ärzte zu einer einheitlichen Organisation an. Mitglied des Groß-Berliner Ärztebundes konnte jeder im Deutschen Reich approbierte, geschäftsfähige Arzt werden, der die bürgerlichen Ehrenrechte und die deutsche Reichsangehörigkeit sowie einen Wohnsitz in Berlin besaß. Darüber hinaus musste jedes Mitglied des Ärztebundes auch dem Hartmannbund angehören.

Zweck der Organisation war es, die ärztlichen Berufsinteressen aller Groß-Berliner Ärzte in wirtschaftlicher, sozialer und ethischer Beziehung wahrzunehmen, eine gerechte Beteiligung aller Ärzte an der ärztlichen Versorgung der Bevölkerung zu bewirken, die Anteilnahme und Mitwirkung an allen Fragen der Volksgesundheit zu fördern und die kollegiale Gesinnung zu pflegen.[75]

Wie bereits angedeutet, setzte sich der Groß-Berliner Ärztebund aus den vier Organen Vorstand, Ausschuss, erweiterter Ausschuss und Mitgliederversammlung zusammen. Die Mitglieder waren vor allem territorial, aber auch systematisch, in Gruppen zusammengefasst. Grundsätzlich deckten sich die territorial aufgefassten Gruppen mit den kommunalpolitischen Bezirken Groß-Berlins. Somit gab es eine Gruppe Tiergarten, Wedding, Spandau usw. Jedes Mitglied gehörte zunächst der Gruppe an, innerhalb deren Grenzen es wohnte. Nicht niedergelassene Assistenzärzte bildeten innerhalb des Groß-Berliner Ärztebundes eine besondere Gruppe, die Ortsgruppe Berlin des Bundes deutscher Assistenzärzte. Jedes Mitglied konnte nur einer Gruppe angehören.[76] Die Gruppen erhielten darüber hinaus Nummern. 1926 existierten sechzehn solcher Berliner Gruppen, 1932 waren es fünfzehn. Dabei bleibt unklar, worin genau die Veränderung bestand.[77] Jede Gruppe wählte in einer ordentlichen Versammlung einen Vorstand, der aus drei bis fünf Mitgliedern bestand, darunter war ein Vorsitzender zu benennen. Die Amtsdauer betrug für alle Ämter des Bundes, also auch für die Gruppenvorstände, drei Jahre.

Dem ersten Organ, dem Vorstand, gehörten insgesamt elf Mitglieder an. Er führte die Geschäfte, vertrat den Ärztebund gerichtlich sowie außergerichtlich und verkündete satzungsgemäß die Beschlüsse der Organe, die dadurch Gültigkeit erlangten und für die Mitglieder bindend wurden.[78]

---

75 Vgl. Berliner Ärzte-Correspondenz 30 (1925), S. 428.

76 Vgl. Berliner Ärzte-Correspondenz 30 (1925), S. 428, 430.

77 Bei den Gruppenwahlen des Groß-Berliner Ärztebundes vom 7. Januar 1932 existierten folgende durchnumerierte Gruppen: 1. Mitte, 2. Tiergarten, 3. Wedding, 4. Prenzlauer Berg, 5. Friedrichshain, 6. Kreuzberg, 7a. Charlottenburg-West, 7b. Charlottenburg-Ost, 8. Spandau, 9. Wilmersdorf, 10. Steglitz-Tempelhof-Zehlendorf, 11. Schöneberg, 12. Köpenick-Treptow-Lichtenberg, 13. Pankow-Reinickendorf-Weißensee, 14. Neukölln, 15. Assistenten; vgl. Berliner Ärzte-Correspondenz 37 (1932), S. 20 sowie Berliner Ärzte-Correspondenz 31 (1926), S. 87.

78 Der Vorstand setzte sich aus einem Vorsitzenden mit zwei Stellvertretern, zwei Schriftführern, zwei Kassenführern und vier Beisitzern zusammen. Zur rechtsverbindlichen Vertretung des Bundes genügten zwei Vorstandsmitglieder, darunter musste der Vorsitzende oder einer seiner Stellvertreter sein; vgl. Berliner Ärzte-Correspondenz 30 (1925), S. 428 f.

Der Ausschuss des Bundes bestand zur Hälfte aus Abgeordneten der einzelnen Gruppen und wurde zur anderen Hälfte von der Mitgliederversammlung gewählt. Er hatte beratende Funktion für den Vorstand und wurde von diesem zur Beschlussfassung in wichtigen Fragen berufen.[79]

Der erweiterte Ausschuss setzte sich aus den Mitgliedern des Ausschusses und den gewählten Vorstandsmitgliedern aller Gruppen zusammen. Dieses Gremium übte vor allem Kontrollfunktionen aus. So waren dem erweiterten Ausschuss in der ersten Hälfte jeden Geschäftsjahres der Geschäfts- und Kassenbericht sowie ein Haushaltsplan vom Vorstand vorzulegen. Der erweiterte Ausschuss bestellte aus seiner Mitte zwei Kassenprüfer, die – unter Zuziehung eines Sachverständigen – verpflichtet waren, nach Abschluss des Geschäftsjahres die Geschäftsführung des Kassenführers zu prüfen. Der erweiterte Ausschuss beschloss über die Entlastung des Vorstandes und über den Haushaltsplan. Außerdem wählte er die Vorstandsmitglieder.[80]

Die Mitgliederversammlung des Groß-Berliner Ärztebundes schließlich tagte mindestens einmal pro Jahr, jedes anwesende Mitglied hatte dabei eine Stimme. Auf der ordentlichen Mitgliederversammlung hatte der Vorstand jedes Jahr einen Geschäftsbericht vorzustellen, der erweiterte Ausschuss erstattete Bericht über die Kassenprüfung und wurde entlastet. Daneben gab es die Möglichkeit, außerordentliche Mitgliederversammlungen einzuberufen. Der Vorstand war dazu auf Beschluss des Ausschusses jederzeit berechtigt. Daneben konnte eine solche Versammlung auf Antrag von vier Gruppen oder 250 Mitgliedern einberufen werden, hier galt eine Anmeldefrist von vier Wochen.[81]

Neben den Zuständigkeiten der vier Organe beschrieb die Satzung darüber hinaus ausführlich die Verpflichtungen, welche die Mitgliedschaft beim Groß-Berliner Ärztebund für die vertragsärztliche Tätigkeit der Berliner Ärzte bedeutete. Hierbei spielten zwei Unterorganisationen des Groß-Berliner Ärztebundes, nämlich die »Ärztliche Vertragsgemeinschaft Groß-Berlin« (W.A.) für die gesetzlichen Kassen und die »Tarifgemeinschaft Groß-Berlin des Hartmannbundes« für die Ersatzkassen, eine zentrale Rolle. Grundsätzlich hatten Mitglieder des Groß-Berliner Ärztebundes erst einmal alle Verträge, die sie mit Behörden, reichsgesetzlichen Versicherungsträgern, Vereinigungen und Unternehmungen, soweit nicht ein für den Groß-Berliner Ärztebund maßgebendes oder von ihm selbst abgeschlossenes oder anerkanntes Tarifabkommen maßgebend war, vor Abschluss einer von der Organisation beauftragten Vertragskommission zur Genehmigung vorzulegen. Eine kassenärztliche Tätigkeit bei gesetzlichen oder solchen Kassen bzw. Körperschaften, mit denen die W.A. in einem Vertragsverhältnis stand, war Mitgliedern des Groß-Berliner Ärztebundes nur als gleichzeitige Mitglieder der W.A. erlaubt. Etwas anders waren die Zuständigkeiten in Sachen Ersatzkassen gelagert. Verträge mit Ersatzkassen schloss der Hartmannbund. Hier war den Mitgliedern des Groß-

79 Vgl. Berliner Ärzte-Correspondenz 30 (1925), S. 429.
80 Vgl. Berliner Ärzte-Correspondenz 30 (1925), S. 429.
81 Vgl. Berliner Ärzte-Correspondenz 30 (1925), S. 429.

Berliner Ärztebundes eine Tätigkeit nur als Mitglied der »Tarifgemeinschaft Groß-Berlin des Hartmannbundes« gestattet. Mitglieder des Groß-Berliner Ärztebundes, die eine Zulassung für die mit dem Hartmannbund im Vertragsverhältnis stehenden Kassen besaßen, gehörten jedoch automatisch der »Tarifgemeinschaft« an. Die Geschäfte der Tarifgemeinschaft wurden von einem Ausschuss des Groß-Berliner Ärztebundes geführt, der sich aus einem Obmann, einem Kassenführer und zwei Beisitzern zusammensetzte. Dieser Ausschuss wurde vom Vorstand des Groß-Berliner Ärztebundes nach jeder Vorstandswahl, d.h. ebenfalls alle drei Jahre, bestellt.[82]

Die »Ärztliche Vertragsgemeinschaft Groß-Berlin« (W.A.) stellte eine Organisation mit eigener Rechtspersönlichkeit dar. Ihr Aufgabengebiet bestand in der Durchführung der Verträge mit den RVO-Kassen, d.h. mit den gesetzlichen Krankenkassen. Wie Gustav Ritter 1932 in einem Artikel zur Frage der Umorganisation der ärztlichen Standesorganisationen in Berlin beschrieb, ging die Gründung dieser Organisation auf den Druck der Kassen zurück, die eine selbstständige und von der standespolitischen Organisation des Groß-Berliner Ärztebundes unabhängige, rein kassenärztliche Organisation gefordert hatten.[83] Von ärztlicher Seite war eine solche Regelung nicht angestrebt worden, der Aufbau der W.A. wich dementsprechend nur minimal von dem des Groß-Berliner Ärztebundes ab.

Personell herrschte große Übereinstimmung, was die Tatsache belegt, dass Gustav Ritter sowohl im Vorstand des Groß-Berliner Ärztebundes vertreten war als auch dem Vorstand der W.A. angehörte. Die Ärztliche Vertragsgemeinschaft verfügte, wie der Groß-Berliner Ärztebund, über vier Organe: Vorstand, Ausschuss, Erweiterter Ausschuss und Mitglieder (bzw. Mitgliederversammlung). Auf der Ebene der Mitglieder gab es bei der W.A. jedoch eine wichtige Abweichung. Die Ärzte wurden stärker nach Unterschieden in ihrer Berufsausübung organisiert, was u.a. die sachverständige Überwachung der vertragsärztlichen Tätigkeit erleichtern sollte. Praktische Ärzte gehörten nicht »Gruppen«, sondern »Kontrollbezirken« an, Fachärzte wurden in separaten »Facharztgemeinschaften« zusammengefasst. Wie beim Ärztebund wurden auch bei der W.A. in den einzelnen Kontrollbezirken Vorstände in unmittelbarer Wahl gewählt, bei der W.A. hießen diese »Obmänner der Kontrollkommission«.[84]

Die Mitglieder des Ausschusses wurden bei der W.A. direkt von den Mitgliedern der Kontrollbezirke gewählt; zur Wahl standen nur Mitglieder der Kontrollkommissionen. Der Erweiterte Ausschuss setzte sich aus allen Mitgliedern aller Kontrollkommissionen zusammen. Dieses Gremium wählte den Vorstand.[85]

---

82 Laut Ausführungsbestimmungen bildete der Ausschuss der Tarifgemeinschaft zugleich den im Vertrag mit den Ersatzkassen vorgesehenen »Prüfungsausschuß«. Mindestens ein Mitglied des Prüfungsausschusses musste zugleich dem Vorstand des Groß-Berliner Ärztebundes angehören; vgl. Berliner Ärzte-Correspondenz 30 (1925), S. 429 ff.

83 Vgl. Berliner Ärzte-Correspondenz 37 (1932), S. 333.

84 Vgl. Berliner Ärzte-Correspondenz 37 (1932), S. 333 f.

85 Vgl. Berliner Ärzte-Correspondenz 37 (1932), S. 334.

Grafik Nr. 2: Aufbau der Ärztlichen Vertragsgemeinschaft Groß-Berlin E.V. (W.A.) – nach der Beschreibung Gustav Ritters 1932*

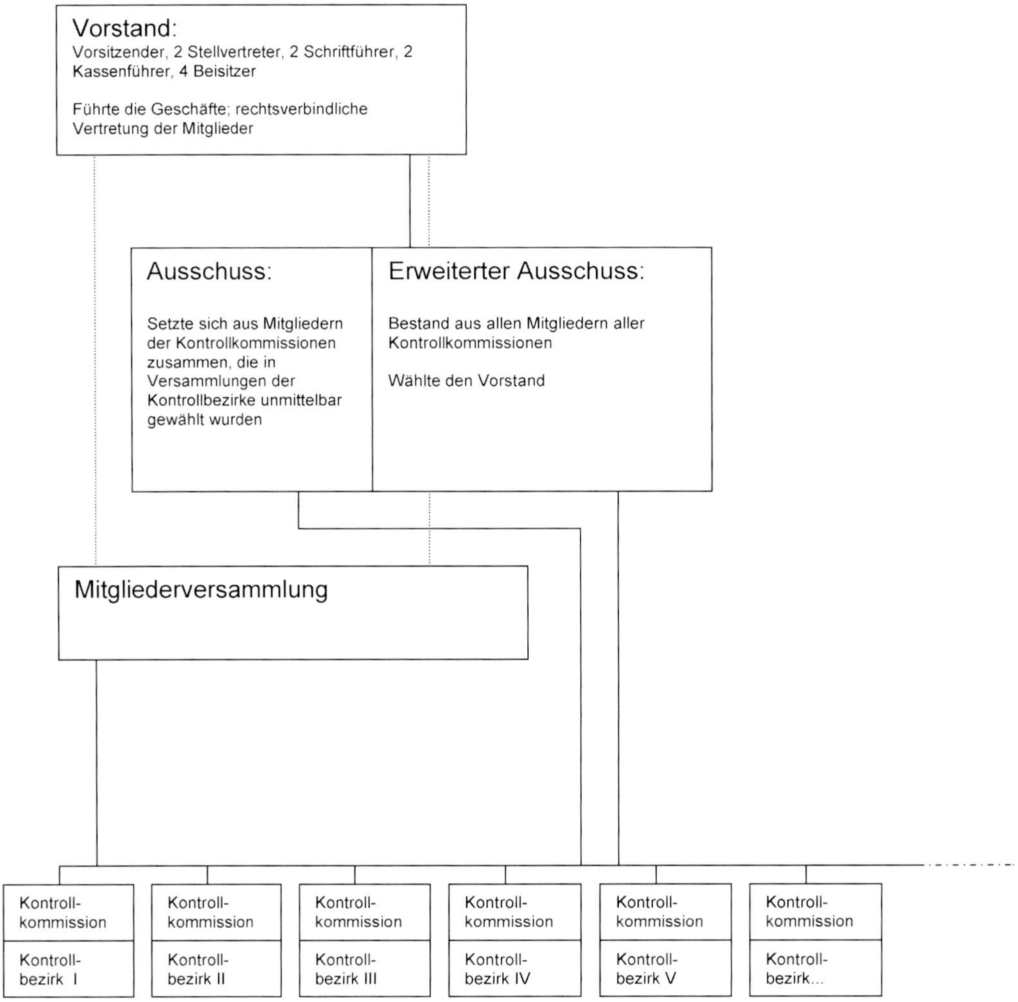

Legende: ——— untergeordnetes Organ wählte/bestellte/bildete übergeordnetes Organ

.... untergeordnetes Organ kontrollierte/entlastete/bewilligte Beschlüsse des übergeordneten Organs

* vgl. Berliner Ärzte-Correspondenz 37 (1932), S. 333 f.

Auf Grund der Notverordnung vom 8. Dezember 1931, die die Errichtung von KVen in allen Ländern anordnete, wurde die W.A. in Berlin überflüssig. Die neue KV Berlin sollte ihre Aufgaben übernehmen. Den Beschluss zur Auflösung der W.A. traf deren Mitglieder in der Mitgliederversammlung am 29. September 1932:

»1. Die Ärztliche Vertragsgemeinschaft Groß-Berlin wird mit Wirkung vom 1. Oktober 1932 aufgelöst.

2. Die Geschäfte der Ärztlichen Vertragsgemeinschaft Groß-Berlin werden durch ihre bisherigen Einrichtungen abgewickelt.
Die bisherigen Mitglieder des Vorstandes sind die Liquidatoren. Die Liquidatoren fassen ihre Beschlüsse mit einfacher Mehrheit. Schriftliche Abstimmung ist zulässig. Die Versammlung der Liquidatoren ist beschlußfähig, wenn wenigstens 6 Liquidatoren erschienen sind.

3. Das sich bei der Abwicklung ergebende Vermögen der Ärztlichen Vertragsgemeinschaft Groß-Berlin fällt an den Groß-Berliner Ärztebund E.V. Die einzelnen Fonds sind ihrer Zweckbestimmung entsprechend zu verwenden, insbesondere ist bei Todesfällen ehemaliger W.A.-Mitglieder, die Anwartschaft auf Sterbegeld hatten, während des Liquidationsstadiums Sterbegeld in der bisherigen Höhe auszuzahlen.

Das Vermögen der W.A. ist – nach Ablauf des Sperrjahres – dem Groß-Berliner Ärztebund erst auszuantworten, wenn der Bund in rechtsverbindlicher Form die Verpflichtung übernommen hat, die einzelnen ihm übergebenen Fonds ihrer Zweckbestimmung entsprechend zu verwenden.«[86]

Wie schon die erste Sitzung der neu gewählten Ärztekammer Anfang 1932, verlief auch diese Versammlung nicht ohne Tumulte. Nationalsozialistische Ärzte, die in größerer Zahl erschienen waren, griffen die Vorsitzenden in massiver Weise an. Namentlich Erwin Villain tat sich dabei hervor, wie ein wenig später erschienener Beitrag in der Berliner Ärzte-Correspondenz zeigt:

»In eigener Sache.

Von Dr. Oskar Rosenthal.

Trotzdem ich in mancherlei Veröffentlichungen und Versammlungen gezeigt habe, daß ich die Grenzen der zulässigen Form nicht zu überschreiten pflege, bin ich in der Auflösungsversammlung der W.A. in bedauerlicher Weise mißverstanden worden. Nachdem Vorstand und Syndikus auf Angriffe des Herrn Villain mit unerschöpflicher Geduld und Sachlichkeit geantwortet und sich darauf die Heftigkeit der Anwürfe unter Beifallsäußerungen soweit gesteigert hatte, daß der Vorstand sich gegen den Vorwurf der Unwahrheit und des Wortbruches wehren mußte, habe ich gebeten, die Aussprache nicht in dieser Gestalt fortzusetzen. Ich wies darauf hin, daß die Aussprache von Herrn Villain nicht geführt würde, als ob man sich mit Männern, mit Kollegen ausspräche, die das eigene Vertrauen an die Spitze berufen hatte, sondern als ob ein Gauner mit Gaunern verhandle. In der Bitte, nicht so zu

86 Berliner Ärzte-Correspondenz 37 (1932), S. 325 f.

tun, als ob…, lag doch klar und deutlich ausgesprochen, daß ich niemand mit dieser Bezeichnung bedenken wollte. Diese Angriffe hatten sich in einer Versammlung abgespielt, von der man nach menschlichem Empfinden hatte annehmen dürfen, daß sie als Abschluß eines nicht ertraglosen Abschnittes unseren Dank an die Kollegen bringen würde, deren Arbeit die W.A. getragen hatte und an diejenigen unserer Angestellten, ohne deren Mitarbeit jene Arbeit nicht tragbar gewesen wäre, die wirklich als Kameradinnen der Ärzte die durch deren Not vermehrte, oft übergroße Arbeit in ständiger Freundlichkeit ausgeführt hatten. Ein großer Teil der Versammlung hat mein ›als ob‹ nicht beachtet und geglaubt, ich hätte diesen Vorwurf statt eines Vergleiches erheben wollen. Das lag mir natürlich fern. Verblüffend war mir nur, daß die heftige Abwehr meiner mißverstandenen Bitte gerade von dorther drang, wo die wirklichen Angriffe durch Herrn Villain lebhaften Beifall ausgelöst hatten. Indessen, der Hoffnungsfreudige schöpft aus allem Trost. So dürfen wir uns wohl der Erwartung hingeben, daß das an diesem Tage so stürmisch durchgebrochene Zartgefühl in Zukunft vermeiden lassen wird, daß verdiente Kollegen unberechtigt und unschön angegriffen und daß diese Angriffe mit Beifall begrüßt oder auch nur geduldet werden.«[87]

Die Errichtung einer Berliner KV fand in einer aufgeladenen Atmosphäre statt. Die nationalsozialistische Ärzteschaft torpedierte systematisch jede Initiative der Vertreter des Groß-Berliner Ärztebundes, und hier vor allem die jüdischen Kollegen.

Der Satzungsentwurf des Groß-Berliner Ärztebundes zur Errichtung der KV Berlin vom Dezember 1932

Der Satzungsentwurf für die KV Berlin vom Dezember 1932 lehnte sich, wie bereits angedeutet, eng an die bereits etablierten Strukturen des Groß-Berliner Ärztebundes und der W.A. an.[88]

§1 des Entwurfes definierte Name, Zweck und Sitz der KV Berlin wie folgt:

»1) Die Vereinigung führt den Namen ›Kassenärztliche Vereinigung Berlin‹ (im folgenden kurz ›KV.‹ genannt). Sie ist die Kassenärztliche Vereinigung im Sinne des § 368a der Reichsversicherungsordnung.

2) Sie bezweckt den Abschluß und die Durchführung der kassenärztlichen Gesamtverträge zwischen ihr und den zuständigen Krankenkassen (Kassenverbänden, Kassenvereinigungen), soweit es sich um die ärztliche Tätigkeit bei den reichsgesetzlichen Pflichtkassen im Bezirk des Oberversicherungsamts Berlin handelt.

3) Geschäftsbereich der KV. ist das Gebiet der Stadt Berlin. Der Sitz der KV. ist Berlin.«[89]

Der Dienstsitz der KV Berlin befand sich in der Genthiner Str. 34 im Bezirk Tiergarten. Unter dieser Adresse waren ebenfalls die Büroräume des Groß-Berliner

87 Berliner Ärzte-Correspondenz, 8. Oktober 1932, 27 (1932), Nr. 41, S. 331.
88 Vgl. Berliner Ärzte-Correspondenz 37 (1932), S. 422–428. Vgl. auch Grafik Nr. 3.
89 Berliner Ärzte-Correspondenz 37 (1932), S. 422.

Grafik Nr. 3: Aufbau der KV Berlin gemäß eines Satzungsentwurfes vom Dezember 1932

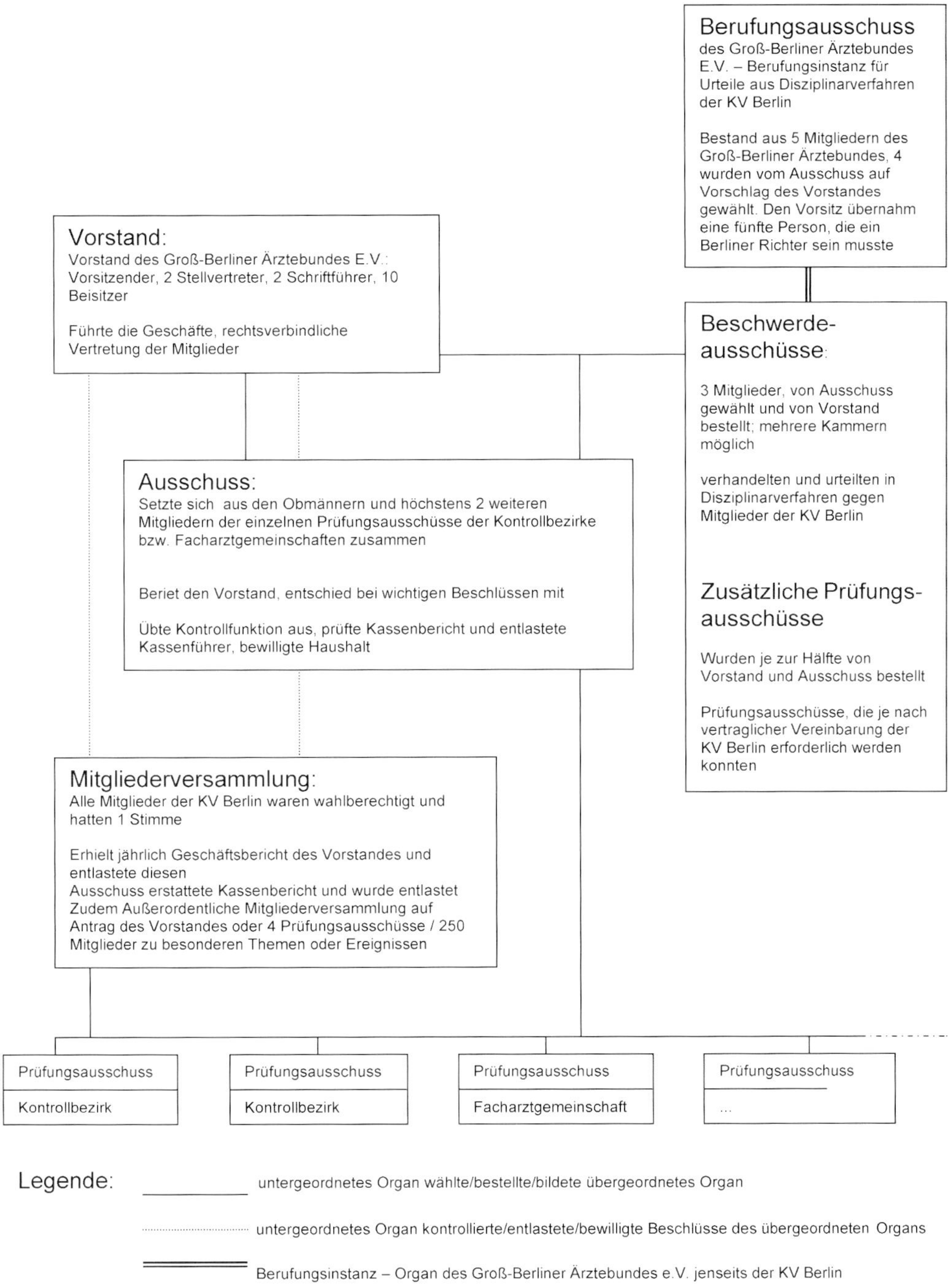

©Grafik Judith Hahn

Ärztebundes und der Ärztekammer Berlin untergebracht.[90] Das Gebiet, für das die Berliner KV zuständig war – der nach dem neu einzuführenden Arztregister benannte »Arztregisterbezirk« –, umfasste das Stadtgebiet bzw. die Stadtgemeinde Berlin, allerdings mit einer Abweichung, die wieder auf ausdrücklichen Wunsch des Groß-Berliner Ärztebundes eingeführt wurde.[91] Diese Abweichung betraf den Stadtteil Wannsee. Zwar zählte Wannsee zum Stadtgebiet Berlin. Was die Organisation der kassenärztlichen Versorgung anging, gehörte dieser Stadtteil aber seit über zwanzig Jahren zum Gebiet des »Schutzverbandes der Ärzte« des Bezirkes Potsdam. Zusammen mit dem »Schutzverband der Ärzte Potsdams« erwirkte die W.A. des Groß-Berliner Ärztebundes im Februar 1932 beim Preußischen Ministerium für Volkswohlfahrt, dass die gewohnte Bezirkseinteilung erhalten blieb und die Bevölkerung in Wannsee weiterhin durch Potsdamer Kassenärzte betreut wurde.[92]

Mitglied der KV Berlin war zwangsläufig jeder Kassenarzt, sobald er seine Zulassung zur Tätigkeit bei den reichsgesetzlichen Pflichtkassen erhalten hatte. Mit dem Ende der Zulassung endete automatisch die Mitgliedschaft. Jedes Mitglied war verpflichtet, anteilig die Kosten für Abschluss und Durchführung der Gesamtverträge sowie für die Zulassungen zu tragen.[93]

Entsprechend der Organisation der W.A., wurden die Mitglieder der KV Berlin »Kontrollbezirken« zugeteilt. Auch hier existierte neben der territorialen eine systematische Aufteilung. Für Kassenärzte, die eine Allgemeinpraxis führten, galt die territoriale Zugehörigkeit zu einem Kontrollbezirk. Für Kassenärzte mit einer Fachpraxis wurden »Facharztgemeinschaften« eingeführt, die berlinweit alle ärztlichen Fachdisziplinen abdeckten. Die Facharztgemeinschaften hatten dieselben Rechte und Pflichten wie die Kontrollbezirke. Die Kontrollbezirke und Facharztgemeinschaften wurden durch den Vorstand im Einvernehmen mit dem Ausschuss festgesetzt. Jeder Kontrollbezirk und jede Facharztgemeinschaft verfügte über einen Prüfungsausschuss an der Spitze, den ein Mitglied als Obmann leitete.[94]

---

90 Bis Januar 1930 hatte der Groß-Berliner Ärztebund und der Geschäftsausschuss des Berliner ärztlichen Standesvereins ein Büro in der Augsburger Str. 37 im Bezirk Charlottenburg unterhalten, ab Februar 1930 änderte sich die Adresse in Genthiner Straße 34. Offenbar war der Verein umgezogen. An diesem neuen Standort befand sich früher bereits das Büro der Ärztekammer; vgl. Berliner Ärzte-Correspondenz 34 (1930), S. 39, 52, 186.

91 Vgl. Verordnung über die für das Arztregister zuständigen Oberversicherungsämter. Vom 29. Februar 1932, RGBl. Nr. 13, 1932, Teil 1, S. 100.

92 Die diesbezügliche Eingabe des Groß-Berliner Ärztebundes wurde wieder durch Gustav Ritter eingereicht; vgl. BArch, R 3901/5071, Film 34760, Bl. 124, 188 f. Neben der Zugehörigkeit des Ortsteiles Wannsee zu Potsdam, scheint im Februar 1932 zeitweise geplant gewesen zu sein, Berlin und Brandenburg unter einer gemeinsamen KV bzw. einem Oberversicherungsamt zusammenzufassen. Dagegen wehrte sich Ritter im Namen des Groß-Berliner Ärztebundes heftig, was aus einem Schreiben an das Preußische Ministerium für Volkswohlfahrt vom 9. Februar 1932 hervorgeht; vgl. BArch, R 3901/5071 Film 34760, Bl. 62.

93 Vgl. Berliner Ärzte-Correspondenz 37 (1932), S. 422.

94 Auf je fünfzig Mitglieder eines Kontrollbezirkes oder einer Fachgemeinschaft wurden ein Mitglied zum Prüfungsausschuss sowie ein Ersatzmann gewählt. Mindestens einmal pro Jahr hatte der Obmann eine Mitgliederversammlung seines Kontrollbezirkes bzw. seiner Facharztgemeinschaft

Die weiteren Organe der KV Berlin bestanden aus Vorstand, Ausschuss und Mitgliederversammlung.
Den Vorstand der KV stellte laut Satzungsentwurf der jeweilige Vorstand des Groß-Berliner Ärztebundes – auch in seiner Funktion als Vorstand der Ortsgruppe Berlin des Hartmannbundes. Er führte die Geschäfte und vertrat die KV Berlin rechtsverbindlich.[95]
Der Ausschuss setzte sich aus gewählten Mitgliedern der Kontrollbezirke und Facharztgemeinschaften zusammen. Die Ausschussvertreter mussten dem jeweiligen Prüfungsausschuss des Kontrollbezirkes bzw. der Facharztgemeinschaft angehören, unter ihnen musste sich der jeweilige Obmann befinden. Der Ausschuss besaß zugleich beratende und Kontrollfunktion gegenüber dem Vorstand.[96]
Die Mitgliederversammlung umfasste alle Mitglieder der KV Berlin, jedes anwesende Mitglied hatte eine Stimme. Neben der einmal im Jahr verbindlich durch den Vorstand einzuberufenden ordentlichen Mitgliederversammlung, bei der der Vorstand und der Ausschuss über das vergangene Geschäftsjahr Bericht erstattete und entlastet wurde, bestand auch hier wieder die Möglichkeit der Einberufung einer außerordentlichen Sitzung. Die Bedingungen entsprachen jenen des Groß-Berliner Ärztebundes.[97]
Neben den drei Organen beschrieb die Satzung der KV Berlin zwei zusätzliche Einrichtungen, die geschaffen werden sollten, die Prüfungs- und Disziplinareinrichtungen. Erstere waren vor allem Prüfungsausschüsse, die an der Spitze eines jeden Kontrollbezirkes bzw. jeder Fachgemeinschaft einzurichten waren und von Obmännern geleitet wurden. Sonstige, nicht näher erläuterte Prüfungseinrichtungen, die je nach den vertraglichen Vereinbarungen der KV Berlin erforderlich werden konnten, sollten je zur Hälfte vom Vorstand und durch den Ausschuss

---

einzuberufen, die dazu dienen sollte, die Mitglieder über kassenärztliche Fragen zu unterrichten und die Gelegenheit zur Aussprache zu bieten. In diesen Versammlungen konnten auch Beschlüsse gefasst werden, die dann dem Vorstand übermittelt wurden; vgl. Berliner Ärzte-Correspondenz 37 (1932), S. 423–425.

95 Vgl. Berliner Ärzte-Correspondenz 37 (1932), S. 422. Ein Vorschlag auf Satzungsänderung des Groß-Berliner Ärztebundes, der in Zusammenhang mit dem Satzungsentwurf für die KV Berlin erfolgte, sah vor, den Vorstand zahlenmäßig von elf auf fünfzehn Mitglieder zu erhöhen: Neben dem Vorstand, zwei Stellvertretern und dem Schriftführer mit Stellvertreter, sollte die Zahl der Beisitzer auf zehn erhöht werden; vgl. Berliner Ärzte-Correspondenz 37 (1932), S. 427.

96 Die Mitglieder jedes Kontrollbezirkes und jeder Facharztgemeinschaft wählten pro 100 Mitglieder ihres Bereiches einen Vertreter zum Ausschuss, höchstens aber drei. Der Ausschuss wurde vom Vorstand zur Beratung und Beschlussfassung über wichtige Fragen von allgemeiner Bedeutung berufen. Daneben hatte der Vorstand dem Ausschuss jährlich seinen Geschäftsbericht und den Kassenbericht vorzulegen. Der Ausschuss beschloss über die Entlastung des Vorstandes und stellte den Voranschlag für den Haushalt auf. Jährlich wählte der Ausschuss zwei Mitglieder aus seiner Mitte als Kassenprüfer. Diese hatten, wie beim Groß-Berliner Ärztebund, das Recht auf Einsicht in die Kassenbücher und – unter Zuziehung von Sachverständigen – die Pflicht, die Kassenführung zu prüfen; vgl. Berliner Ärzte-Correspondenz 37 (1932), S. 423.

97 Eine außerordentliche Mitgliederversammlung konnte auf Antrag von vier Prüfungsausschüssen bzw. 250 Mitgliedern stattfinden, bei einer Anmeldefrist von vier Wochen; vgl. Berliner Ärzte-Correspondenz 37 (1932), S. 423.

bestellt werden.[98] Weniger präzise fiel der Abschnitt der Satzung über die Disziplinareinrichtungen aus. In zwei Absätzen wurde festgehalten, dass gegen ein Mitglied, das die ihm obliegenden Verpflichtungen nicht oder nicht in der gehörigen Weise erfüllte, ein Disziplinarverfahren eingeleitet werden konnte. Durch das Disziplinarverfahren sei jedoch die etwaige Inanspruchnahme von Schadenersatz nicht berührt.[99]

Detaillierter sind dazu die Angaben in den Ausführungsbestimmungen zur Satzung der KV Berlin, die ebenfalls im Dezember 1932 veröffentlicht wurden.[100] So waren verschiedene Kontroll- und Berufungsebenen bei der Durchführung von Disziplinarverfahren vorgesehen, die beschuldigten Ärzten die Möglichkeit boten, in einem transparenten Prozess ihren Standpunkt zu vertreten.

Ein beschuldigter Kassenarzt war demnach zunächst vom Vorstand oder einer vom Vorstand dazu bestimmten Stelle, z.B. dem Beschwerdeausschuss, unter Mitteilung der kassenärztlichen Pflichtverletzung, die ihm zur Last gelegt wurde, zur Äußerung aufzufordern. Erst nach einer Stellungnahme des Beschuldigten und nach erforderlichen Ermittlungen entschied der Vorstand oder die beauftragte Stelle, ob ein Disziplinarverfahren einzuleiten war. Als »Höchststrafe« konnte der Vorstand beim Schiedsamt den dauernden Ausschluss aus der Kassenpraxis beantragen.[101]

In erster Instanz war der Beschwerdeausschuss der KV Berlin für die Disziplinarverfahren zuständig. Dieser bestand aus drei Mitgliedern und dazugehörigen Stellvertretern, die durch den Ausschuss gewählt und vom Vorstand bestellt wurden. Die Urteile des Beschwerdeausschusses konnten Freispruch, Vermahnung, Verwarnung, Verwarnung mit Androhung des Ausschlusses sowie Ausschluss von der kassenärztlichen Tätigkeit bis zur Dauer von fünf Jahren oder Vertragsstrafe bis zu 3.000 RM beinhalten. Die Schlussentscheidung des Beschwerdeausschusses war dem Beschuldigten schriftlich per Einschreiben mitzuteilen. Der Beschuldigte konnte dagegen binnen zwei Wochen Berufung einlegen. Dafür hatte er sich schriftlich an den Berufungsausschuss des Groß-Berliner Ärztebundes zu wenden, seine Berufung war bei der Geschäftsstelle der KV einzulegen.[102]

Der zuständige Berufungsausschuss des Groß-Berliner Ärztebundes bestand, wie eine Satzungsänderung des Groß-Berliner Ärztebundes in Zusammenhang mit der Satzung der KV Berlin – ebenfalls vom Dezember 1932 – vorsah, aus fünf Mitgliedern.[103] Der Berufungsausschuss konnte dieselben Urteile fällen, wie der Beschwerdeausschuss der KV Berlin.[104] Wollten Ärzte erneut Einspruch erheben,

98 Vgl. Berliner Ärzte-Correspondenz 37 (1932), S. 423.

99 Vgl. Berliner Ärzte-Correspondenz 37 (1932), S. 423.

100 Vgl. Berliner Ärzte-Correspondenz 37 (1932), S. 424–426.

101 Vgl. Berliner Ärzte-Correspondenz 37 (1932), S. 426.

102 Vgl. Berliner Ärzte-Correspondenz 37 (1932), S. 426.

103 Vier Angehörige des Berufungsausschusses waren Mitglieder des Bundes und wurden vom Ausschuss auf Vorschlag des Vorstandes gewählt. Den Vorsitz führte ein »Rechtskundiger«, der die Befähigung zum Richteramt haben musste; vgl. Berliner Ärzte-Correspondenz 37 (1932), S. 427.

104 Die Urteile waren zu begründen. Entscheidungen und Beschlüsse des Berufungsausschusses erfolgten mit Stimmenmehrheit. Die Schlussentscheidungen waren dem Beschuldigten durch einge-

konnten sie sich an die nächst höhere Instanz, das Reichsschiedsamt mit seinen Ausschüssen, wenden.[105]
Insgesamt machen damit der geplante Aufbau der KV Berlin wie auch der angestrebte Umgang mit den Mitgliedern der KV Berlin in Disziplinarverfahren deutlich, dass die geplante KV Berlin eine demokratisch legitimierte Standesvertretung sein sollte, die ihren Mitgliedern auch im Falle von Disziplinarverfahren eine faire Behandlung und alle Möglichkeiten der Verteidigung garantieren wollte.

Beratung und Scheitern des Satzungsentwurfes der KV Berlin 1933

Eine Mitgliederversammlung des Groß-Berliner Ärztebundes, in der über die neuen Satzungen des Ärztebundes und der KV Berlin abgestimmt werden sollte, war für den Januar 1933 geplant. Diese Mitgliederversammlung fand an drei Abenden statt. An den ersten beiden Terminen im Januar stand die Satzungsänderung für den Groß-Berliner Ärztebund auf der Tagesordnung. Hierbei sollte das Verhältnis des Groß-Berliner Ärztebundes zu der neu zu errichtenden KV Berlin fixiert werden. Der dritte Termin war dann der Beratung des Satzungsentwurfes für die KV Berlin vorbehalten.[106] Wie ein Bericht über die Versammlungen zeigt, wurde zunächst eine Resolution der ärztlichen Gruppierung »Freie Vereinigung« angenommen, in der die Mitgliederversammlung ihrer Befriedigung darüber Ausdruck verlieh, dass nach einem Spruch des Reichsschiedsamtes für Kassenmitglieder und ihren Angehörigen nun die freie Wahl unter den Kassenärzten Berlins im vollen Umfange galt. Gleichzeitig sprachen sich die Ärzte dafür aus, die Ambulatorien, die dieses Urteil in eine Existenzkrise stürzte, nun zu anderen Zwecken zu nutzen und nach Kräften dabei zu helfen, die »plötzliche Unwirtschaftlichkeitsmachung zu verhüten«.[107]
Danach beschloss die Mitgliederversammlung, dass unverzüglich Neuwahlen zum Ausschuss des Groß-Berliner Ärztebundes stattzufinden hätten.[108]
Im nächsten Punkt wurden die einzelnen Paragraphen des neuen Satzungsentwurfs für den Groß-Berliner Ärztebund jeweils diskutiert und abgestimmt. Die beschlossene Satzung bzw. die zur Abstimmung gelangten Satzungsteile wichen in drei Punkten nur unwesentlich von dem Entwurfstext ab.[109] Die neue Satzung veränder-

---

schriebenen Brief, dem Vorstand der KV Berlin gegen Empfangsbescheinigung mitzuteilen; vgl. Berliner Ärzte-Correspondenz 37 (1932), S. 428.

105 Das Reichsschiedsamt stellte die höchste Instanz dar, die über kassenärztliche Fragen entschied. Es bestand aus einem Gremium, das sich aus Vertretern der Ärzteschaft, der Krankenkassen und Angehörigen des Reichsversicherungsamtes zusammensetzte; vgl. BArch, R 159/26; Schwoch, Standespolitik, 2001, S. 153–155.

106 Die Sitzungen fanden am 18., 20. und 23. Januar 1933 statt; vgl. Berliner Ärzte-Correspondenz 38 (1933), S. 40.

107 Vgl. Berliner Ärzte-Correspondenz 38 (1933), S. 38.

108 Vgl. Berliner Ärzte-Correspondenz 38 (1933), S. 38.

109 Vgl. Berliner Ärzte-Correspondenz 38 (1933), S. 39 sowie Berliner Ärzte-Correspondenz 37 (1932), S. 427 f.

te die Struktur des Groß-Berliner Ärztebundes nicht grundlegend, vielmehr beinhaltete sie eine Anpassung an die neuen gesetzlichen Aufgaben, die mit der Gründung der KV Berlin für den Groß-Berliner Ärztebund entstanden waren sowie eine Erweiterung ihrer Aufgabenbereiche. So war die Erweiterung des Vereinszweckes in zweierlei Hinsicht notwendig: Zum einen stellte nun der Groß-Berliner Ärztebund (und nicht mehr die W. A.) die ärztliche Partei des Mantelvertrages, und sein Vorstand wurde zugleich der Vorstand der KV Berlin. Zum anderen – dieser Punkt blieb jedoch bei den Verhandlungen über die Satzungsänderung unerledigt – wurde die Schaffung einer Berufungsinstanz gegen Disziplinarurteile der KV gemäß § 43 der Vertragsordnung vom 30. Dezember 1931 erforderlich.[110] Ebenfalls nur teilweise erledigt wurden Fragen der Übernahme der Sterbegeldeinrichtung der W.A. und der Weiterführung der Entschädigung der alten Kassenärzte, für die nach der Liquidation der W.A. der Groß-Berliner Ärztebund zuständig sein sollte.[111]
Der Satzungsentwurf der KV Berlin wurde in der dritten Sitzung am 23. Januar 1933 beraten. Eine Abstimmung konnte nicht stattfinden, weil, wie der Vorsitzende des Groß-Berliner Ärztebundes, Alfred Scheyer, formulierte, »der Beschluß der Versammlung, für sämtliche Organe der kassenärztlichen Vereinigung die Listenwahl nach dem Proporzsystem einzuführen, eine völlige Umarbeitung des Satzungsentwurfes erforderlich macht[e]«.[112] Dieser Ausgang der Sitzung vom 23. Januar 1933 besiegelte das Ende der geplanten KV Berlin. Zugleich bedeutete er auf lange Zeit das Ende aller Bestrebungen, eine demokratisch verfasste und legitimierte KV zu errichten. Denn zu einer weiteren Abstimmung kam es nicht mehr. Nach der Mitgliederversammlung entbrannte unter den Berliner Ärzten eine heftige Auseinandersetzung über das System der Listenwahl. Der Vorstand des Groß-Berliner Ärztebundes – und besonders Gustav Ritter – geriet dabei immer heftiger in die Kritik.[113] Doch auch die beschlossenen Neuwahlen zum Ausschuss und Vorstand des Groß-Berliner Ärztebundes fanden nicht mehr statt. Die letzten Wahlen, die vor der »Gleichschaltung« des Ärztebundes durchgeführt wurden, stellten die Gruppenwahlen vom 23. Februar 1933 dar. Gewählt wurden:[114]

110 Vgl. Berliner Ärzte-Correspondenz 38 (1933), S. 40.

111 Während die Bestimmungen über die Entschädigungen der alten Kassenärzte erledigt wurden, waren für die Organisation einer Sterbegeldeinrichtungen noch Vorarbeiten zu leisten; vgl. Berliner Ärzte-Correspondenz 38 (1933), S. 40.

112 Vgl. Berliner Ärzte-Correspondenz 38 (1933), S. 39.

113 Vgl. Berliner Ärzte-Correspondenz 38 (1933), S. 58–61, 66–68, 74–77, 82–85. Genaueres hierzu im folgenden Kapitel.

114 Vgl. Berliner Ärzte-Correspondenz 38 (1933), S. 73 f. Fehlende Vornamen der Ärzte in der Originalliste wurden hier mit Hilfe des RMKs 1933 ergänzt, in Zweifelsfällen erfolgt eine gesonderte Anmerkung.

Gruppe 1:
Bezirk Mitte:

Vorstandsmitglieder:	
Vorsitzender:	S.-R. Dr. Willi Sternberg*
Stellvertreter:	Dr. Alfred Arnheim
Beisitzer:	Dr. Gerhard Kirchner, Dr. Fritz Mayer*
Ausschußabgeordnete:	S.-R. Dr. Willi Sternberg*, Dr. Eduard Mislowitzer*
Ersatzmann:	Dr. Alfred Arnheim, Dr. Reinhard[115]

Gruppe 2:
Bezirk Tiergarten:

Vorstandsmitglieder:	
Vorsitzender:	S.-R. Dr. Karl Weibgen
Stellvertreter:	Dr. Siegfried Speyer*
Beisitzer:	Dr. Simon[116], Dr. Karl Gabcke, Dr. Robert Hantke
Ausschußabgeordnete:	S.-R. Dr. Weibgen
Ersatzmann:	Dr. Siegfried Speyer*, Dr. Leo Kristeller

Gruppe 3:
Bezirk Wedding:

Vorstandsmitglieder:	
Vorsitzender:	Dr. Karl Matzdorff
Stellvertreter:	Dr. Leopold Moses
Beisitzer:	Dr. Fritz Rothenberg
Ausschußabgeordnete:	Dr. Karl Matzdorff
Ersatzmann:	Dr. Leopold Moses

Gruppe 4: Bezirk
Prenzlauer Berg:

Vorstandsmitglieder:	
Vorsitzender:	Dr. Hermann Abramsohn
Stellvertreter:	Dr. Franz Moebius*
Beisitzer:	Dr. Benno Will
Ausschußabgeordnete:	Dr. Hermann Abramsohn
Ersatzmann:	Dr. Franz Moebius*

115 Im RMK von 1933 ist keine Person mit dem so geschriebenen Namen Reinhard verzeichnet. Als Ersatzmann bzw. -frau der Gruppe Mitte käme vor allem die Ärztin Käte Reinhardt, geborene Ruhemann, in Frage, die in der Chausseestraße 8 praktizierte.

116 Wahrscheinlich handelt es sich um: Hugo Simon, Berlin NW 21, Rathenower Str. 74; vgl. RMK 1933.

Gruppe 5:
Bezirk Friedrichshain:
Vorstandsmitglieder:

Vorsitzender:	Dr. Alfred Scheyer*
Stellvertreter:	Dr. Friedrich Falkenberg*
Beisitzer:	Dr. Kurt Herlitz
Ausschußabgeordnete:	Dr. Alfred Scheyer*
Ersatzmann:	Dr. Friedrich Falkenberg*

Gruppe 6:
Bezirk Kreuzberg:
Vorstandsmitglieder:

Vorsitzender:	Dr. Erwin Rosenow*
Stellvertreter:	Dr. Ernst Ewer*
Beisitzer:	Dr. Robert Hartleib, Dr. Jacobsohn[117]
Ausschußabgeordnete:	Dr. Erwin Rosenow*, S.-R. Dr. Sally Domke*
Ersatzmann:	Dr. Ernst Ewer*, Dr. Adolf Marcuse

Gruppe 7a:
Bezirk Charlottenburg-West:
Vorstandsmitglieder:

Vorsitzender:	Dr. Siegmar Karplus
Stellvertreter:	Dr. Ernst Hühns
Beisitzer:	Dr. Leo Baron, Dr. Gustav Emanuel*, S.-R. Dr. Hugo Bauer
Ausschußabgeordnete:	Dr. Siegmar Karplus, Dr. Eisenstädt[118]
Ersatzmann:	Dr. Ernst Hühns, Dr. Wassertrüdinger[119]

Gruppe 7b:
Bezirk Charlottenburg-Ost:
Vorstandsmitglieder:

Vorsitzender:	S.-R. Dr. Max Cohn*
Stellvertreter:	Dr. Anne-Marie Durand-Wever**
Beisitzer:	Dr. Julius Simon, Dr. Richard Schweigger, Dr. Friedrich Brodnitz
Ausschußabgeordnete:	S.-R. Dr. Max Cohn*, Dr. Alfred Peyser*
Ersatzmann:	Dr. Anne-Marie Durand-Wever**, Dr. Johannes Schütze

117 Es könnte sich um folgende Ärzte gehandelt haben: 1. Sanitätsrat Ernst Jacobsohn, Berlin SW 48, Friedrichstr. 226. Oder 2. Georg Jacobsohn, Berlin SO 16, Cöpenicker Str. 36/38; vgl. RMK 1933.

118 Zwei Ärzte dieses Namens führten Adressen in Charlottenburg: Josef Eisenstädt, Stuttgarter Platz 22 und Joseph Eisenstädt, Schillerstr. 128; vgl. RMK 1933.

119 Es muss sich entweder um Käte oder Otto Wassertrüdinger gehandelt haben, das Ärzteehepaar ist 1933 mit der selben Adresse in Charlottenburg verzeichnet; vgl. RMK 1933.

Gruppe 8:
Bezirk Spandau:
Vorstandsmitglieder:

Vorsitzender:	S.-R. Dr. Karl Engelhardt*
Stellvertreter:	Dr. Arthur Glaser*
Beisitzer:	Dr. Heinrich Weber
Ausschußabgeordnete:	S.-R. Dr. Karl Engelhardt*
Ersatzmann:	Dr. Arthur Glaser*

Gruppe 9:
Bezirk Wilmersdorf:
Vorstandsmitglieder:

Vorsitzender:	Dr. Heinrich Wolfsohn
Stellvertreter:	Dr. Hermann Grunow*
Beisitzer:	Dr. Felix Theilhaber, Dr. Wilhelm Klink, Dr. Ludwig Heine*
Ausschußabgeordnete:	Dr. Heinrich Wolfsohn, Dr. Ernst Pollack, Dr. Fabian[120]
Ersatzmann:	Dr. Hermann Grunow*, Dr. Rosenthal[121], Dr. Treu[122]

Gruppe 10:
Bezirk Steglitz, Tempelhof, Zehlendorf:
Vorstandsmitglieder:

Vorsitzender:	Dr. Julius Wegeler
Stellvertreter:	Dr. Hofmeier[123]
Beisitzer:	Dr. Franz Ludwig Baum*, Dr. Wilhelm Stenzler, Dr. Wilfried Cohn-Hülse**
Ausschußabgeordnete:	Dr. Julius Wegeler, Dr. Max Dieckmann*
Ersatzmann:	Dr. Hofmeier, Prof. Dr. Heinrich Werner

Gruppe 11:
Bezirk Schöneberg:
Vorstandsmitglieder:

Vorsitzender:	Dr. Sally Cohn*
Stellvertreter:	Dr. Joachim Finger
Beisitzer:	S.-R. Dr. Franz Hinrichs, Dr. Joseph Lachmann, Dr. Karl Fett
Ausschußabgeordnete:	Dr. Sally Cohn*, Dr. Hugo Feilchenfeld*
Ersatzmann:	Dr. Joachim Finger, Dr. Hans Bonin

---

120 Hier kommen die drei Ärztinnen und Ärzte Gerti Fabian, Micia Fabian und Richard Fabian in Frage; vgl. RMK 1933.

121 Drei Ärztinnen und Ärzte dieses Namens wohnten in Wilmersdorf: Sanitätsrat Georg Rosenthal, Emil Rosenthal und Paula Rosenthal; vgl. RMK 1933.

122 Es kommen drei Ärztinnen und Ärzte dieses Namens in Frage: Gertraud Treu, geb. Borchardt, Hellmut Treu und Rudolf Treu; vgl. RMK 1933.

123 Dabei könnte es sich sowohl um Karl Hofmeier aus Berlin-Steglitz als auch um Kurt Hofmeier aus Berlin-Zehlendorf gehandelt haben; vgl. RMK 1933.

Gruppe 12:
Bezirk Cöpenick, Treptow, Lichtenberg:
Vorstandsmitglieder:

Vorsitzender:	Dr. Martin Saling*
Stellvertreter:	Dr. Erwin Villain***
Beisitzer:	Dr. Eduard v. Zalcwski
Ausschußabgeordnete:	Dr. Martin Saling*
Ersatzmann:	Dr. Erwin Villain***

Gruppe 13:
Bezirk Pankow, Reinickendorf, Weißensee:
Vorstandsmitglieder:

Vorsitzender:	Dr. Erich Bumke*
Stellvertreter:	Dr. Willi Gutsch*
Beisitzer:	Dr. Euphrat[124]
Ausschußabgeordnete:	Dr. Erich Bumke*
Ersatzmann:	Dr. Willi Gutsch*

Gruppe 14:
Bezirk Neukölln:
Vorstandsmitglieder:

Vorsitzender:	Dr. Alfred Wolff*
Stellvertreter:	Dr. Karl-August Boeckh
Beisitzer:	Dr. Hans Salomonski
Ausschußabgeordnete:	Dr. Alfred Wolff*
Ersatzmann:	Dr. Karl-August Boeckh

Gruppe 15: **Assistenten:**
Vorstandsmitglieder:

Vorsitzender:	Dr. Bernhard Heyers
Stellvertreter:	Dr. Erwin Rabau****
Beisitzer:	Dr. Heinz Korte
Ausschußabgeordnete:	Dr. Bernhard Heyers
Ersatzmann:	Dr. Erwin Rabau****

Bei den mit * versehenen Ärzten handelte es sich um Vertreter des Groß-Berliner Ärztebundes, die seit 1932 auch Mitglieder der Berliner Ärztekammer waren und bei der Ärztekammerwahl für folgende Listen kandidiert hatten:[125]

* Liste 4: Vereinigte Liste zur Erhaltung eines freien ärztlichen Berufsstandes
** Liste 1: Junge Front. Reichsnotgemeinschaft deutscher Ärzte, Ortsgruppe Berlin
*** Liste 9: Bund der Heilberufe für soziale Erneuerung
**** Liste 7: Assistentenverbände

124 Zwei Ärzte dieses Namens kommen in Frage: Sanitätsrat Hugo Euphrat und Theodor Euphrat; vgl. RMK 1933.

125 Vgl. Berliner Ärzte-Correspondenz 36 (1931), S. 431 f.

Ein Abgleich der Namensliste mit den Eintragungen im Reichsarztregister (RAR) macht deutlich, dass noch im Februar 1933 bei den Gruppenwahlen des Groß-Berliner Ärztebundes mindestens 20 Ärzte in die Bezirksvorstände gewählt wurden, die nach nationalsozialistischen Kriterien als »nichtarisch« galten.[126] Darüber hinaus wurden trotz aller Unzufriedenheit mit dem Vorstand und dem satzungslosen Zustand des Groß-Berliner Ärztebundes bzw. der KV Berlin wenigstens zwei Mitglieder des alten Vorstandes des Groß-Berliner Ärztebundes, Alfred Scheyer und Erich Bumke, wieder gewählt. 26 der insgesamt 80 aufgezählten Gruppenvorstände gehörten darüber hinaus der Berliner Ärztekammer an. Dieser Sachverhalt ist nicht zu unterschätzen, denn insbesondere hinsichtlich des stark diskutierten Proporzsystems und der Forderung nach Listenwahlen, wies die Diskussion im Groß-Berliner Ärztebund durchaus Parallelen zu den beschriebenen Auseinandersetzungen in der Berliner Ärztekammer ein Jahr zuvor auf. Dabei hatten sich besonders Leonardo Conti und Kurt Quandt, die dort seit 1932 für die nationalsozialistische und extrem antisemitische Liste 9 »Bund der Heilberufe für soziale Erneuerung« vertreten waren, besonders hervorgetan. Beide waren seit 1932 ebenfalls im Ausschuss des Groß-Berliner Ärztebundes vertreten und bestimmten damit die Diskussion um die Satzungen der KV Berlin und des Groß-Berliner Ärztebundes mit. Hier trat erstmals auch Martin Claus (1888–1957) in Erscheinung, der im Zuge der »Gleichschaltung« des Groß-Berliner Ärztebundes im April 1933 – neben Erwin Villain und Kurt Quandt – von Conti zu einem der drei Kommissarischen Vorstände des Groß-Berliner Ärztebundes ernannt werden sollte.[127] Im Februar 1932 wurde Claus zum Stellvertretenden Ausschussmitglied des Groß-Berliner Ärztebundes gewählt.[128] Erwin Villain kandidierte, wie der obigen Liste zu entnehmen ist, im Frühjahr 1933 für die Gruppe 12, die die Bezirke Köpenick, Treptow und Lichtenberg repräsentierte, und wurde gewählt. Im Februar 1933 übernahm er das Amt des Stellvertretenden Vorsitzenden der Gruppe 12 und stand als Ersatzmann des Ausschussabgeordneten zur Verfügung.[129]
Für den ersten Monat nach der »Machtergreifung« 1933 lässt sich damit für die Berliner Ärzteschaft feststellen, dass noch kontrovers diskutiert wurde, dass sogar Wahlen stattfanden, an denen jüdische Mediziner teilnahmen, und dass nationalsozialistische Mediziner zwar bereits in wichtigen Positionen der ärztlichen Standesvertretungen Berlins vertreten waren und dort zur Verschärfung der inneren Krise des Groß-Berliner Ärztebundes beitrugen, jedoch noch nicht sofort alle demokratischen Prozesse auszuschalten im Stande waren.

---

126 Eine genaue Zahl lässt sich nicht feststellen, da die Vornamen vieler Ärzte nicht in der Liste verzeichnet sind; vgl. DVD RAR (KVD).

127 Vgl. Berliner Ärzte-Correspondenz 38 (1933), S. 106.

128 Vgl. Berliner Ärzte-Correspondenz 37 (1932), S. 77, Berliner Ärzte-Correspondenz 38 (1933), S. 106.

129 Vgl. Berliner Ärzte-Correspondenz 38 (1933), S. 74.

Kapitel 3 – Die »Gleichschaltung« der ärztlichen Standesvertretungen in Berlin

Krise im Vorstand des Groß-Berliner Ärztebundes bis zu dessen Amtsenthebung 1933

Ausgelöst hatten die Krise im Vorstand des Groß-Berliner Ärztebundes die angedeuteten Diskussionen unter Berliner Ärzten im Anschluss an die Mitgliederversammlungen im Januar 1933, in denen die neuen Satzungen des Groß-Berliner Ärztebundes und der KV Berlin beraten worden waren. Umstritten blieb dabei allerdings nicht nur die Frage des Mitbestimmungsrechtes bzw. des Wahlrechtes. Deutlich unterschiedliche Ansichten herrschten auch darüber, ob es einen gemeinsamen Vorstand des Groß-Berliner Ärztebundes und der KV Berlin oder zwei getrennte Vorstände geben sollte. Diese Diskussion um die Befugnisse des Vorstandes des Groß-Berliner Ärztebundes eskalierte noch im Januar 1933 zu einer persönlichen Auseinandersetzung zwischen dem Vorstandsvorsitzenden Gustav Ritter einerseits und dem Vorstandsvorsitzenden Alfred Scheyer bzw. Kurt Finkenrath andererseits.[130] Der Vorstand des Groß-Berliner Ärztebundes zerfiel daraufhin in zwei Lager und geriet zunehmend in die öffentliche Kritik. Ein gemeinsamer Vermittlungsversuch der Vertreter verschiedener ärztlicher Fraktionen Ende Februar 1933, den politisch so unterschiedlich orientierte Mediziner wie der linksgerichtete, jüdische Arzt Fritz Aron einerseits und der Nationalsozialist Martin Claus andererseits unterstützten, schlug fehl. Gustav Ritter, der die Verhandlungen zu der neuen Satzung maßgeblich mitbestimmt hatte, sah sich zunehmend in die Defensive gedrängt.[131] Zu einer Lösung der Auseinandersetzung kam es nicht mehr. Die letzten Äußerungen Ritters in dieser Sache erschienen am 11. März 1933 in der Berliner Ärzte-Correspondenz.[132] Drei Wochen später war Ritter – und mit ihm der gesamte Vorstand des Groß-Berliner Ärztebundes – des Amtes enthoben und ein Kommissarischer Vorstand eingesetzt, der durchweg aus überzeugten Nationalsozialisten bestand.

---

130 Vgl. Berliner Ärzte-Correspondenz 38 (1933), S. 58–60, 66–68, 74–77, 82–85. Kurt Finkenrath konstatierte in einem Artikel vom 4. März 1933 – bezogen auf die Umsetzung der Notverordnung vom Dezember 1931 –, dass grundlegende demokratische Ziele der Ärzteschaft des 19. Jahrhunderts, namentlich das »Recht auf die freie Entfaltung der sittlichen ärztlichen Persönlichkeit in seinem Tun und Handeln, in seinem Recht auf ärztliche Arbeit«, im neuen Kassenarztrecht mit dem Zwang zur Mitgliedschaft in der KV verloren gingen. Die liberalen und demokratischen Berufsideale des Arztes würden jedoch nicht so sehr in Folge der neuen Gesetze, sondern von den ärztlichen Organisationen selbst aufgegeben. Die neuen Regelungen führten zu einem Kollektivismus, den die Ärzteschaft als Preis dafür akzeptierte, die Fiktion eines wirtschaftlichen Liberalismus aufrecht zu erhalten; vgl. Finkenrath, Standesideale, 1933, S. 314 f.; Schwoch, Standespolitik, 2001, S. 81 f., 361. Eine Darstellung der Geschichte des Groß-Berliner Ärztebundes findet sich in Finkenrath, Krankenhilfe, 1929.

131 Vgl. Berliner Ärzte-Correspondenz 38 (1933), S. 66--68.

132 Vgl. Berliner Ärzte-Correspondenz 38 (1933), S. 83.

Insbesondere durch die Agitation nationalsozialistischer Ärzte waren bei der beschriebenen Auseinandersetzung zunehmend und systematisch antisemitische Töne eingeflossen. Dies geht aus einem Artikel des Arztes Hans Cohn in der Berliner Ärzte-Correspondenz hervor. In – aus heutiger Sicht erstaunlicher – Verkennung der Situation, zeigte sich Cohn im Februar 1933 noch überzeugt, dass »so dumm [...] der dümmste Antisemit nicht [sei], daß er das, was heute als Rassetheorie in bewusster Tendenz verbreitet wird, je mit seinen Sinnen als Wissenschaftler und Arzt einsehen und derartige Methoden im Arztkampf für erfolgreich halten könnte.«[133] Auf welche Weise demgegenüber »antisemitische Phrasen«[134] längst als Mittel der Standespolitik eingesetzt wurden, macht eine Richtigstellung in der Berliner Ärzte-Correspondenz deutlich, die bereits im Sommer 1932 erschien. Die Gauzeitung der Berliner NSDAP, »Der Angriff«, hatte in einem propagandistischen Artikel mit der Überschrift »Überall Juden! Erregung in der Berliner Ärzteschaft« schwere Vorwürfe gegen den Vorstand des Groß-Berliner Ärztebundes erhoben.[135] In der Richtigstellung betonten Vorstandsmitglieder des Groß-Berliner Ärztebundes, dass nichtjüdische Mediziner keineswegs aus dem Vorstand ausgeschlossen seien. Dem Vorstand gehörten vielmehr sieben christliche und vier jüdische Ärzte an. Darüber hinaus wehrte sich der Vorstand gegen Verdächtigungen, die in diesem Artikel formuliert wurden und wonach zum einen das Ergebnis der Abstimmung über die Entlastung des Erweiterten Ausschusses von 1932 zweifelhaft gewesen sei und zum anderen sich die Vorstandsmitglieder hohe Geldsummen für ihre ehrenamtliche Tätigkeit bewilligt hätten.[136] Damit wird die Strategie der antisemitischen Politik seitens der nationalsozialistischen Ärzteschaft in Berlin deutlich: Indem der Groß-Berliner Ärztebund zur »jüdischen« Organisation erklärt wurde, konnten alle antisemitischen Klischees von der Verschwörung bis zur Korruption auf deren Vorstand angewandt werden. Wie sehr diese Argumentation unter den Berliner Ärzten verfing und inwieweit sie zusätzlich zur Schwächung des ohnehin zerstrittenen Vorstandes beitrug, konnte nicht abschließend geklärt werden. Sicher ist jedoch, dass es vor diesem Hintergrund für die neuen Machthaber argumentativ ein Leichtes darstellte, nicht nur den Vorstand abzusetzen, sondern gleichzeitig auch neue Strukturen zu etablieren, die nicht mehr den Regeln demokratischer Legitimation folgten.

133 Berliner Ärzte-Correspondenz 38 (1933), S. 54.
134 Berliner Ärzte-Correspondenz 38 (1933), S. 54.
135 Vgl. Berliner Ärzte-Correspondenz 37 (1932), S. 230 f.
136 Vgl. Berliner Ärzte-Correspondenz 37 (1932), S. 230 f.

Leonardo Conti und die Amtsenthebung des Vorstandes des Groß-Berliner Ärztebundes im Februar/März 1933

Im Februar oder März 1933, ein genaues Datum ist nicht bekannt, wurden alle Vorstandsmitglieder des Groß-Berliner Ärztebundes gezwungen, ihr Amt niederzulegen. Dazu nötigte sie Leonardo Conti, der seit Februar 1933 als »Kommissar zur besonderen Verfügung« im Preußischen Ministerium des Innern die »Säuberung« des preußischen Gesundheitswesens und der Krankenkassen von politisch missliebigen Personen und Juden durchführte.[137] Den Vorgang der Absetzung des Vorstandes schilderte seine Witwe Elfriede Conti 1982 wie folgt:

»Die Vorstandsmitglieder des Großberliner Ärztebundes sind alle sang- und klanglos abgetreten. Nur ein älterer jüdischer Herr, der Schatz- oder Kassenwart, kam nicht zu meinem Mann ins Innenministerium, um sein Amt niederzulegen und konnte auch am Telefon nicht erreicht werden. Mein Mann ließ ihm ausrichten, daß er um 10.00 Uhr in das Reichsministerium des Innern ›Unter den Linden‹ zu ihm kommen solle. Er kam dann wohl nach dem 13. Februar 1933 dorthin. Er mußte an 3 SS-Leuten vorbeigehen, die am Eingang im Treppenhaus Wache hielten. Da war er schon weich. Als er oben ankam, sagte er von sich aus ›ich lege nieder, ich lege nieder‹. Er hatte auch keine Unterschlagungen begangen und nicht gleich nachgegeben – vor ihm habe ich Respekt. Er unterschrieb dann auch, daß er sein Amt niederlege. Damit war rein gesetzlich gesehen die Bahn frei für den Austausch der Führungsspitzen. In diesem Rahmen könnte auch Villain in den Vorstand des Ärztebundes gekommen sein.«[138]

Aus dieser Beschreibung der Vorgänge lässt sich schließen, dass Leonardo Conti die Absetzung des Vorstandes des Groß-Berliner Ärztebundes regelrecht inszenierte. Die Demütigung und Einschüchterung der Kollegen war wohl kalkuliert. Angesichts des Umstandes, dass Conti mit diesen Kollegen ein Jahr lang in denselben Gremien gesessen hatte, sie also relativ gut kannte, erhält sein Vorgehen im Frühjahr 1933 eine besondere, von persönlicher Feindseligkeit gekennzeichnete Note.

Wenn die Darstellung Elfriede Contis richtig ist – zweifelhaft bleibt das genaue Datum der Entlassung –, hatten sich folgende Berliner Ärzte in ihrer Funktion als Vorstandsmitglieder des Groß-Berliner Ärztebundes dem beschriebenen Prozedere zu unterwerfen: Die drei Vorsitzenden Alfred Scheyer, Gustav Ritter und Wilhelm Beckmann; die Vertreter der Vororte Reinickendorf und Tempelhof im Vorstand, Erich Bumke und Hans Philippsen; Paul Eckel als Vertreter des Assistentenverbandes; die Beisitzer im Vorstand Friedrich Falkenberg, Arthur Gliksman, Georg Hinzmann-Fürstenau, Ernst Mayer und Rudi Neumann. Von den Letztgenannten

137 Contis Ernennung zum Kommissar z.b.V. erfolgte am 13. Februar 1933 durch Hermann Göring, den Preußischen Ministerpräsidenten. Zu Lebenslauf und Amtseinführung; vgl. Deutsches Ärzteblatt 69 (1939), S. 324 f.

138 Leibfried, Gesprächsprotokoll, Sozialpolitisches Archiv, S. 12 f.

hatte Hinzmann-Fürstenau die Kassenführung und Neumann die Stellvertretung übernommen; Philippsen fungierte als Schriftführer, Eckel als dessen Stellvertreter.[139] Die Berliner Ärzteschaft wurde am 1. April 1933 von der Enthebung bzw. Zwangsenthebung des Vorstandes über eine Bekanntmachung in der Berliner Ärzte-Correspondenz informiert. Darin hieß es:

»In Ausführung des vorstehenden veröffentlichten Aufrufes des Verbandes der Ärzte Deutschlands und der Telegramme von Dr. Stauder und Dr. Wagner haben die bisherigen Führer der Berliner Ärzteschaft alle ihre Mandate und Ämter in den Vorständen des Bundes, der W.A. i. Liqu., der Tarifgemeinschaft, der Kassenärztlichen Vereinigung, sowie in allen diesen angegliederten Ausschüssen freiwillig niedergelegt. Soweit eine Erklärung hierüber nicht vorlag, sind sie vom Kommissar beim Preußischen Innenministerium, Oberregierungsrat Dr. Conti ihrer Ämter enthoben worden. [...]«[140]

Mit Ausnahme von Hinzmann-Fürstenau gehörten alle Mitglieder des Vorstandes des Groß-Berliner Ärztebundes gleichzeitig der Ärztekammer Berlin an. Auch diese wurde »gleichgeschaltet«, wenn auch zunächst nur einzelne Personen aus dem Vorstand entfernt wurden. Laut eines Berichts in der Vossischen Zeitung besetzten SA-Truppen am 28. März 1933 das Ärztehaus Berlin. Wörtlich heißt es darin: »Ein Staatskommissar fordert den Vorstand der Berliner Ärztekammer zum Rücktritt auf. In einer Sitzung treten schließlich alle jüdischen Vorstandsmitglieder zurück.«[141]

---

139 Vgl. Berliner Ärzte-Correspondenz 37 (1932), S. 118. Beckmann, Bumke, Eckel und Falkenberg galten laut Karteikarte des RAR als deutschblütig«. Hinzmann-Fürstenau war zwar selbst ebenfalls deutschblütig«, jedoch mit einer Jüdin verheiratet. Gustav Ritter wurde als Mischling I«, d.h. Mischling ersten Grades, verzeichnet. Neumann, Gliksman und Mayer galten laut RAR als Juden«. Die RAR-Karteikarten von Philippsen und Scheyer sind nicht überliefert. Vgl. DVD RAR (KVD), Eckel, Paul, geb. 08.08.1900; Beckmann, Wilhelm C., geb. 25.7.1870; Bumke, Erich, geb. 11.3.1889; Falkenberg, Friedrich A., geb. 25.10.1872; Hinzmann-Fürstenau, Georg, geb. 28.8.1889; Ritter, Gustav, K. B., geb. 1875; Neumann, Rudi, geb. 1901; Gliksman, Arthur, geb. 22.6.1875; Mayer, Ernst, geb. 1883.

140 Der vorstehende Aufruf, auf den Bezug genommen wurde, war von Alfons Stauder, Vorsitzender des Ärztevereinsbundes und des Hartmannbundes, unterschrieben und lautete: In Durchführung des Beschlusses, Geist und Form der ärztlichen Verbände der politischen Neuordnung anzugleichen, ersuchen die Vorstände des Ärztevereinsbundes und des Hartmann-Bundes ihre Untergliederungen, im Sinne der Forderungen der deutschen Ärzteschaft, beschleunigst [sic!] dafür Sorge zu tragen, daß aus Vorständen und Ausschüssen die jüdischen Mitglieder ausscheiden und Kollegen, die sich innerlich der neuen Ordnung nicht anschließen können, ersetzt werden. [...]«. In einem weiteren Aufruf schloss sich auch der Kommissar der Ärztlichen Spitzenverbände, Gerhard Wagner, dieser Aufforderung an und ordnete an, dem obigen Ersuchen unverzüglich Folge zu leisten und Vollzugsmeldung an mich [...] zu erstatten«. Berliner Ärzte-Correspondenz 38 (1933), S. 106.

141 Zitiert nach: Gruner, Judenverfolgung, 1996, S. 18f., der sich beruft auf: Vossische Zeitung vom 29.3. und 8.4.1933 bzw. Schwarzbuch, 1983, S. 206. Kurzbiografien zu Alfons Stauder (1878–1937) und Gerhard Wagner (1888–1939), vgl. Schwoch, Standespolitik, 2001, S. 375–378.

Die Einsetzung eines Kommissarischen Vorstandes des Groß-Berliner Ärztebundes

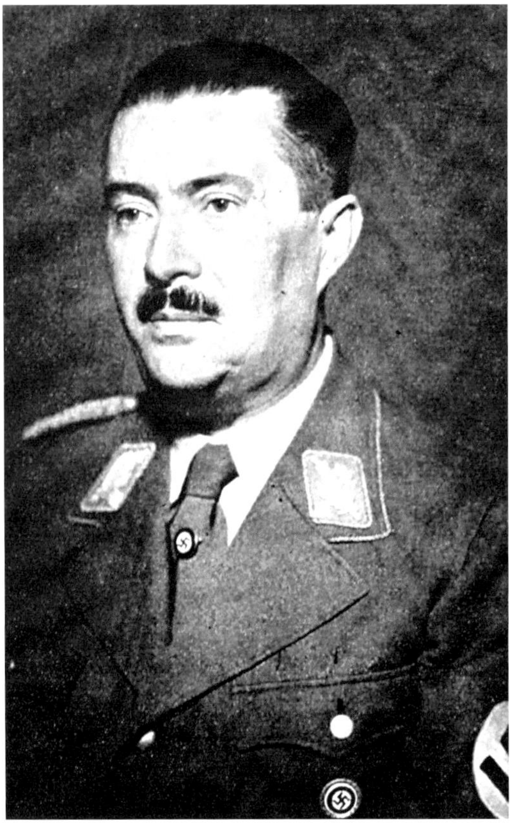

Gerhard Wagner, ohne Datum

Auf Reichsebene begann die »Gleichschaltung« der ärztlichen Spitzenorganisationen am 24. März 1933 mit einer Vereinbarung, auf die sich die Vorstände des Hartmannbundes und des Ärztevereinsbundes in Nürnberg einigten.[142] Diese Vereinbarung beinhaltete die Ernennung von Gerhard Wagner, dem Vorsitzenden des NSDÄB, zum Kommissar der beiden Spitzenverbände.[143]

Die Vorstände und Geschäftsführer der beiden Organisationen blieben im Amt und führten »in vertrauensvoller Zusammenarbeit mit Dr. Wagner ihre Geschäfte weiter«.[144] Dass der Vorstand des Hartmannbundes in derselben Bekanntmachung, in der die Einsetzung Wagners zum Kommissar bekanntgegeben wurde, die Kollegen in den Provinzial- und Landesverbänden sowie den Ortsgruppen aufforderte, im Sinne der neuen Machthaber alle jüdischen und politisch missliebigen Vorstandsmitglieder auf Landesebene und bei den Ortsgruppen zu entlassen bzw. zum Niederlegen ihres Amtes zu bewegen, macht deutlich, dass sich die ärztlichen Standesorganisationen auf Reichsebene selbst gleichschalteten; ein besonderer Druck oder Entlassungen durch die neuen Machthaber war auf dieser Ebene nicht nötig.[145]

Zur raschen Gleichschaltung der untergeordneten Berliner Standesorganisationen formulierten Wagner und Stauder, neben der allgemeinen Aufforderung an alle

142 Zum Begriff und der Dimension der Gleichschaltung 1933 ausführlich; vgl. Steinbach, Gleichschaltung, 2002, S. 78–113.

143 Vgl. Berliner Ärzte-Correspondenz 38 (1933), S. 105. Den Titel »Reichsärzteführer«, den nur Gerhard Wagner (1888–1939) führte und der daher häufig synonym zu seinem Namen verwandt wird, scheint dieser – zumindest offiziell – erst mit dem Erlass der Reichsärzteordnung 1935 erhalten zu haben. Reichsführer der Kassenärztlichen Vereinigung Deutschlands« wurde er bereits mit der Errichtung der KVD 1933.

144 Berliner Ärzte-Correspondenz 38 (1933), S. 105.

145 Vgl. Berliner Ärzte-Correspondenz 38 (1933), S. 105; Schwoch, Standespolitik, 2001, S. 98–101.

Orts- und Provinzialvereine, in zwei Telegrammen gesonderte Appelle an die Berliner Ärzteschaft. Darin forderten sie nicht nur den Rücktritt der Vorstände und Ausschussmitglieder aller ärztlichen Vereinigungen in Berlin, sondern auch die Entlassung von »jüdischen und marxistischen« Vertrauensärzten der Krankenkassen und Versicherungsbehörden.[146]

Was den Vorstand des Groß-Berliner Ärztebundes betrifft, war ein solcher Aufruf jedoch bereits überflüssig. Wie beschrieben, waren seine Mitglieder schon im Februar oder März 1933 von Conti komplett abgesetzt worden. Auch die Vorsitzenden aller Ausschüsse, der W.A. (in Liquidation), der Tarifgemeinschaft und der KV Berlin waren entlassen worden, wie die zitierte Bekanntmachung in der Berliner Ärzte-Correspondenz vom 1. April 1933 gezeigt hat. Wer nicht »freiwillig« sein Amt aufgeben wollte, den hatte Conti kurzerhand entlassen.[147]

Conti war es in Berlin möglich, zum 1. April 1933 nicht nur die vollzogene Absetzung der amtierenden Vorstände und Ausschussmitglieder bekannt zu geben, sondern auch bereits die Einsetzung eines von ihm ernannten »Kommissarischen Vorstands des Groß-Berliner Ärztebundes« verkünden zu lassen. Dieser setzte sich aus den drei nationalsozialistischen Ärzten Martin Claus, Kurt Quandt und Erwin Villain zusammen.[148] Martin Claus wurde wenig später, am 27. April 1933, zusätzlich von Wagner zu dessen Beauftragten für den Landesverband des Groß-Berliner Ärztebundes bestimmt. Als solcher war er allein Wagner verantwortlich und hatte die »Gleichschaltung« und nationalsozialistische Umgestaltung der ärztlichen Standesorganisationen in Berlin voranzutreiben.[149]

Kurt Quandt, 1941

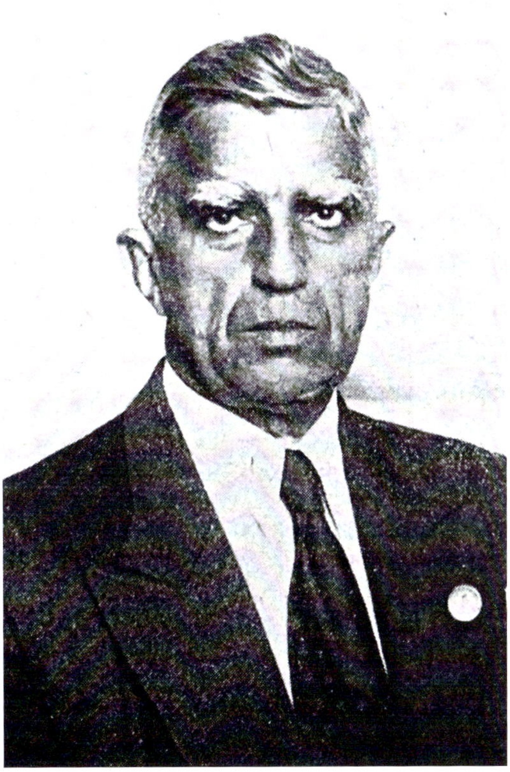

Die Art und Weise der Entmachtung der gewählten Mitglieder und Vorstände einzelner Gremien, Ausschüsse und Teilorganisationen des Groß-Ber-

146 Vgl. Berliner Ärzte-Correspondenz 38 (1933), S. 106. Zur Gleichschaltung und Umstrukturierung der Ortskrankenkassen in Berlin, vgl. Becken, AOK Berlin, 2008, S. 154–174.
147 Vgl. Berliner Ärzte-Correspondenz 38 (1933), S. 106.
148 Berliner Ärzte-Correspondenz 38 (1933), S. 106.
149 Vgl. Ärztliche Mitteilungen 18 (1933), S. 395 f.

liner Ärztebundes zeigt, dass unter den führenden Berliner Ärzten für eine Selbstgleichschaltung nach dem Vorbild des Hartmannbundes keine Mehrheit zu finden war. Die Gleichschaltung wurde zwangsweise von oben durchgesetzt. Gleichwohl aber richtete sie sich gegen einen schwachen, in sich zerstrittenen Groß-Berliner Ärztebund, dessen Vorstand zur Gegenwehr nicht in der Lage war. Mit der Einsetzung des Kommissarischen Vorstandes des Groß-Berliner Ärztebundes vom 1. April 1933 änderte der Verein seinen Charakter und seine Funktion. Wie noch zu zeigen sein wird, wurde er jedoch zunächst nicht aufgelöst. Vielmehr formte der Kommissarische Vorstand 1934 die Satzung in einer Weise um, die die bisherigen Kräfteverhältnisse zwischen KV Berlin und Groß-Berliner Ärztebund umkehrte. Seiner Befugnisse und seiner Handlungsfähigkeit beraubt, verlor der Groß-Berliner Ärztebund nach 1933 jede standespolitische Bedeutung. 1936 schließlich erfolgte die endgültige Auflösung des Vereins. Die seit 1932 als demokratische Organisation geplante KV Berlin trat niemals wirklich ins Leben. Dennoch, obwohl die KV Berlin niemals über eine gültige Satzung verfügte, beriefen sich die nationalsozialistischen Kommissarischen Leiter des Groß-Berliner Ärztebundes ab April 1933 auf diese von ihnen abgelehnte KV Berlin, um in ihrem Namen »nichtarischen« und kommunistischen wie vermeintlich kommunistischen Kollegen die Kassenzulassung zu entziehen. Wenig später, im August 1933, ging die KV Berlin als Landesstelle Berlin in der KVD auf. Im Zuge einer reichsweiten Neuorganisation der kassenärztlichen Organisationsstrukturen traten damit für die Standesvertretung aller Berliner Ärzte entscheidende und weitreichende Veränderungen ein. Mit dieser nationalsozialistischen »Gleichschaltung« der ärztlichen Standesorganisationen war jedoch nicht nur eine folgenschwere Umformung von Organisationen verbunden, sondern auch die Umsetzung einer der zentralen standespolitischen Forderung der nationalsozialistischen Ärzteschaft: Über den Entzug der Kassenzulassung hinaus sollten alle jüdischen und politisch gegnerischen Ärzte des Regimes aus dem politischen, wirtschaftlichen und sozialen Leben ausgeschlossen werden. Diese Ausschaltungspolitik wurde Schritt für Schritt mit immer neuen repressiven Verordnungen und Maßnahmen umgesetzt.

Kapitel 4 – Ausgrenzung und Ausschaltung jüdischer und politisch missliebiger Ärzte in Berlin – Verordnungen und Praxis 1933

Unmittelbar nach der Ernennung Adolf Hitlers zum Reichskanzler am 30. Januar 1933, begannen die Vertreter der nationalsozialistischen Ärzteschaft nicht nur mit der beschriebenen Enthebung jener ärztlichen Standesvertreter aus ihren Ämtern, deren politische Ansichten nationalsozialistischen Vorstellungen widersprachen oder die als »nichtarisch« angesehen wurden. Nachdem die Schlüsselpositionen neu besetzt waren, veranlassten sie noch viel weitergehend das Inkrafttreten von reichsweit gültigen Verordnungen, die jüdischen und politisch missliebigen Kollegen in ihrer Berufsausübung einschränkten und ökonomisch schädigten. Verordnung folgte auf Verordnung, auch gewaltsame Aktionen gegen jüdische und für »kommunistisch« erklärte Ärzte wurden mit dem Ziel durchgeführt, die Möglichkeiten der betroffenen Ärzte, ihre ärztliche Praxis auszuüben, immer stärker zu beschneiden. Viele Ärzte, persönlich bedroht und ihrer wirtschaftlichen Existenz beraubt, sahen sich schon bald gezwungen, das Land zu verlassen.

Nationalsozialistische Forderungen und Bekenntnisse der ärztlichen Standesvertretungen im Reich

Dass die ärztlichen Spitzenverbände sich selbst gleichschalteten, wurde bereits beschrieben. Auf die Frage, weshalb die Ärzteverbände sich so bereitwillig der nationalsozialistischen Führung ergaben, lassen sich vor allem zwei Gründe anführen: Zum einen teilten führende Spitzenvertreter die politischen Ansichten des Nationalsozialismus. Zum anderen erhofften sie sich die Umsetzung wichtiger standespolitischer Forderungen. Konkret stellten die neuen Machthaber der Ärzteschaft die lang ersehnte Reichsärzteordnung (RÄO) in Aussicht und schienen als Gegner der Sozialdemokraten, Sozialisten und Kommunisten geeignet, die politischen Ziele der ärztlichen Standesorganisationen gegenüber einer gefürchteten »Sozialisierung« und »Kommunalisierung« durchzusetzen und die »Fesseln des Kassenarztrechtes« zu lockern.[150]
Für die Vertreter der ärztlichen Spitzenverbände stellte es vor diesem Hintergrund auch kein Problem dar, dass mit der Selbstgleichschaltung die rassen- und bevölkerungspolitischen Ziele des Nationalsozialismus als verbindliche Inhalte auch der ärztlichen Standespolitik zu akzeptieren waren und deren Umsetzung ihnen zur politischen Aufgabe gemacht wurde.[151] Karl Haedenkamp (1889–1955) beispielsweise, der bereits seit 1930 die politische Vereinbarkeit von Hartmannbund und NSDAP proklamiert hatte und 1933 zu den einflussreichsten Funktionären des

150 Vgl. Rüther, Standeswesen, 1997, S. 144.
151 Vgl. Schwoch, Standespolitik, 2001, S. 97, 107.

Hartmannbundes zählte, unterstützte diese Politik vorbehaltlos und vertrat die nationalsozialistischen Vorstellungen von Volksgesundheit und Rassenhygiene an vorderster Stelle.[152]
Mit dem gleichen Elan, mit dem die ärztlichen Standesvertretungen die NS-Führung unterstützten, trieben sie auch den Ausschluss politischer Gegner des Nationalsozialismus, jüdischer Kollegen und auch von Ärztinnen aus den Verbänden und dem Berufsleben auf allen Ebenen voran.

Erste Maßnahmen und Eingriffe zur Ausschaltung jüdischer und »kommunistischer« Kassenärzte 1933

Bereits Anfang April 1933, zu einem Zeitpunkt also, an dem das »Gesetz zur Wiederherstellung des Berufsbeamtentums« vom 7. April 1933 – ein zentrales Instrument des NS-Regimes zur Entlassung beamteter und im öffentlichen Dienst angestellter jüdischer sowie politisch missliebiger Personen – gerade erlassen worden war, konnte Wagner verkünden, dass »in Zukunft keine jüdischen Ärzte mehr zur kassenärztlichen Tätigkeit zugelassen werden«.[153] Karl Haedenkamp, der im April 1933 als Verbindungsführer des Kommissars Wagner und des Reichsarbeitsministers Franz Seldte in das RAM wechselte, arbeitete dafür eine Verordnung aus, die »Erste Verordnung über Krankenkassenzulassung« des RAM vom 22. April 1933. Mit dieser Verordnung fanden die Bestimmungen des »Gesetzes zur Wiederherstellung des Berufsbeamtentums« auch auf Kassenärzte Anwendung. Die Verordnung regelte zweierlei: Das Ausscheiden von »nichtarischen« Kollegen sowie von Kassenärzten, die als politische Gegner des Nationalsozialismus galten, einerseits, und die Zulassung neuer Ärzte, die die entstandenen Lücken in der Versorgung füllen sollten, andererseits. Bevorzugt sollten nach Wunsch Wagners vor allem Kriegsteilnehmer behandelt werden, was bedeutete, dass nun vorwiegend so genannte Jungärzte die begehrte Kassenzulassung erhielten.[154] »Nichtarische« und »kommunistische« Ärzte wurden nicht mehr neu zugelassen. Bereits zugelassenen »Kommunisten« bzw. Ärzten, denen »kommunistische Betätigung« vorgeworfen wurde, wurden ausnahmslos die Kassenzulassungen entzogen. »Nichtarische« Ärzte sollten nur dann ihre Kassenzulassung behalten können, wenn sie bereits vor Kriegsbeginn niedergelassen waren oder während des Ersten Weltkrieges als

152 Vgl. Rüther, Standeswesen, 1997, S. 147 f.
153 Vgl. Rüther, Standeswesen, 1997, S. 148. Was an städtischen Krankenhäusern und bei den Bezirksämtern angestellte nichtarische« Ärzte angeht, so kündigte der Berliner Staatskommissar Lippert bereits im März 1933 ihre Entlassung an. Diese erfolgte in der Regel zum Oktober 1933 und wurde durch das Gesetz zur Wiederherstellung des Berufsbeamtentums« vom 7. April 1933 gedeckt. Bereits im März aber wurden, wie das Beispiel des Stadtarztes Dr. Georg Löwenstein in Berlin-Lichtenberg zeigt, politisch missliebige oder nichtarische« Ärzte beurlaubt«; vgl. Stein, Ortsteil, 1995, S. 56. Vgl. auch Gruner, Judenverfolgung, 1996, S. 18-21.
154 Vgl. Rüther, Standeswesen, 1997, S. 133, 135 f.; Kater, Ärzte, 2000, S. 305–309.

Sanitätsrat Dr. **Leopold Bernhard**[1], geboren am 29. Januar 1866 in Stetra, einem kleinen ungarischen Dorf an der österreichischen Grenze, war zu Beginn des »Dritten Reiches« bereits 67 Jahre alt. Er hatte 1891 seine Approbation erhalten und 1892 mit »Untersuchungen über Hämoglobingehalt und Blutkörperchenzahl in der letzten Zeit der Schwangerschaft und im Wochenbett« in München promoviert. Nach seinem Studium siedelte er nach Berlin über, wo er im Krankenhaus, als Schularzt und seit 1927 als niedergelassener Internist tätig war. Bernhard war auch Facharzt für Kinderkrankheiten. Laut RAR war Leopold Bernhard verheiratet; ob er Kinder hatte oder wie viele, ist auf der Karteikarte nicht mehr zu entziffern. Die Kassenzulassung wurde ihm 1938 entzogen. Ob er danach noch als »Krankenbehandler« zugelassen wurde, konnte nicht eruiert werden. Zum Zeitpunkt des Approbationsentzugs 1938 war Leopold Bernhard bereits 72 Jahre alt und hatte über 45 Jahre als Arzt in Berlin gewirkt. Trotz seines hohen Alters emigrierte er noch; er muss vor Mai 1939 nach Frankreich geflüchtet sein. Dort jedoch wurde er verhaftet und in dem nahe Paris gelegenen Durchgangs- bzw. Sammellager Drancy interniert. Mit einem Transport von 1.000 Juden, darunter besonders vielen alten Menschen, wurde er am 2. März 1943 von Drancy nach Auschwitz deportiert und dort nach der Ankunft getötet.

1 Vgl. Centrum Judaicum Archiv; Universitätsarchiv Erlangen: C3/3 Nr. 1890/91–2; Gedenkbuch, 2009; Schwoch, Kassenärzte, 2009; Seidler, Kinderärzte, 2007.

Dr. **Johanna Lewy**[1], geboren am 5. August 1877 in Schildberg/Posen, erhielt ihre Approbation im Mai 1909. Im September desselben Jahres eröffnete sie eine allgemeinärztliche Praxis und heiratete – wohl während des Ersten Weltkrieges – den Studienrat Dr. Julian Hirsch. 1926 war Johanna Lewy-Hirsch als Assistenzärztin in der Berliner »Frauenklinik weiblicher Ärzte« angestellt. 1933 ließ sie sich in Berlin als Gynäkologin nieder.

Lewy-Hirsch war eine gesellschaftlich und politisch sehr engagierte Ärztin. So war sie Mitglied des Vereins sozialistischer Ärzte, des Vereins Krankenhaus weibliche Ärzte e.V., des Bundes Deutscher Ärztinnen, aber auch des Deutschen Lyceum Clubs, einer Vereinigung geistig und kulturell interessierter Frauen. Innerhalb dieses Clubs gehörte sie 1914 dem Hilfskomitee zur Errichtung eines Frauenkrankenhauses in Berlin an. 1927 kandidierte sie bei den Berliner Ärztekammerwahlen. Lewy-Hirsch setzte sich stets für die Abschaffung des § 218 ein.

1933 wurde ihr wegen ihrer »nichtarischen« Abstammung die Kassenzulassung entzogen. Sie legte Beschwerde ein und hatte, da sie nachweisen konnte, bereits vor Beginn des Ersten Weltkrieges in Berlin niedergelassen gewesen zu sein, damit Erfolg. Am 22. August 1933 wurde ihr per Bescheid des Reichsarbeitsministeriums eine Ausnahmegenehmigung zur Kassenpraxis gewährt. Die Berliner KV entzog Lewy-Hirsch daraufhin jedoch erneut die Zulassung. Auf ihre Mitgliedschaft im Verein sozialistischer Ärzte verweisend, lautete dieses Mal die Begründung auf »kommunistische Betätigung«. Gegenüber diesem Vorwurf war ihre Beschwerde chancenlos. Am 15. November 1933 wurde ihr endgültig die Kassenzulassung entzogen. Johanna Lewy-Hirsch muss daraufhin weiterhin eine Praxis geführt haben, denn auf der Karteikarte des RAR wurde notiert, dass sie bis zum 1. Juli 1938 als Kassenärztin [sic!] in Berlin tätig gewesen sei. Wenn auch sicherlich nicht als Kassenärztin, so ist es doch möglich, dass sie in Privatpraxis weitergearbeitet hat. Lewy-Hirsch emigrierte am 31. Januar 1939, im Alter von 62 Jahren, zusammen mit ihrem Ehemann nach London. Ihr weiteres Schicksal ist unbekannt.

1 BArch, R 3901/5150, Bl. 346ff.; Buchin, Dokumentation; Bleker/Schleiermacher, Ärztinnen, 2000; Schwoch, Kassenärzte, 2009.

Soldaten an der Front gekämpft bzw. als Ärzte in einem Seuchenlazarett gedient hatten. Damit wurden unter den jüdischen Ärzten ältere Mediziner gegenüber jüngeren bevorzugt. Diese Regelung bewirkte letztlich, dass vor allem ältere Ärzte, denen es ohnehin schwerer als den jungen fiel, ihr Heimatland zu verlassen, erst ab 1938 emigrierten oder so lange in Deutschland verharrten, bis es für eine Auswanderung zu spät war und sie deportiert und getötet wurden.[155]
Zur Durchführung der Verordnung des RAM vom 22. April 1933 erließ der Führer des NSDÄB Wagner in seiner Funktion als »Kommissar der ärztlichen Spitzenverbände« folgende Verfügung:

»Verfügung des Kommissars der ärztlichen Spitzenverbände Dr. Wagner

1. Der Reichsarbeitsminister hat die Neuzulassung von nichtarischen und kommunistischen Kassenärzten und die Beendigung der Zulassung von nichtarischen und kommunistischen Kassenärzten durch eine Verordnung vom 22. April 1933 genau geregelt. Ich ordne an, daß alle beteiligten Stellen, insbesondere auch die von mir eingesetzten Kommissare und Beauftragten, ausschließlich nach diesen gesetzlichen Vorschriften zu verfahren haben. Ich untersage dementsprechend eigenmächtige Eingriffe gegenüber einzelnen Kassenärzten oder den Kassenärztlichen Vereinigungen.
   Berlin, den 27. April 1933. Dr. Wagner
2. Der Kommissar der Ärztlichen Spitzenverbände macht darauf aufmerksam, daß unmittelbare Eingaben und Gesuche solcher Ärzte, deren weitere Tätigkeit bei den Krankenkassen nach der Verordnung des Reichsministers vom 22. April 1933 in Frage gestellt ist, an den Reichsarbeitsminister völlig zwecklos und unzulässig sind. In jedem Falle hat zunächst die Kassenärztliche Vereinigung die Entscheidung zu treffen. Beschwerden dagegen sind ausschließlich beim Vorstand des Hartmannbundes, Leipzig C1, Plagwitzer Straße 15, einzureichen. Von dort werden die Beschwerden mit allen Unterlagen an das Reichsarbeitsministerium zur endgültigen Entscheidung weitergeleitet. Keine Stelle ist befugt, von diesem gesetzlich vorgeschriebenen Verfahren abzuweichen. […]
   Dr. Wagner
   Kommissar der ärztlichen Spitzenverbände.«[156]

Wie diese Verfügung zeigt, wurde die Abwicklung der Zulassungs- und Ausschlussverfahren erstinstanzlich den örtlichen KVen, in Berlin also dem Groß-Berliner Ärztebund bzw. der KV Berlin, übertragen. Im Beschwerdefall hatten sich die betroffenen Ärzte dann zunächst an den Vorstand des Hartmannbundes zu wenden.

155 Vgl. RGBl. I, 1933, S. 222; Leibried, Stationen, 1982, S. 12. 1935 war die jüdische Ärzteschaft in Berlin überaltert, wenn auch nicht so stark wie in anderen Städten. Nach Angaben Adler-Rudels waren von 2145 bei einem Ärztezensus gezählten jüdischen Ärzten in Berlin 35,9% über 55 Jahre alt und nur 0,9% unter 35 Jahren; vgl. Adler-Rudel, Selbsthilfe, 1974, S. 141.
156 Ärztliche Mitteilungen 18 (1933), S. 395 f.

Letztinstanzlich entschied das RAM über Ablehnung oder Stattgabe der Beschwerde.
Zur Umsetzung dieser Verfügung in die Praxis benannte Wagner zum selben Datum Beauftragte, die ausschließlich an seine Weisungen gebunden waren, dennoch aber mit den örtlichen Standesorganisationen zusammenarbeiten sollten.[157] Für Berlin setzte Wagner, wie erwähnt, Martin Claus, der gleichzeitig einer der drei Kommissarischen Leiter des Groß-Berliner Ärztebundes bzw. der KV Berlin war, zu seinem Beauftragten ein. Claus sollte bei der Durchführung des Ausschlussverfahrens von jüdischen und politisch missliebigen Kassenärzten aus der Kassenpraxis in Berlin und, wie zu zeigen sein wird, auch darüber hinaus eine besondere Rolle spielen.

Das Verfahren der Ausschaltung jüdischer und »kommunistischer« Kassenärzte nach der Verordnung vom 22. April 1933

Bevor jüdische bzw. »nichtarische« Ärzte von der Kassenpraxis ausgeschlossen werden konnten, musste erst einmal festgestellt werden, wer eigentlich gemäß nationalsozialistischer Auffassung als jüdisch anzusehen war. Obwohl die nationalsozialistische Ideologie vom Judentum »rassisch«, also biologistisch, begründet war, erfolgte die Feststellung der »Abstammung« dabei schlicht anhand der Religionszugehörigkeit. Diese wurde, in Berlin ebenso wie bei allen anderen KVen im Reich, mit Hilfe einer Fragebogenaktion erhoben. Der Groß-Berliner Ärztebund verschickte dazu im Mai 1933 Formblätter, die jeder Kassenarzt auszufüllen und mit zusätzlichen Dokumenten zu versehen hatte. Ein Begleitschreiben forderte unter Androhung von Strafe bei Verspätung und Falschangaben dazu auf, die ausgefüllten Fragebogen bis zum 15. Mai an die KVen zurückzuschicken.[158]
Insgesamt wurde bei der Durchführung der Zulassungs- und Ausschlussverfahren ein großer bürokratischer Aufwand betrieben. Dem Antrag auf Zulassung zur Kassenpraxis waren laut §2 der Verordnung vom 22. April 1933 zunächst die Geburtsurkunde sowie weitere Urkunden beizufügen, aus denen hervorging, dass sowohl der Antragsteller als auch seine Eltern und Großeltern »arisch« bzw. »nichtarisch« waren, d.h. im letzteren Fall vorwiegend der jüdischen Glaubensgemeinschaft angehörten. Daneben waren die Approbationsurkunde und eine Bescheinigung über die bisherige praktische, klinische oder sonstige ärztliche Tätigkeit einzureichen.[159]
Für den Entzug der Kassenzulassung waren in Berlin erstinstanzlich der Groß-Berliner Ärztebund bzw. die KV Berlin zuständig. Die örtlichen Standesorganisationen werteten die eingegangenen Unterlagen aus. Wer gemäß der eigenen Angaben als »nichtarisch« galt und die Anforderungen für die genannten Aus-

157 Vgl. Ärztliche Mitteilungen 18 (1933), S. 395 f.
158 Vgl. Rüther, Standeswesen, 1997, S. 149; Schwoch, Standespolitik, 2001, S. 154.
159 Vgl. Schwoch, Standespolitik, 2001, S. 136.

Sehr geehrter Herr Kollege! 170 5186

[I]ch mache darauf aufmerksam, dass wissentlich oder fahrlässig unvollständige oder falsche Angaben [F]ragebogen den Verlust aller Rechte usw. in den ärztlichen Organisationen nach sich zieht.

Mit kollegialer Hochachtung

Gross-Berliner Ärztebund E.V.
Dr. C l a u s

[Fra]gebogen III.

[R]assenzugehörigkeit (arisch bzw. deutsch, jüdisch oder sonst fremdstämmig)

I. a) Rassenzugehörigkeit des Angefragten selbst: jüdisch

b) des Vaters des Angefragten: jüdisch

der Mutter ,, ,, jüdisch

c) des Grossvaters des Angefragten väterlicherseits: jüdisch

der Grossmutter ,, ,, ,, jüdisch

d) des Grossvaters ,, ,, mütterlicherseits: jüdisch

der Grossmutter ,, ,, ,, jüdisch

II. a) Rassenzugehörigkeit der Ehefrau des Angefragten: jüdisch

b) des Vaters der Ehefrau: jüdisch

der Mutter ,, ,, jüdisch

c) des Grossvaters der Ehefrau väterlicherseits: jüdisch

der Grossmutter ,, ,, ,, jüdisch

d) des Grossvaters ,, ,, mütterlicherseits: jüdisch

der Grossmutter ,, ,, ,, jüdisch

[1]. Haben Sie der kommunistischen Partei angehört? niemals

2. Haben Sie sich im kommunistischen Sinne betätigt, gegebenenfalls in welcher Weise? niemal[s]

3. Haben Sie die kommunistische Partei oder ähnliche Organisationen geldlich oder mit ärztlicher Tätigkeit oder sonst unterstützt? niemals

4. Gehörten Sie der Arbeitsgemeinschaft sozialistischer Ärzte, dem Verein sozialistischer Ärzte oder ähnlichen Organisationen an, betätigen Sie sich in ihnen oder haben sie diese irgendwie unter= stützt. Wenn ja, in welcher Weise? nein

Obige Angaben habe ich nach bestem Wissen und Gewissen genau und vollständig gemacht. Meiner [Abst]ammung nach bin ich also jüdischer Herkunft (z. B. deutscher, jüdischer oder sonst [frem]dstämmiger Herkunft).

Berlin N.W. 87 Datum: 21.7. 33 Unterschrift: Dr. Leon Merkin
Y. Danzig

Auszug aus dem Fragebogen der KV Berlin, den Dr. Leon Merkin 1933 ausfüllen musste.

Dr. Leon Merkin[1] wurde am 19. April 1900 als Sohn des Kaufmanns Lasar Merkin und dessen Frau Feiga, geb. Reysachsohn im polnisch-russischen Bendzin geboren. Er besaß die polnische Staatsbürgerschaft. Nach zwei Semestern Naturwissenschaften in Krakau, studierte er in Berlin Medizin. 1926 erhielt er die ärztliche Approbation. 1923 hatte er geheiratet und wurde 1929 Vater eines Kindes. Seit dem 1. Mai 1932 praktizierte er als niedergelassener Allgemeinpraktiker in einer Privatpraxis in der Solinger Str. 4 in Berlin-Moabit. Um eine Zulassung zu den gesetzlichen Krankenkassen hat er sich offensichtlich bemüht, da er sich in das Reichsarztregister eintragen ließ. Er wartete jedoch vergebens. Merkin gehörte als junger jüdischer Arzt aus Osteuropa zu den ersten Ärzten, die in ihrer beruflichen Entwicklung von antisemitischen Maßnahmen ärztlicher Standespolitiker erheblich beeinträchtigt wurden. Keine der Ausnahmeregelungen gemäß der Verordnung vom 22. April 1933 trafen auf ihn zu: Für eine Kriegsteilnahme oder eine Niederlassung vor dem Ersten Weltkrieg war er schlicht zu jung. Darüber hinaus besaß er nicht die deutsche Staatsbürgerschaft. Im Juli 1933 musste Merkin den von der Berliner KV zugestellten 10-seitigen Fragebogen zur Feststellung seiner »Abstammung« ausfüllen. Zur Ausübung seines Berufs blieb ihm danach nur, seine Privatpraxis fortzuführen. Denn auch um eine Anstellung an einem Krankenhaus brauchte er sich gar nicht mehr zu bemühen; öffentliche Träger stellten »nichtarische« Ärzte nicht mehr ein.

Über seine weitere Biografie ist nur bekannt, dass er am 1. November 1939 nach Großbritannien emigrierte. Damit gelang es ihm, sein Leben zu retten. Seine Existenz aber war deshalb noch lange nicht gesichert. Denn bevor er als Ausländer in Großbritannien als Arzt arbeiten durfte, war es nötig, eine britische Lizenz zu erwerben, der ein erneutes Studium an einer britischen Hochschule vorausgehen musste. Dieses zu finanzieren, war für viele Emigranten nicht leicht. Meist wurde das letzte Geld für die Visa oder die Reise ausgegeben; die Devisenbestimmungen sowie die »Reichsfluchtsteuer«, die der nationalsozialistische Staat ausreisenden Juden abpresste, taten ihr Übriges. Viele Emigranten kamen praktisch mittellos in ihrem Zufluchtsland an. Wie Merkin finanziell in Großbritannien gestellt war, und ob er die britische Zulassung erworben hat, ist nicht bekannt. Er emigrierte weiter in die USA. Am 6. März 1988 ist er in New York gestorben.

1 Vgl. BArch, R 3901/6306, Bl. 169-171, hier Bl. 169; Schwoch, Kassenärzte, 2009.

nahmeregelungen nicht erfüllte – Nachweise für die Anerkennung des Frontkämpferstatus hatten die betroffenen Ärzte selbst zu erbringen –, dem wurde mit Wirkung vom 1. Juli 1933 die Kassenzulassung entzogen.[160] Dabei spielte es in dieser frühen Zeit des Nationalsozialismus noch keine Rolle, ob ein Mediziner als »Jude« oder als »Mischling« galt. Eine Differenzierung des Grades von Jüdischsein mit Unterscheidungen wie »Voll-, Halb-, Viertel oder Geltungsjude« usw. fand erst in den Nürnberger Gesetzen 1935 ihren Niederschlag. Die Zulassungsverordnung vom 22. April 1933 traf damit jede Ärztin und jeden Arzt »nichtarischer Abstammung« gleichermaßen.[161] Ähnliches galt für alle Ärzte, denen seitens des Groß-Berliner Ärztebundes bzw. der KV Berlin »kommunistische Betätigung« vorge-

160 Vgl. Berliner Ärzte-Correspondenz 38 (1933), S. 150 f., 161. Wie die Unterlagen über Beschwerdeverfahren im Reichsarbeitsministerium zeigen, hatten jene Ärzte, denen es aus verschiedenen Gründen nicht möglich war, ihre Frontdiensttätigkeit oder ihre Niederlassung vor 1914 nachzuweisen, das Nachsehen. So stand der Berliner Arzt Otto Wilhelm Nelki vor dem Problem, dass im Zentralnachweisamt keine Unterlagen über den Truppenteil, dem er während des Ersten Weltkrieges angehörte, vorlagen. Seine Beschwerde gegen den Entzug der Kassenzulassung wurde daraufhin abgewiesen. Im Falle des Berliner Arztes Rudolf Pinner sah das Reichsarbeitsministerium es für nicht ausreichend belegt an, dass er schon vor dem 1. August 1914 niedergelassen war; vgl. BArch, R 3901/5154, Bl. 592 ff. und R 3901/5156, Bl. 665 ff.

161 Vgl. Meyer, Rassenpolitik, 2002, S. 203 f. Vgl. auch die Anordnung des Reichsärzteführers Wagner vom 13.02.1936, Ärzteblatt für Berlin 41 (1936), S. 109 f., abgedruckt im Anhang.

worfen wurde. Beim Ausschluss dieser Kollegen beriefen sich die Berliner Standesvertreter auch auf belastende Unterlagen, die sie eigenständig gesammelt hatten.[162] Eine Mitteilung über das gefällte Urteil hatte die örtliche KV bzw. der Groß-Berliner Ärztebund der Zentrale des Hartmannbundes zuzusenden. Die Ausschlussbescheide an die Ärzte bestanden aus zwei eingeschriebenen Briefen, wovon der eine den Absender des Groß-Berliner Ärztebundes und der andere den der KV Berlin trug.[163] Beide Schreiben waren vom Kommissarischen Leiter und Beauftragten Wagners, Martin Claus, unterschrieben. Gegen das Urteil der Berliner Standesorganisationen konnten Ärzte dann in nächster Instanz beim Hartmannbund Beschwerde einlegen. Hermann Lautsch (1876–1962), der Hauptgeschäftsführer des zuständigen Ausschusses beim Hartmannbund gab diese an das RAM weiter.[164] Karl Haedenkamp und ab September 1933 auch der stellvertretende Führer des NSDÄB, Hans Deuschl (1891–1953), überwachten in einer eigens eingerichteten Abteilung des RAM die Durchführung der Verordnung.

Dr. **Ladislaus Balog**[1] wurde am 17. November 1887 im ungarischen Dombova geboren. Am Ersten Weltkrieg nahm er als Militärarzt in der österreichisch-ungarischen Armee teil. Ab 1925 praktizierte er als niedergelassener Urologe, ab 1933 als Facharzt für Haut- und Geschlechtskrankheiten in der Rankestr. 33 in Berlin. Mit der Begründung der »kommunistischen Betätigung« entzog ihm die Berliner KV 1933 die Kassenzulassung. Als »Beweis« wurde seine Mitgliedschaft im Verein sozialistischer Ärzte angeführt. Mit Verweis darauf, dass es in Berlin einen anderen Arzt namens Balogh gäbe, es sich also möglicherweise um eine Verwechselung handele, legte Balog Beschwerde ein und bekam Recht. Das RAM befand, dass der erforderliche Nachweis über eine Mitgliedschaft seitens der Berliner KV nicht erbracht worden sei. Der Groß-Berliner Ärztebund bzw. die Berliner KV mit ihrem Vorsitzenden Martin Claus ließen es dabei nicht bewenden. Zunächst hatte Claus noch am 3. Oktober 1933 mit einem Brief an das RAM versucht, die Stattgabe der Beschwerde Balogs zu verhindern. Ohne einen geeigneten Nachweis für die Mitgliedschaft Balogs im Verein sozialistischer Ärzte vorbringen zu können, schrieb Claus darin wörtlich: »Sie haben hier ein klassisches Beispiel dafür, mit welcher – milde ausgedrückt – Unverfrorenheit diese Herren ihre Beziehungen zu kommunistischen Vereinigungen abstreiten, trotzdem sie einwandfrei feststehen. Wie wir in unserem vertraulichen Schreiben an den Verband der Aerzte Deutschlands bereits ausführten, hat Herr Dr. Balog im Sommer auch hier im Aerztehaus immer wieder versucht, seine Unschuld zu betonen, vor allen Dingen aber die größten Anstrengungen gemacht, um Einsicht in unser Beweismaterial zu erlangen.« Obwohl das RAM zugunsten Balogs entschieden hatte, schloss ihn die Berliner KV im November 1933 erneut und mit derselben Begründung von der Kassenzulassung aus. Wieder legte Balog Beschwerde ein. In seinem Schreiben an den Hartmannbund gab er an, bis Anfang 1920 aktiver ungarischer Militärarzt und danach beratender Arzt der königlich ungarischen Gesandtschaft gewesen zu sein – und daher unverdächtig, politisch linksgerichtete Ansichten zu vertreten. Auch wenn der Hartmannbund empfahl, die Beschwerde abzuweisen, gab ihm das RAM wieder Recht. Einen Nachweis für eine »kommunistische Betätigung« konnte die Berliner KV auch diesmal nicht erbringen. Balog scheint danach bis zum Entzug seiner Approbation 1938 weiter in Berlin praktiziert zu haben. Über sein weiteres Schicksal ist bislang nichts bekannt.

1 Vgl. BArch, R 3901/5139, o.S.; Schwoch, Kassenärzte, 2009.

162 Beispielsweise verfügten die Berliner Standesorganisationen über eine Liste mit Namen von Ärzten, die, wie der Berliner Arzt Erich Schmidt laut eines Gesprächsprotokolls vom 07.11.1933 dem inzwischen eingesetzten Amtsleiter der KVD-Berlin, Heinrich Grote mitteilte, von der KPD angefertigt

Auseinandersetzungen um die Praxis der Durchführung der Verordnung vom 22. April 1933 in Berlin

Wie den überlieferten Beschwerdeakten Berliner Ärzte beim RAM zu entnehmen ist, gingen in einigen Fragen der Umsetzung der Verordnung die Meinungen des RAM und der KV Berlin deutlich auseinander. So klar die Regelungen der Verordnung vom 22. April 1933 auf den ersten Blick erscheinen, so auslegungsfähig war ihre Anwendung im konkreten Einzelfall. Dies galt genauso für Fragen danach, ob der Erste Hilfe-Unterricht bei einer Arbeitersamariterkolonne oder die Mitgliedschaft im »Verein sozialistischer Ärzte« als »kommunistische Betätigung« – und damit als Ausschlussgrund – anzusehen sei wie für die Praxis der Berliner Standesvertreter, die Ausnahmeregelung für »nichtarische« Ärzte nur dann anzuerkennen, wenn die Tätigkeit in einem Seuchenlazarett mindestens sechs Monate gedauert hatte. Claus und die anderen Kommissarischen Leiter der Berliner Standesorganisationen scheinen vornehmlich die strikteste, pauschalste und für die betroffenen Kollegen ungünstigste Auslegung präferiert zu haben.[165] Laut eines 1934 veröffentlichten Artikels des Ministerialrates im RAM, Oskar Karstedt (1884–1945), wurden in Berlin Ärzte sogar auf Grund des Umstandes ausgeschlossen, dass sie nicht deutsche Reichsangehörige waren – ein Vorgehen, das sich mit dem Wortlaut der Verordnung nicht deckte.[166]

Dies führte zu Auseinandersetzungen zwischen den Kommissarischen Leitern des Groß-Berliner Ärztebundes bzw. der KV Berlin als erster Entscheidungsinstanz einerseits und dem RAM als Revisionsinstanz andererseits. Bei 50 Beschwerden Berliner Ärzte, die zwischen dem 12. und 21. August 1933 beim RAM eingingen, widerrief das RAM in 27 Fällen die Entscheidung der Berliner KV und ließ die betroffenen Ärzte wieder zur Kassenpraxis zu.[167] Die Berliner Standesvertreter reagierten auf solche Urteile verärgert, und sie waren dabei nicht allein. Ihre radikale Haltung wurde insbesondere durch Wagner selbst unterstützt. Wagner wollte seine nationalsozialisti-

worden war. Die verzeichneten Ärzte wurden daraufhin der »kommunistischen Betätigung« beschuldigt, dass ihr Name auf dieser Liste stand, wurde als Beweis für ihre politische Nähe zur KPD und als ausreichender Grund für den Entzug der Kassenzulassung betrachtet; vgl. BArch, R 3901/5135, Bl. 222-226..

163 Die Bescheide des Berliner Arztes Friedrich A. Friedländer sind beispielsweise abgedruckt bei Leibfried/Tennstedt, Berufsverbote, 1981, S. 89 f.

164 Dem Ausschuss beim Hartmannbund gehörten auch der Justitiar Clemens Bewer (1894–1972) und der Vertreter Wagners beim Ärztevereinsbund Gustav Schömig (1883–?) an; vgl. BArch, R 3901/5135, Bl. 14.

165 Vgl. BArch, R 3901/5135, Bl. 16, 18, 125, 128, 143, 155, 192; R 3901/5141, Bl. 355; R 3901/5142, Bl. 819, 825, 862, 870.

166 Vgl. Karstedt, Durchführung, 1934, S. 181.

167 Vgl. BArch, R 3901/5135, Bl. 143. Insgesamt und reichsweit bestätigte das Reichsarbeitsministerium in über 60 Prozent der Fälle die ursprünglichen Entscheidungen, d.h. den Ausschluss aus der Kassenpraxis durch die örtlichen KVen; vgl. Martin Rüther, Ärztliches Standeswesen im Nationalsozialismus 1933–1945, in: Jütte, Geschichte, 1997, S. 151.

sche Standespolitik nicht durch Ministerialbeamte des RAM eingeschränkt sehen. Die Auseinandersetzung beinhaltete jedoch nicht vornehmlich einen Dissens in der Sache, sie stellte vielmehr einen Interessensgegensatz in der Vorgehensweise, d. h. bei der Umsetzung der nationalsozialistischen, antisemitischen Politik, dar. Die in dieser frühen Phase des »Dritten Reiches« ergriffenen aktionistischen Maßnahmen der Parteivertreter und Standespolitiker waren mit dem bürokratischen Handeln eines ministerialen Apparates nur schwer vereinbar. Das RAM war, wie andere Ministerien auch, an regelhaftem, effizienten Handeln interessiert. Verfahren sollten möglichst überschaubar bleiben, das Ministerium sah es als seine Aufgabe an, für einen reibungslos funktionierenden Verwaltungsbetrieb zu sorgen. In dieser Weise sollte auch die Durchführung von Gesetzen und Verordnungen, mit denen eine Institutionalisierung des Antisemitismus und der Ausschaltung politischer Gegner verbunden war, erfolgen. Damit standen die neu eingesetzten Standespolitiker, die dem bürokratischen Apparat des Ministeriums grundsätzlich mit Misstrauen begegneten, einer Administration gegenüber, die, die verwaltungsmäßigen und finanziellen Konsequenzen bei der Umsetzung von Gesetzen und Verordnungen bedenkend, wenigstens in dieser frühen Phase des NS-Regimes noch teilweise und im Zweifelsfall zugunsten der betroffenen Ärzte entschied.[168] So geht beispielsweise aus dem Vermerk eines Ministerialbeamten, der bereits am 12. Juni 1933 verfasst wurde, hervor, dass Claus bei einer Besprechung im RAM auf § 3,3 der dritten Verordnung zum »Gesetz zur Widerherstellung des Berufsbeamtentums« hingewiesen wurde. Diesem Absatz war zu entnehmen, dass der Begriff des Frontkämpfers eine bestimmte Dauer des Frontdienstes nicht erforderte.[169] Derselbe Vermerk enthielt auch weitere Details zum Umgang der Berliner Standesvertreter mit ihren Kollegen, die deutlich machen, dass es diesen nicht um die Umsetzung von Verordnungen, sondern vor allem des politischen Ziels der Ausschaltung jüdischer und politisch andersdenkender Kollegen ging. So verzögerte Claus die Verfahren beschwerdeführender Berliner Ärzte mit der Begründung, dass – so wurde Claus zitiert – »sonst die jüdische Mischpoche Mittel und Wege fände, um das Gesetz zu sabotieren«. Claus würde überdies, so hieß es in dem Vermerk weiter, die Mitteilungen an die nächste Instanz bewusst zurückhalten, »weil dann durch die Beschwerde Zeit vergehe und inzwischen etwas Luft gemacht sei«.[170] Nach dieser Besprechung schaltete sich Haedenkamp, der als Vertreter der ärztlichen Spitzenverbände eine Mittlerrolle im RAM übernahm, ein, und trug am 12. Juli 1933 den Wunsch Wagners vor, einen gesonderten Ausschuss zu bilden, in dem diejenigen Einzelfälle erörtert würden, in denen das RAM dazu tendierte, in seiner Entscheidung vom Votum des Hartmannbundes abzuweichen. Diesem Ausschuss sollten Vertreter der NSDAP

168 Vgl. Matzerath, Bürokratie, 1992, S. 110-113, 121.

169 Vgl. BArch, R 3901/5135, Bl. 18. 1934 veröffentlichte Haedenkamp eine präzisierte Definition, wer Frontkämpfer war und damit seine Zulassung behalten oder erwerben konnte; vgl. Die Betriebskrankenkasse 13 (1934), Sp. 17 f. sowie Schwoch, Standespolitik, 2001, S. 136, 154; Rüther, Standeswesen, 1997, S. 148. Vergleiche S. 76–80 zum Fall Ludwig Mendlowicz.

170 BArch, R 3901/5135, Bl. 18.

angehören, da seitens der ärztlichen Standesvertretung die abweichenden Urteile darauf zurückgeführt wurden, dass im RAM keine Parteimitglieder die Entscheidungen fällten. Der Ausschuss sollte aus den drei Kommissarischen Leitern des Groß-Berliner Ärztebundes Claus, Villain und Quandt bestehen. Nach dem Wunsch Wagners sollte er sich »gutachterlich« äußern, die Entscheidung bliebe den Sachbearbeitern des RAM vorbehalten.[171] Dieser Ausschuss kam nie zustande. Auch ein weiterer Vorstoß blieb unerhört: So weigerte sich ein Ministerialbeamter, die Bearbeitung anstehender Berliner Beschwerdefälle auf die Bitte Wagners hin solange zurückzustellen, bis im Sommer 1933 Hans Deuschl, ein enger Vertrauter Wagners, neben Haedenkamp im RAM seine Arbeit aufnahm.[172] Eine Randnotiz zu dem übermittelten Wunsch Wagners dokumentiert, dass den Beamten des RAM soviel Rücksichtnahme zu weit ging. Der Mitarbeiter sah in der Bitte Wagners einen unzulässigen Eingriff in die Tätigkeit seiner Behörde und konnte nicht erkennen, »weshalb Berliner Ärzte anders als andere behandelt werden sollten«.[173] Um nicht missverstanden zu werden: Die Kritik an den Berliner Standesvertretern stellte nicht den Versuch des RAM dar, die Umsetzung der Verordnung zu verhindern. Aus den Unterlagen des Ministeriums geht vielmehr hervor, dass die Berliner Kommissarischen Leiter ihre Arbeit als politische Mission auffassten und den Verfahrensregeln der Zulassungsverordnung zu folgen nicht bereit waren. Darüber hinaus machen Bemerkungen eines Sachbearbeiters des Ministeriums deutlich, dass das Handeln der Berliner Standespolitiker dort teilweise schlicht auf Unfähigkeit zurückgeführt wurde: »Dr. Claus, der sehr aufgeregt ist, scheint seiner Aufgabe kaum gewachsen.«[174] Als Beispiel dafür, wie Berliner Standesvertreter Verfahrensregeln missachteten, kann der Umgang der KV Berlin mit erstinstanzlich ausgeschlossenen jüdischen Kassenärzten angesehen werden, den die »Reichsvertretung der jüdischen Landesverbände Deutschlands«[175] am 11. August 1933 in einem Schreiben dem RAM schilderte. Demnach hielt die KV Berlin im Sommer 1933 systematisch die Honorare jüdischer Ärzte zurück, teilweise handelte es sich noch um Forderungen aus dem ersten Quartal 1933. Die KV Berlin war nur unter der Bedingung zur Auszahlung bereit, dass die Ärzte die Beträge persönlich bei der Geschäftstelle der KV Berlin abholten und dabei nachwiesen, dass sie ihre Beschwerde gegen den Ausschluss zurückgezogen hatten. Älteren jüdischen Ärzten, die sich vor Einführung der freien Arztwahl in Berlin im Besitz festbesoldeter kassenärztlicher Stellen befanden und vom Groß-Berliner Ärz-

171 Vgl. BArch, R 3901/5135, Bl. 78.

172 Vgl. Boes, Deuschl, 2008, S. 45; Schwoch, Standespolitik, 2001, S. 360.

173 BArch, R 3901/5135, Bl. 77.

174 BArch, R 3901/5135, Bl. 18 und Bl. 76.

175 Die Reichsvertretung der Juden, eingerichtet im Januar 1932 als »Reichsvertretung der jüdischen Landesverbände«, stellte zunächst eine von Juden gegründete Interessensvertretung für Juden in Deutschland dar, die im Rahmen der Verfolgungspolitik des NS-Regimes 1938/1939 zu einer Zwangsvertretung, der »Reichsvereinigung der Juden in Deutschland« umgewandelt wurde. Die Berliner Jüdische Gemeinde ging dabei nicht sofort in der Reichsvereinigung auf, sondern existierte noch bis Ende Januar 1943 fort; vgl. Hildesheimer, Selbstverwaltung, 1994, S. 11, 101–108, 156, 216–219.

tebund eine Entschädigung erhielten, wurde diese ebenfalls nicht bzw. nur in Einzelfällen unter der Bedingung ausgezahlt, dass sie den Nachweis von Bedürftigkeit erbrachten.[176] Das RAM reagierte darauf mit einem Schreiben an den Hartmannbund, der die Beschwerden ausgeschlossener Ärzte annahm und an das RAM weiterleitete. Darin ließ es durchblicken, dass es eine solche Praxis im Grunde für eine strafbare Handlung hielt, auf jeden Fall aber als ungesetzlich erachtete. Es verlangte, »das Erforderliche beschleunigt zu veranlassen«.[177] Als weiteres Beispiel ist das Vorgehen der Berliner Standesvertreter beim Entzug der Kassenzulassung mit der Begründung der »kommunistischen Betätigung« anzuführen. Nach Ansicht des RAM reichten die Begründungen der Berliner Standesvertreter in vielen Fällen nicht aus, um eine Beendigung der Kassenzulassung auszusprechen. In der Folge wuchs das Misstrauen der Berliner Vertreter gegenüber dem RAM, das in einigen Fällen den beschwerdeführenden Ärzten Recht gab. Dies führte so weit, dass sich die Leiter der Berliner KV Anfang September 1933 weigerten, ihr »Beweismaterial« für den Ausschluss von Kollegen dem Ministerium zukommen zu lassen. Ein Ministerialbeamter wandte sich daraufhin empört an Deuschl und teilte diesem mit, dass es sich bei der Umsetzung der Zulassungsverordnung nicht um ein »Geheimverfahren« handelte und die betroffenen Ärzte nach »deutschen Rechtsbegriffen« darüber zu informieren seien, auf Grund welcher Tatsachen ihnen die Zulassung entzogen wurde.[178] Nach diesem Schreiben scheinen die Berliner Standesvertreter zur Kooperation angewiesen und verpflichtet worden zu sein, Ausschlüsse nicht mehr auf Grund bloßer Behauptungen auszusprechen. Ein Vermerk über eine Besprechung am 19. September 1933 im RAM, bei der neben Deuschl auch Villain als Vertreter der KV Berlin anwesend war, legt diesen Schluss nahe. Darin heißt es:

»Herr Dr. Deuschl hat in der Besprechung vom 13.9.1933, zu der er Herrn Dr. Villain von der Kassenärztlichen Vereinigung mitgebracht hatte, Dr. Villain den Auftrag gegeben, in jedem Fall dem Reichsarbeitsministerium die von ihm für nötig gehaltenen Unterlagen und Beweismaterialien auf Anfordern zu übermitteln.

Es stellte sich auch bei dieser Gelegenheit wieder heraus und ist anscheinend auch von Dr. Deutschl anerkannt, dass die Arbeitsmethode der Kassenärztlichen Vereinigung Berlin denkbar schlecht ist. Gerüchte, Klatsch usw. von unverantwortlichen Persönlichkeiten, ist die Berliner Kassenärztliche Vereinigung häufig geneigt, als vollgültiges Beweismaterial zu werten.

Es ist jedoch anzunehmen, daß infolge des Eingreifens von Dr. Deuschl die Angelegenheit als erledigt angesehen werden kann.«[179]

Neben der damit erfolgten Aufforderung einer gründlicheren Beweisführung zum Ausschluss von Kollegen scheint die KV Berlin auch angehalten worden zu sein, den ausgeschlossenen jüdischen Ärzten nicht mehr in einer ganz so offensichtlich

---

176 Vgl. BArch, R 3901/5094, Bl. 97–101.
177 Vgl. BArch, R 3901/5094, Bl. 101.
178 Vgl. BArch, R 3901/5135, Bl. 126.
179 BArch, R 3901/5135, Bl. 128.

erpresserischen Weise ihre Honorare vorzuenthalten. Ein zweites Schreiben der Reichsvertretung der Deutschen Juden vom 30. Oktober 1933 an das Reichsministerium zum Stand der Dinge macht allerdings deutlich, dass die KV Berlin ihr Handeln nicht grundsätzlich geändert hatte. Den ausgeschlossenen jüdischen Ärzten waren inzwischen 70 Prozent der ausstehenden Honorare ausgezahlt worden, den Restbetrag behielt die KV Berlin nun mit der Begründung etwaiger Regressforderungen ein. Die Mitgliedsbeiträge für die Mitgliedschaft bei dem Groß-Berliner Ärztebund und beim Ärztevereinsbund für das Jahr 1934 waren dagegen auch von ausgeschlossenen Ärzte bereits eingezogen worden.[180]

Dr. **Richard Fabian**[1], geboren 1882, hatte sich 1909 als Internist in Berlin niedergelassen. Bei der Verhaftungsaktion am 7. Juli 1933 wurde auch er verhaftet und drei Wochen lang in der Strafanstalt Plötzensee festgehalten. Zudem wurde dem ehemaligen Standespolitiker wegen »kommunistischer Betätigung« die Zulassung entzogen. Als Begründung diente der Berliner KV seine Mitgliedschaft bei der »Vereinigung der freigewerkschaftlichen Ärzte«. Fabian verwahrte sich in seiner Beschwerde gegen den Vorwurf, jemals marxistische Äußerungen von sich gegeben zu haben. Der Vertreter des Hartmannbundes, Hermann Lautsch, empfahl dem RAM die Ablehnung der Beschwerde und führte in seiner Stellungnahme vom 16. August 1933 zusätzlich an: »Ausserdem bescheinigt die Kassenärztliche Vereinigung ausdrücklich, dass sein Name in einer KPD-Liste über Ärzte, die von kommunistischen Mitgliedern aufgesucht werden sollten, enthalten ist. Wir halten demnach den Nachweis für eine Betätigung in kommunistischem Sinne für ausreichend geführt.« Das RAM folgte dieser Einschätzung zunächst nicht. Trotzdem wurde Fabian im November 1933 erneut wegen »kommunistischer Betätigung« von der Kassenpraxis ausgeschlossen, dieses Mal mit einer genaueren »Beweisführung«: »Sie geben in Ihrem eigenen Fragebogen an, dass Sie dem Verein sozialistischer Ärzte angehört haben. Auf Grund neuerer Feststellungen muss die Zugehörigkeit zum Verein sozialistischer Ärzte als kommunistische Betätigung angesehen werden. Wir besitzen eine Postkarte mit eigenhändiger Unterschrift, in der Sie bei den Wahlen für den Groß-Berliner Ärztebund Ihre Unterschrift für die gemeinsame Liste der sozialistischen Ärzte abgeben. Der Kopf dieser Postkarte trägt den Vermerk: »Verein sozialistischer Ärzte«. Sie haben ferner bereits im Jahre 1927 bei den Ärztekammerwahlen die Liste des Vereins sozialistischer Ärzte gewählt. 1931 haben Sie der freigewerkschaftlichen Ärzte-Organisation angehört. Ferner findet sich Ihr Name auf einer Liste kommunistischer Ärzte. Ausserdem ist erwiesen, dass Sie am Kongress 1932 in Paris, der kommunistischer Prägung war, teilgenommen haben.« Nach erneuter Beschwerde folgte das RAM den Empfehlungen der ärztlichen Standesvertretungen: Im April 1934 erfolgte der endgültige Entzug der Kassenzulassung. Richard Fabian gelang noch die Emigration; er ist am 27. Mai 1971 – vermutlich in London – gestorben.

1 Vgl. BArch, R 3901/5142, Bl. 926, 940, 959, 974; Schwoch, Kassenärzte, 2009.

180 Vgl. BArch, R 3901/5094, Bl. 102a.

Der Rücktritt von Martin Claus als Folge der Auseinandersetzungen der Berliner KV mit dem Reichsarbeitsministerium

Wenn auch keine Dokumente vorliegen, die Auskunft darüber geben können, worin genau das genannte »Eingreifen« Deuschls bestand, so ist doch sicher, dass die Berliner Standesvertreter und namentlich Claus, der sich seitens des RAM verunglimpft sah, nicht erfreut waren. Claus ging sogar soweit, sein Amt als Beauftragter Wagners niederzulegen. Dass dies unter bzw. als Ausdruck seines Protestes geschah, macht eine persönliche Erklärung deutlich, die er in derselben Ausgabe der Berliner Ärzte-Correspondenz veröffentlichte, in der auch sein Rücktritt mit Wirkung vom 31. Oktober 1933 bekanntgegeben wurde. Diese Erklärung lautete:

»Als Mann von Ehre und Charakter habe ich mich vor einigen Wochen entschlossen, den Herrn Reichskommissar für die ärztlichen Spitzenverbände um Enthebung von meinem Posten als sein Beauftragter für Berlin zu bitten.
Der Herr Reichskommissar hat diesem Wunsche entsprochen.
Ich konnte die Verantwortung für die katastrophale Entwicklung der kassen- und wohlfahrts-ärztlichen Versorgung der Bevölkerung in meiner Vaterstadt nicht länger ertragen.
Die Schuld liegt an denjenigen zuständigen Beamten im RAM, die in völliger Verkennung für den Notstand in Berlin auch in der heutigen Zeit kein Verständnis aufbringen konnten oder wollten.
Ich behalte mir auch vor, zu gegebener Zeit die Verunglimpfungen, denen ich als Nationalsozialist seitens dieser höheren Ministerialbeamten ausgesetzt war, näher bekanntzugeben und zu beleuchten.
Ich danke allen Mitarbeitern aufs herzlichste und stehe meinen deutschen Kollegen auch weiterhin im Nationalsozialistischen Ärztebund mit Rat und Tat zur Verfügung.
Dr. Martin Claus.«[181]

Öffentlich solch deutliche Worte gegen vorgesetzte Dienststellen und die Mitarbeiter des RAM zu richten, war nicht nur nicht abgesprochen, sondern brachte Claus weiteren Ärger ein. Der Kommissar Wagner, der diese Erklärung als »grobe Disziplinlosigkeit« ansah, schloss Claus deshalb am 11. November 1933 kurzerhand aus dem NSDÄB aus.[182] Claus wiederum, empört über diesen Ausschluss, strengte beim Parteigericht der NSDAP ein Ehrengerichtsverfahren gegen sich selbst an und wurde am 22. Februar 1934 freigesprochen. Der Konflikt mit Wagner war damit nicht beigelegt und beschäftigte, wie Korrespondenzen bis ins Jahr 1935 zeigen,

181 Berliner Ärzte-Correspondenz 38 (1933), S. 363.
182 Vgl. Akten des Gau-Gerichts Berlin der NSDAP, in: Sozialpolitisches Archiv, Bl. 8a.

sogar die Parteiführung der NSDAP.[183] Abgesehen aber von diesen parteiinternen Streitigkeiten ist auch der Inhalt seiner Erklärung selbst bemerkenswert. Dieser zeigt noch einmal deutlich die standespolitischen Präferenzen der nationalsozialistischen Berliner Ärzteschaft, denen sich auch Wagner verpflichtet sah. So lässt sich der von Claus beschriebene »Notstand« mit Hilfe der Bekanntmachung Wagners zur Amtsentbindung von Claus näher erklären. Wagner zeigte sich darin sehr solidarisch, dankte Claus »herzlich« für die geleistete Arbeit und formulierte den Wunsch an Claus, »weiterhin mitzuarbeiten an den schwierigen Berliner Problemen, insbesondere an der Bereinigung des auf die Dauer unhaltbaren Zustandes, dass in der Reichshauptstadt heute nach Durchführung der gesetzlichen Bestimmungen noch über 60 v.H. nichtarische Kassenärzte tätig sind.«[184] Trotz allem stellten damit nicht die beim Entzug der Kassenpraxis angewandten Mittel ein grundsätzliches Problem für die ärztlichen Standesvertreter dar, vielmehr nahmen sie Anstoß an der verhältnismäßig hohen Zahl der auf Grund der Ausnahmeregelungen weiterhin praktizierenden jüdischen Ärzte in Berlin.[185]

Als Nachfolger von Martin Claus ernannte Wagner zum selben Datum, den 31. Oktober 1933, dessen bisherigen Stellvertreter Erwin Villain zum Beauftragten für Groß-Berlin. Villain wurde jedoch nur »vorläufig« in diese Position eingesetzt und bekam einen weiteren engen Mitarbeiter Wagners, Heinrich Grote (1888–1945), an die Seite gestellt.[186]

Grote war bis dahin der Beauftragte Wagners für Niedersachsen gewesen. Mit ihm erhielt eine Person die Verantwortung für die Berliner Standespolitik übertragen, die mit den Ausschlussverfahren und auch den Zielen der anstehenden Umstrukturierungsmaßnahmen ärztlicher Standesorganisationen vertraut war, jedoch von außen kam und in der Berliner Standespolitik bis dahin überhaupt keine Rolle gespielt hatte. Die Ernennung Grotes begründete Wagner mit der Absicht, ähnlich dem Vorgehen der NSDAP, für die Umgestaltung der ärztlichen Standesorganisationen Inspekteure zu ernennen, die für größere Gebiete zuständig waren. Grote wurde als Inspekteur für die Bezirke Groß-Berlin, Brandenburg und Niedersachsen eingesetzt.[187] Vor dem Hintergrund der Spannungen, die zwischen den Berliner Standesvertretern und dem RAM herrschten, und angesichts der zeitgleichen

183 Claus bemühte sich um Unterstützung durch die SA, im März 1934 durfte er seinen Fall Hermann Göring und dem Stellvertreter des Führers, Rudolf Hess, persönlich vortragen. Nach eigenen Aussagen wurde er 1936 von Wagner rehabilitiert; vgl. Akten des Gau-Gerichts Berlin der NSDAP, in: Sozialpolitisches Archiv, Bl. 7, 9 f.; BStU, MfS-HA IX/11, RHE 57/79 DDR, Bl. 16.

184 Berliner Ärzte-Correspondenz 38 (1933), S. 363 f. Zu den Angaben Wagners über die Zahl der jüdischen Ärzte in Berlin, siehe die Statistische Zusammenstellung; vgl. Grafik Nr. 10.

185 Wie vielen Ärzten auf Grund der Verordnung vom 22.4.1933 de facto die Kassenzulassung entzogen wurde, ist nicht genau zu beziffern. Claus nannte nach dem Krieg eine Zahl von ca. 350–400 Berliner Ärzten; vgl. BStU, MfS-HA IX/11, RHE 57/79 DDR, Bl. 17. Diese Zahl ist möglicherweise aber zu niedrig angesetzt; vgl. Grafik 10.

186 Vgl. zum Lebenslauf Grotes Berliner Ärzte-Correspondenz 38 (1933), S. 363 f.; vgl. Schwoch, Standespolitik, 2001, S. 362.

187 Vgl. Berliner Ärzte-Correspondenz 38 (1933), S. 364.

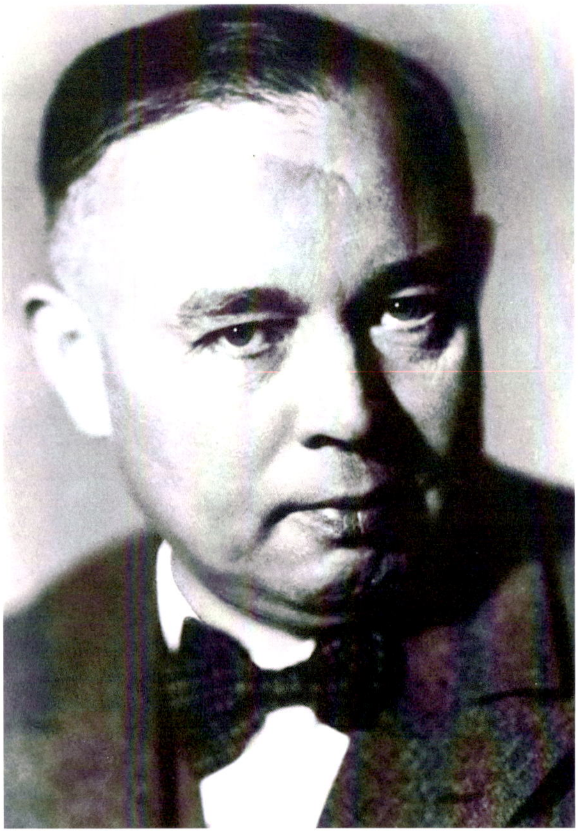
Heinrich Grote, ohne Datum

Ernennung Grotes und Villains lässt sich jedoch vermuten, dass Wagner den Berliner Leitern nicht mehr zutraute, seine standespolitischen Interessen für Berlin angemessen zu vertreten. Hierfür spricht nicht zuletzt auch die veränderte Tonlage in Aktenvermerken des RAM ab der Zeit, als nicht mehr Claus und auch nicht Villain, sondern Grote die Verhandlungen um Ausschlussverfahren Berliner Ärzte führte. Sehr entgegenkommend wurde Grote im November 1933 zu den Beratungen über Berliner Fälle im RAM hinzugebeten. Um ihn zeitlich nicht zu sehr zu belasten, sollte die entsprechende Sitzung so organisiert werden, dass die fraglichen Berliner Fälle gleich zu Beginn besprochen wurden.[188] Diese Entwicklung lässt sich als Indiz dafür deuten, dass in Berlin die erste, »revolutionäre« Phase des Nationalsozialismus unter den ärztlichen Standespolitikern zu Ende ging. Die Durchsetzung »rassischer« Ausgrenzung erfolgte zunehmend reibungslos auf dem Verwaltungsweg, in der Konsequenz für die Betroffenen war sie deshalb allerdings nicht weniger radikal.
Auf welche Weise rechtsstaatliche Prinzipien gebeugt und schließlich abgeschafft wurden, macht der Beschwerdefall des Berliner Arztes Ludwig Mendlowicz deutlich. Weil sein Verfahren von Standesvertretern und Ministerialbeamten gleichzeitig als »Präzedenzfall« erachtet wurde, sei es im Folgenden ausführlicher dargestellt.

188 Vgl. BArch, R 3901/5135, Bl. 191.

Der Fall des Dr. Ludwig Mendlowicz

Zunächst wurde Dr. Ludwig Mendlowicz, der seit 1922 als Kassenarzt in Berlin praktizierte, 1933 aufgrund seiner »nichtarischen« Abstammung von der Kassenpraxis ausgeschlossen.[189] Fristgerecht legte er Beschwerde beim RAM ein. Er konnte den Nachweis erbringen, während des Ersten Weltkrieges ärztlich an der Front tätig gewesen zu sein. Vom 5. Mai 1917 bis zum 19. Oktober 1917 hatte er als Arzt beim Landwehr-Fußartillerie-Bataillon 60 gedient, das Bataillon war während dieser Zeit an Kampfeinsätzen beteiligt gewesen. Vor diesem Hintergrund ging Mendlowicz davon aus, als »Frontkämpfer« anerkannt zu werden und seine Kassenzulassung behalten zu können.

Das Reichsministerium wies seine Beschwerde jedoch per Bescheid vom 16. August 1933 ab. Es begründete die Ablehnung damit, dass die genannte Dienstzeit von Mendlowicz im Ersten Weltkrieg keine 6 Monate umfasst hatte und damit zu kurz – genauer um drei Wochen zu kurz – gewesen sei, als dass sie als »Frontdiensttätigkeit« hätte akzeptiert werden können. Die Anerkennung einer »Frontdiensttätigkeit« als Arzt wurde demnach seitens des RAM an eine Mindestdauer des Einsatzes von 6 Monaten geknüpft. Dies galt für alle ärztlichen Tätigkeiten an der Front und in Seuchenlazaretten. Der Einsatz als Frontsoldat dagegen unterlag keiner solchen Befristung.

Mendlowicz befand diese Auslegung der Verordnung vom 22. April 1933 für unzulässig und strengte beim Landgericht Berlin eine Zivilklage gegen das RAM an. Er warf dem Ministerium vor, mit dieser Auslegungspraxis die Amtspflichten verletzt zu haben, da in der Verordnung vom 22. April 1933 als Voraussetzung für eine Anerkennung als »Frontkämpfer« eine solche Mindestdauer nicht festgeschrieben war. Mendlowicz forderte Ersatz für den eingetretenen und zukünftigen Schaden, der ihm aus seiner Nichtzulassung zur Kassenpraxis entstand. Die 36. Zivilkammer des Landgerichts Berlin fällte am 12. Juli 1934 ihr Urteil und gab Mendlowicz recht. Die Richter folgten Mendlowicz' Argumentation und formulierten in ihrer Begründung:

»Die Verordnung vom 22. April 1933 sieht in Art. 11, 5 die Aufrechterhaltung der Zulassung nichtarischer Ärzte zu den RVO-Kassen vor, wenn diese im Weltkriege an der Front als Ärzte tätig gewesen sind. Es ist unstreitig, daß der Kläger vom 5. Mai 1917 bis zum 19. Oktober 1917 an den Stellungskämpfen in den mittleren Vogesen als Arzt teilgenommen hat. Es sind demnach die Voraussetzungen für die Aufrechterhaltung seiner Zulassung gegeben. Das Erfordernis einer bestimmten Dauer dieser Tätigkeit als Arzt an der Front ist in der Verordnung nicht vorgesehen.

---

189 Im Reichsmedizinalkalender von 1933 ist Mendlowicz unter der Adresse Berlin O 34 Boxhagener Str. 2 verzeichnet, in den Beschwerdeunterlagen beim Reichsarbeitsministerium wird 1934 die Anschrift Berlin-Charlottenburg, Leibnizstraße 57 angegeben, vgl. Reichsmedizinalkalender 1933 und BArch, R 3901/5127, Bl. 28.

Es geht daher auch nicht an, dieses neue Erfordernis nachträglich durch ›Auslegung‹ in die Verordnung hineinzulegen. Es liegt hier keine Auslegung, sondern eine Abänderung der Verordnung durch Einführung einer neuen, in der Verordnung selbst nicht vorgesehenen Bedingung vor. Die Aufrechterhaltung der Zulassung ist in der Verordnung lediglich von dem Umstande abhängig gemacht worden, daß der betreffende Arzt im Weltkriege an der Front als Arzt tätig war, eine bestimmte Dauer dieser Tätigkeit ist nicht vorgeschrieben und kann auch nicht nachträglich im Wege der ›Auslegung‹ vorgeschrieben werden. Diese klare Rechtslage mußte der Reichsarbeitsminister bei seiner Entscheidung erkennen; tat er dies nicht, so hat er mindestens fahrlässiger Weise die Verordnung vom 22. April 1933 falsch angewendet und damit mindestens fahrlässig eine ihm dem Kläger gegenüber obliegende Amtspflicht verletzt.« [Unterstreichungen im Original, d. Verf.] [190]

Mit diesem Urteil war der Fall allerdings nicht erledigt. Mendlowicz sollte weder seine Zulassung wiederbekommen noch entschädigt werden. Wie ein Vermerk des zuständigen Oberregierungsrats im RAM deutlich macht, beurteilte das Reicharbeitsministerium dieses Urteil mit großer Besorgnis und war entschlossen, mit aller Macht gegen die darin formulierte Rechtsauffassung vorzugehen:
»Der Prozess ist von grosser grundsätzlicher Bedeutung. Er muss deshalb durch alle Instanzen durchgefochten werden. Wenn er verloren geht, würden noch mehrere Hundert Ärzte die gleichen Ansprüche geltend machen. Das Urteil ist in mehreren Punkten anfechtbar. Einmal nimmt es an, dass der Rechtsweg nicht ausgeschlossen ist. Dem ist gegenüberzuhalten, dass die einschlägigen Vorschriften ein besonderes Verfahren für den Ausschluss nichtarischer Ärzte vorsehen und dass in ihnen die letzte Entscheidung dem Reichsarbeitsminister übertragen ist. Wenn die Auffassung der Landgerichte zuträfe, könnten auch alle auf Grund des Berufsbeamtengesetzes entlassenen Beamten […] Ansprüche im ordentlichen Rechtsweg geltend machen.«[191]
Die für die Beschwerden der Ärzte zuständigen Vertreter im RAM reagierten also alarmiert. Weil sie eine Klagewelle seitens der ausgeschlossenen Ärzte befürchteten, setzten sie alle Hebel in Bewegung, um das Urteil des Berliner Landgerichts zu revidieren. Im ersten Schritt legte das Reicharbeitsministerium am 25. August 1934 fristgerecht Berufung ein. Daneben nahmen die Mitarbeiter des Ministeriums mit dem Reichsinnenministerium, dem Reichsärzteführer Wagner und dem Stellvertreter des Führers, Rudolf Heß, Kontakt auf, um das Verfahren auf politischem Wege zu stoppen. Im Mai 1935 erließ das Reichsinnenministerium einen Aussetzungsbeschluss für den Rechtsstreit. Erst ein Jahr später allerdings, im Juni 1936, wurde das Verfahren endgültig niedergeschlagen. So lange dauerte es noch, bis Ärz-

190 Abschrift des Urteils der 36. Zivilkammer des Landgerichts Berlin vom 12.7.1934, S. 7, BArch, R 3901/5127, Bl. 28 ff.
191 BArch, R 3901/5127, Bl. 26.

tevertreter, Partei- und Ministerialbeamte überlegt hatten, wie die Beendigung des Falles juristisch umzusetzen war und sie dies auch durchgesetzt hatten. Ihre Argumentation ist einer Stellungnahme des Stellvertreters des Führers an das Reichsinnenministerium vom 23. März 1936 zu entnehmen:

»Die Durchführung der Ariergesetzgebung und erstmalige Reinigung der Berufsstände von rassenfremden Elementen war eine der Anfangsaufgaben der Staatserneuerung.
Es handelt sich nach allem um einen bürgerlich-rechtlichen Schadensersatzanspruch, der sich auf eine Handlung gründet, die mit der nationalsozialistischen Erhebung und Staatserneuerung zusammenhängt. Die Aufnahme ins Ausgleichsverfahren empfiehlt sich auch politisch. Es ist nicht angängig, daß so eng die Staatsautorität berührende Geschehnisse zum Gegenstand öffentlicher Verhandlung vor den ordentlichen Gerichten gemacht werden.
Die Ausgleichsentscheidung wird daher wohl feststellen, daß im gegebenen Fall ein Anspruch nicht besteht.«[192]

Der Stellvertreter des Führers empfahl damit, diesen Fall auf der Grundlage des »Gesetzes über den Ausgleich bürgerlich-rechtlicher Ansprüche« vom 13. Dezember 1934 zu behandeln. Dieses Gesetz gab dem Reichsinnenministerium das Recht, bei laufenden Verfahren Widerspruch einzulegen und den weiteren Verfolg des Rechtsweges für unzulässig zu erklären, d.h. kurz, Rechtsverfahren nach Gutdünken einzustellen.[193] Das Reichsinnenministerium folgte der Empfehlung des Stellvertreters des Führers. Am 6. Juni 1936 erging eine Verfügung an den Berliner Polizeipräsidenten, in der Mendlowicz gemäß § 4 des Gesetzes die »Weiterverfolgung des Anspruches im Rechtswege« verweigert wurde. Darüber hinaus wurde ihm »ein Ausgleich nicht gewährt«.[194]
Damit war der »Fall Mendlowicz« endgültig abgeschlossen. Insgesamt zeigt dieser Fall anschaulich, in welch gezielter Weise in den ersten Jahren des »Dritten Reiches« rechtsstaatliche Prinzipien und Bürgerrechte abgeschafft wurden, die für die Durchsetzung der Politik des neuen Regimes als hinderlich erachtet wurden. Daneben macht dieser Fall deutlich, wie entschlossen und kompromisslos die

---

192 Schreiben des Stellvertreters des Führers an das Reichsinnenministerium vom 23. März 1936, BArch, R 3901/5127, Bl. 104 f.

193 § 4 des Gesetzes über den Ausgleich bürgerlich-rechtlicher Ansprüche vom 13. Dezember 1934 lautet: "Beschränkung des Rechtsweges. (1) Der Reichsminister des Innern kann der Weiterbehandlung des Anspruchs im Rechtswege widersprechen oder dem Anspruchsberechtigten die Weiterverfolgung des Anspruchs überlassen. (2) Der Widerspruch des Reichsministers des Innern hat die Wirkung, daß die Verfolgung des Anspruchs im Rechtsweg und die Zwangsvollstreckung wegen des Anspruchs unzulässig wird. Überläßt der Reichsminister des Innern dem Anspruchsberechtigten die Weiterverfolgung des Anspruchs, so hat das Gericht die auf Grund des § 3 getroffenen Anordnungen über die Aussetzung des Rechtsstreits oder die einstweilige Einstellung der Zwangsvollstreckung auf Antrag aufzuheben.", RGBl. I, 1934, S. 1235.

194 Vgl. BARch, R 3901/5127, Bl. 109.

Ausschaltung von jüdischen Kassenärzten durch die zuständigen Ärztevertreter, Partei- und Ministerialbeamten des Nationalsozialismus durchgesetzt wurden. Über Ludwig Mendlowicz selbst, seine Reaktion auf den Ausgang seiner Klage und sein weiteres Leben, ist bislang nichts bekannt.

Weitere Zulassungsverordnungen und ihre Bedeutung für Berliner jüdische Kassenärzte

Beginnend mit einer zweiten Zulassungsverordnung, die unter Mitwirkung von Haedenkamp entstand und bereits am 9. Mai 1933 in Kraft trat, wurden noch in der Phase der Bearbeitung der ersten Ausschlussverfahren neue, verschärfte und präzisierte Regelungen über den Entzug der Kassenzulassung getroffen. Bis 1937 kamen sechs weitere Zulassungsverordnungen hinzu.[195] Mit der zweiten Zulassungsverordnung galt es zunächst, bei Zweifeln über die »arische Abstammung« ein Gutachten des Vorstandes des Hartmannbundes einzuholen. Diese Gutachten waren entscheidend und erhielten für die einzelnen Ärzte damit existentielle Bedeutung. Ihre Ergebnisse wurden in die Registratur der Statistischen Abteilung des Hartmannbundes aufgenommen.[196]
Insgesamt sorgten die Ausschluss- und Zulassungsverfahren dafür, dass vor allem die Wünsche der Jungärzte auf Kassenzulassung befriedigt wurden; dieser Gruppe gehörten besonders viele Kriegsteilnehmer an. Gleichzeitig entsprach es dem weiterreichenden bevölkerungspolitischen Ziel der Nationalsozialisten, Jungärzten durch eine Kassenzulassung den Lebensunterhalt zu sichern, damit sie heiraten, Familien gründen und möglichst viele Kinder ernähren könnten.[197] Im Sinne dieser Klientelpolitik waren laut der dritten Zulassungsverordnung vom 28. September 1933 mit sofortiger Wirkung auch all jene approbierten Ärzte zulassungsberechtigt, die vor dem 30. Januar 1933 der SS, SA oder dem Stahlhelm angehört hatten oder »arische« Weltkriegsteilnehmer waren und mindestens ein Jahr ärztlich tätig gewesen waren.[198]
Besondere Bedeutung für die Berliner Ärzteschaft hatte die vierte Zulassungsverordnung vom 20. November 1933. Sie bezog sich zunächst auf die Zulassung von »nichtarische[n] Ärzten und solche[n] Ärzten oder Ärztinnen, die die Ehe mit einem nichtarischen Ehepartner eingegangen sind«.[199] »Nichtarische« Ärztinnen konnten ihre Zulassung zur Kassenpraxis nicht nur in dem Fall behalten, wenn ihre Väter oder Söhne im Ersten Weltkrieg gefallen waren, sondern auch dann, wenn es sich dabei um ihre Ehemänner gehandelt hatte. Ärztinnen, die bereits entlassen

195 Vgl. Schwoch, Standespolitik, 2001, S. 133-153.
196 Dieser Abteilung stand der Nationalökonom Julius Hadrich (1891–1983) vor; vgl. Schwoch, Standespolitik, 2001, S. 51-67, 136.
197 Vgl. Schwoch, Standespolitik, 2001, S. 137.
198 Vgl. Schwoch, Standespolitik, 2001, S. 139.
199 Vgl. Schwoch, Standespolitik, 2001, S. 139.

worden waren, konnten wieder eingestellt werden. Dieser Artikel galt ausschließlich für Frauen, nicht für Männer und grundsätzlich nicht für die gesamte Berliner Ärzteschaft. Denn der Artikel IV der Verordnung legte fest, dass »[v]orbehaltlich einer endgültigen Regelung [...] bis auf weiteres in Städten mit mehr als einhunderttausend Einwohnern Ärzte nicht arischer Abstammung sowie Ärzte, deren Ehegatte nicht arischer Abstammung ist, zur Tätigkeit bei den reichsgesetzlichen Krankenkassen nicht zugelassen« wurden.[200] Wie Haedenkamp erläuterte, richtete sich dieser Artikel dezidiert gegen Berliner Ärztinnen und Ärzte:

»Die neue Vorschrift hat den Zweck, den Ausgleich des starken Mißverhältnisses zu ermöglichen, das namentlich in den Großstädten zwischen der Zahl der nichtarischen und der arischen Ärzte besteht. Dieses Mißverhältnis ist besonders in Berlin auch jetzt noch unerträglich groß, über die Hälfte der zugelassenen Ärzte sind dort nichtarischer Abstammung.«[201]

Dr. **Kurt Eichelbaum**[1] wurde am 21. Mai 1899 in Königsberg geboren, wo er 1925 auch seine Approbation als Arzt erhielt. Mit seiner orthopädischen Fachpraxis in der Neuköllner Bergstr. 11 wurde er am 15. August 1932 zu den Ersatzkassen zugelassen. Eine Zulassung zu den gesetzlichen RVO-Kassen lehnte das Schiedsamt ab. Auf Grund seiner Frontdiensttätigkeit im Ersten Weltkrieg meinte Eichelbaum zwar, ein Recht auf eine Zulassung zu haben. Doch lehnte auch das Reichsschiedsamt im Dezember 1933 die Revision ab, wenngleich es einräumte, das Schiedsamt hätte Eichelbaum als Frontkämpfer anerkennen müssen. Zum Zeitpunkt des Verfahrens waren die Kriterien zur Definition eines »Frontkämpfers« noch nicht geklärt. Darauf verständigten sich das RAM und der Hartmannbund erst nach und nach im Laufe des Jahres 1933: Demnach musste eine mindestens sechsmonatige Tätigkeit in einem Seuchenlazarett als approbierter Arzt erfolgt sein; darüber hinaus wurde jede nichtärztliche Tätigkeit als Frontsoldat akzeptiert; ein Dienst bei einer Nachrichtenabteilung wurde nur bei einer Kampftruppe anerkannt. Die Begründung, mit der das Reichsschiedsamt dennoch dem Urteil des Schiedsamtes Berlin folgte, beruhte auf der Anwendung der Verordnung vom 20. November 1933, nach der in Berlin kein »nichtarischer« Arzt mehr eine Zulassung erhielt; dies gelte auch für bereits anhängige Verfahren. Darüber hinaus berief sich das Reichsschiedsamt auf die Vorläufigkeit der Verordnung, die »vorbehaltlich einer endgültigen Regelung« die Zulassung von »nichtarischen« Ärzten in Berlin verbot. Vor diesem Hintergrund sei es unerheblich, ob das Reichsschiedsamt auf Grund der unrichtigen Rechtsanwendung das Urteil des Schiedsamtes Berlin aufgehoben habe: »Denn in jedem Falle ist nunmehr seine Zulassung in Berlin schon nach Artikel IV der Verordnung vom 20. November 1933 ausgeschlossen und muß auch dann abgelehnt werden, wenn an sich, wie hier, die Entscheidung des Schiedsamtes wegen Rechtsverstoßes aufzuheben wäre.« Die Revision war damit aussichtslos und wurde abgewiesen.
Kurt Eichelbaum praktizierte zunächst weiterhin in Berlin. Die Ersatzkassenpraxis scheint er gemäß der Einträge im RAR bis zum 1. Januar 1938 betrieben zu haben, dem Datum, zu dem allen jüdischen Ärzten die Zulassung bei den Ersatzkassen entzogen wurde. Eichelbaum emigrierte, wann genau bleibt unklar, nach Chicago/USA. Dort war er als Clinic Assistant Professor in der Orthopedic Surgery am College of Medicine der University of Illinois tätig. Am 5. Juli 1960 ist er gestorben.

1 Vgl. BArch, R 159/26, Bl. 2–3; Schwoch, Kassenärzte, 2009.

200 RGBl. I, 1933, S. 983.
201 Haedenkamp, Zulassung, 1933, S. 623, zitiert nach: Schwoch, Standespolitik, 2001, S. 140.

Um also in Berlin die Zahl der »nichtarischen« Kassenärzte so schnell wie möglich zu senken, war damit bereits Ende 1933 und im Vorgriff auf die nächste Zulassungsordnung, die der Reichsarbeitsminister am 17. Mai 1934 erließ, festgelegt worden, dass für Berliner »nichtarische« Ärztinnen und Ärzte keine Chance mehr bestand, eine Kassenzulassung zu erhalten.
Gemäß § 15 der Zulassungsverordnung vom 17. Mai 1934 waren »Ärzte nicht arischer Abstammung und Ärzte, deren Ehegatten nicht arischer Abstammung sind«, außerdem »Ärzte, die nicht die Gewähr dafür bieten, dass sie jederzeit rückhaltlos für den nationalsozialistischen Staat eintreten« von der Zulassung ausgeschlossen.[202] Verfügten »nichtarische« Ärztinnen und Ärzte über eine Zulassung, hatten diese aber ruhen lassen, so wurde ihnen die Wiederaufnahme ihrer Kassenpraxis 1933 verwehrt. Zunächst geschah dies mit Verweis auf die Verordnung vom 20. November 1933, mit dem § 70 der neuen Zulassungsverordnung schließlich wurde ihre Zulassung rückwirkend zum 7. April 1933 für erloschen erklärt. Von dieser Regelung waren insbesondere solche »nichtarischen« Ärztinnen und Ärzte betrof-

Dr. **Philipp Cahn**[1] wurde am 19. September 1895 im elsässischen Straßburg geboren. 1919 erhielt er die Approbation als Arzt und spezialisierte sich zum Kinder- und Lungenfacharzt. Zum 1. Oktober 1927 nahm er eine Anstellung als Stadtschularzt an, seine Kassenzulassung ließ er ruhen.
1933 kündigte ihm die Stadt Berlin wegen seiner »nichtarischen« Abstammung, seine Entlassung erfolgte zum 9. Februar 1934. Cahn stellte daraufhin den Antrag, seine Kassenzulassung wieder zu aktivieren, um so seinen weiteren Lebensunterhalt bestreiten zu können. Eine Wiederzulassung für Berlin wurde ihm jedoch verwehrt. Das Schiedsamt Berlin lehnte seinen Antrag ab; auch das Reichsschiedsamt wies die Revision zurück. Auf Grund der Verordnung vom 20. November 1933 wurde das Ruhen einer Zulassung bis zu einer endgültigen Regelung über »nichtarische« Ärzte angeordnet. Da die Verordnung jedoch gleichzeitig die Zulassung »nichtarischer« Ärzte in Städten mit über 100.000 Einwohnern verbot, galt für Philipp Cahn, dass er grundsätzlich in Berlin keine Kassenzulassung mehr erhalten konnte. Das Reichsschiedsamt verwies darauf, dass die neue Verordnung, die am 1. Juli 1934 in Kraft trat, sogar noch eine Verschärfung dahingehend beinhalte, dass »ganz allgemein die bestehende Zulassung von Ärzten [nicht]arischer Abstammung, die bis zum 1. Juli 1934 die freie kassenärztliche Tätigkeit nicht oder nach einer Unterbrechung nicht wieder ausgeübt haben, mit Wirkung vom 7. April 1933 erlischt«. Hierbei sei »unbeachtlich«, ob die Kassenpraxis freiwillig oder gezwungenermaßen nicht ausgeübt worden war. Da feststand, »daß Dr. Cahn am 1. Juli 1934 die kassenärztliche Tätigkeit seit dem 1. Oktober 1927 nicht wieder ausgeübt hat, so ist seine bisher bestehende Zulassung erloschen«. Cahns RAR-Karteikarte weist dennoch einen Eintrag als Kassenarzt zum 11. April 1934 aus. Diese Zulassung galt jedoch für die Kurmark, d.h. die Provinz Brandenburg. Daher ist anzunehmen, dass sich Cahn nach seiner Entlassung als Stadtschularzt nicht nur in Berlin um seine Wiederzulassung als Kassenarzt bemüht hat.
Philipp Cahn lebte weiterhin in Berlin. Ende September 1938 emigrierte er nach New York. 1945 erwarb er die ärztliche Lizenz, arbeitete in Oakdale/Iowa als Lungenarzt und war am Aufbau eines »City Camps« für tuberkulosekranke Kinder beteiligt. Das genaue Todesdatum Cahns konnte bislang nicht mit Sicherheit festgestellt werden. Eine Version besagt, er sei im September 1981 in Los Angeles, eine andere, er sei möglicherweise 1995 verstorben.

1 Vgl. BArch, R 159/27, Bl. 2; Seidler, Kinderärzte, 2007; Schwoch, Kassenärzte, 2009.

202 Vgl. RGBl. I, 1934, S. 1066.

fen, die ab 1933 aus ihren Anstellungen als Ambulatoriumsärzte oder als städtische Bedienstete entlassen wurden.
Neben jüdischen Ärzten und solchen, denen eine »kommunistische Betätigung« vorgeworfen wurde, gehörten gemäß § 15 der neuen Zulassungsverordnung darüber hinaus auch Ärztinnen zu den Personengruppen, die aus ihrer ärztlichen Berufstätigkeit verdrängt wurden. »Verheiratete[n] weibliche[n] Ärzte[n], wenn die Ausübung der kassenärztlichen Tätigkeit zur wirtschaftlichen Sicherstellung der Familie nicht erforderlich erscheint«, wurde ebenfalls die Zulassung entzogen bzw. nicht erteilt.[203] Zwar kämpfte der 1924 gegründete »Bund deutscher Ärztinnen« 1934 gegen diese Regelung; doch konnten sich seine Funktionärinnen gegen die ärztlichen Standesvertreter nicht durchsetzen.[204]

Dr. Grete Helbing, geb. Schüler[1], wurde am 24. April 1879 geboren. Ihr Medizinstudium absolvierte sie in Zürich, Halle a.d. Saale und München. In München wurde ihr erst auf Grund eines Ministerialbeschlusses 1898 die Teilnahme an medizinischen Kursen gewährt. 1903 promovierte sie dort als erste Frau an der medizinischen Fakultät. Zwei Jahre später ließ sie sich als Allgemeinpraktikerin mit physiotherapeutischem Schwerpunkt in Berlin nieder. 1926 nahm sie eine Anstellung als Ambulatoriumsärztin an. 1933 wurde sie als »Nichtarierin« aus dieser Stellung entlassen. Helbing stellte daraufhin den Antrag, das seit 1926 eingetretene Ruhen ihrer Zulassung aufzuheben, um ihre Kassenpraxis wieder aufzunehmen. Das Reichsschiedsamt beschloss, dass ihre Zulassung – gemäß der Verordnung vom 20. November 1933 –, bis zu einer endgültigen Neuregelung des Zulassungsrechtes ruhen sollte. Im Juni 1934 wandte sich Helbing an die Berliner Verwaltungsstelle der KVD und bat um die Aushändigung des Kassenstempels, um ihre Tätigkeit als Kassenärztin aufnehmen zu können. Diese unterrichtete sie jedoch, dass ihre Zulassung nach der neuen Verordnung am 7. April 1933 erloschen sei. Der § 70 lautete: »Die Zulassung von Ärzten nicht arischer Abstammung oder von Ärzten mit Ehegatten nicht arischer Abstammung, die bis zum Inkrafttreten dieser Zulassungsordnung die freie kassenärztliche Tätigkeit nicht oder nach einer Unterbrechung nicht wieder ausgeübt haben, erlischt mit Wirkung vom 7. April 1933.« Grete Helbing erhob Einspruch – erfolglos. Der Reichszulassungsausschuss beim Reichsschiedsamt, bei dem Helbing erneut Revision einlegte, gab per Entscheid vom 20. Februar 1935 ebenfalls der Berliner KVD Recht.
Wenn das Ruhen der Zulassung von Grete Helbing vor dem Inkrafttreten der neuen Verordnung aufgehoben worden wäre, hätte sie zu der Gruppe »nichtarischer« Ärzte gehört, denen die Zulassung nicht entzogen wurde; denn sie war bereits vor dem Ersten Weltkrieg niedergelassen. Doch mit der Verordnung vom November 1933 wurden alle »nichtarischen« Kassenärzte einschließlich der »Frontkämpfer«, die auf Grund ihrer »Abstammung« aus Angestelltenverhältnissen entlassen worden waren, an der Wiederaufnahme ihrer Kassentätigkeit in Berlin gehindert. Grete Helbing emigrierte 1938 nach Großbritannien. Dort gab sie zunächst Erste-Hilfe-Kurse und arbeitete unentgeldlich in verschiedenen Hospitälern. 1943, inzwischen 64 Jahre alt, ließ sie sich als Allgemeinpraktikerin in Manchester nieder, wo sie am 14. Januar 1969 gestorben ist.

1 Vgl. Schwoch, Kassenärzte, 2009; RGBl. I, 1934, S. 1066; BArch, R 159/53, S. 1.

203 Vgl. RGBl. I, 1934, S. 1066. Um männlichen Kollegen keine Konkurrenz zu bereiten und legitimiert durch die Ideale nationalsozialistischer Familien- und Bevölkerungspolitik, wurden Frauen damit systematisch aus der Berufstätigkeit verdrängt. Sie sollten sich auf eine häusliche Mutterrolle beschränken, vgl. Schwoch, Standespolitik, 2001, S. 263-270; Kater, Ärzte, 2000, S. 158-188.

204 Der »Bund deutscher Ärztinnen« schaltete sich selbst gleich und beschloss im Juni 1933 den Ausschluss aller »nichtarischen« Mitglieder; vgl. Bleker/Eckelmann, Gleichschaltungsaktion, 1993, S. 93.

Segregation jüdischer Ärzte mit Hilfe antisemitischer Aktionen und zusätzlicher Verordnungen

Bereits ab dem Frühjahr 1933 und parallel zu den beschriebenen Ausschlüssen »nichtarischer«, »kommunistischer« und weiblicher Kollegen auf dem Wege gesetzlicher Maßnahmen, mussten jüdische Ärztinnen und Ärzte in praktisch allen Bereichen des Alltags unterschiedliche, auch gewaltsame Formen der Ausgrenzung erleben. So wurden am 1. April 1933, dem Tag des so genannten Aprilboykotts, nicht nur jüdische Geschäfte von SA-Trupps mit Davidsternen oder Parolen wie »Kauft nicht bei Juden« beschmiert, und die Bevölkerung am Betreten jüdischer Geschäfte gehindert, auch Arztpraxen waren das Ziel dieser antisemitischen Angriffe. Schilder und Plakate mit propagandistischen Aufschriften wie »Meidet jüdische Ärzte und Rechtsanwälte« oder der Aufschrift »Jude« an Praxisschildern sollten »jüdische« Bürger öffentlich kenntlich machen und sie von ihren »arischen« Mitbürgern separieren.[205]

Dieser Absicht der Ausgrenzung folgte auch eine Anordnung des Kommissars des Hartmannbundes, Wagner, vom 29. Juli 1933, in der er folgende Verbote verkündete: »Deutschstämmige und fremdrassige« Ärzte dürfen nicht mehr einander vertreten, »deutschstämmigen« Ärzten sind die Überweisung von Patienten an »fremdrassige« Ärzte und die Annahme von Patienten, die ihnen von solchen überwiesen werden, verboten, und »deutschstämmige« Ärzte dürfen nur noch durch »arische« Ärzte vertreten werden. Dies galt auch für Assistenzärzte, Konsiliarii und Praxisgemeinschaften.[206] Was die Folgen angeht, die diese Vertretungs- und Überweisungsverbote an jüdische Ärzte hatten, so liegen bislang keine Dokumente vor, anhand derer sich eine abschließende Beurteilung abgeben ließe. Einzelne Beschwerden, wie die des Frankfurter Laboratoriumsarztes Dr. Ginsberg, der sich 1934 an den Reichspräsidenten Hindenburg wandte und ausführte, dass dieses Verbot seine Existenz ruinierte, legen jedoch die Vermutung nahe, dass insbesondere Spezial- und Fachärzte unter den Folgen der Regelung litten.[207]

Eine weitere Erschwernis für die Tätigkeit jüdischer Ärzte brachte eine Vereinbarung mit sich, die der Hartmannbund bereits im Mai 1933 mit dem Verband privater Krankenversicherungsunternehmungen getroffen hatte. Demnach waren Rechnungen jüdischer Ärzte an die privaten Krankenversicherungen nur in solchen Fällen anzuerkennen, in denen auch die Patienten »Nichtarier« waren. Ab Juli 1933 wurden Rechnungen »nichtarischer« Ärzte bei den privaten Versicherern nur noch dann erstattet, wenn sie auf Grund der Zulassungsverordnungen ihre Kassenzulassung hatten behalten können. Vor dem Hintergrund der Anordnung Wagners

205 Vgl. Plakat, abgebildet bei Rüther, Standeswesen, 1997, S. 153. Vgl. auch Gruner, Reichshauptstadt, 1995, S. 229–235. Einen guten Überblick über die hunderte von Gesetzen, Verordnungen und Erlassen, mit denen zwischen 1933 und 1945 Juden in Deutschland diskriminiert und verfolgt wurden, bieten: Walk, Sonderrecht, 1996.

206 Vgl. Schwoch, Standespolitik, 2001, S. 138.

207 Vgl. Schwoch, Standespolitik, 2001, S. 160 f.

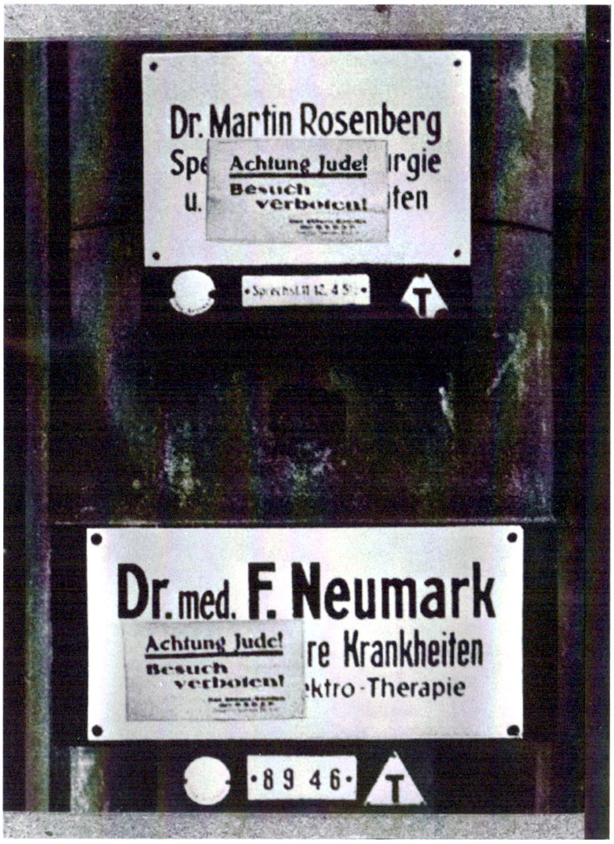

Praxisschilder am Haus Ansbacher Str. 15, Berlin W 50, o. Jahr. (1933–1936)

vom 29. Juli 1933 bedeutete dies in der Konsequenz, dass von dieser Zeit an jüdische Privatversicherte, die eine jüdische Privatpraxis ohne Kassenzulassung konsultierten, ihre Arztrechnungen, Krankenhausaufenthalte und Kuren in voller Höhe selbst bezahlen mussten.[208]

Ein weiteres Gesetz, das »nichtarischen« Ärzten die Existenz erschwerte, wenn nicht völlig die Existenzgrundlage entzog, war das zynischerweise so bezeichnete »Gesetz über ein außerordentliches Kündigungsrecht von Ärzten, Zahnärzten und -technikern sowie über Änderungen der RVO« [der Reichsversicherungsordnung, d. Verf.]. Es stammte aus der Feder des Ministerialrates Maximilian Sauerborn, des Oberregierungsrates Carl Schmundt und Karl Haedenkamps. Dieses Gesetz vom 14. August 1933 »genehmigte« den »nichtarischen«, ausgeschlossenen Medizinern eine vorzeitige Kündigung ihrer Dienst- und Mietverträge. Es sah vor, dass die Kündigung von Dienstverträgen gemäß der ersten Zulassungsverordnung vom 22. April 1933 und auf Grund einer weiteren Verordnung vom 23. Juni 1933[209] gleichzeitig auch die Kündigung der Mietverträge der Mediziner nach sich zog.[210] Berichte von Nachfahren jüdischer Berliner Ärzte und auch häufige Adressänderungen in den Karteikarten des RAR sowie bei den

208 Vgl. Schwoch, Standespolitik, 2001, S. 209. Im Jüdischen Krankenhaus in Berlin durften auf eine Verordnung Wagners hin bereits ab 1. Juli 1933 keine Kassenpatienten mehr aufgenommen werden. Bereits am 15. Juni 1933 hatte überdies der Berliner Oberbürgermeister dem Jüdischen Krankenhaus die Behandlung von Wohlfahrtspatienten – auch von jüdischen – verboten; vgl. Hartung-von Doetinchem, Fortschritte, 1989, S. 149.

209 Verordnung zur Durchführung des Gesetzes über Ehrenämter in der sozialen Versicherung und der Reichsversorgung vom 23. Juni 1933; vgl. Schwoch, Standespolitik, 2001, S. 138.

210 Vgl. Schwoch, Standespolitik, 2001, S. 138. Zu weiteren diskriminierenden Verordnungen und Kündigungen für jüdische Mieter in Berlin bis 1945; vgl. Gruner, Judenverfolgung, 1996, bes. S. 39, 66, 74 f., 80 sowie 4. Verordnung zum Reichsbürgergesetz.

Eintragungen im Reichsmedizinalkalender zwischen 1933 und 1937 belegen, dass von dieser Regelung Gebrauch gemacht wurde. Jüdische Ärzte wurden systematisch aus ihren Wohnungen vertrieben.
Ebenfalls etwa im August 1933 – ein genaues Datum ist nicht überliefert – schloss der Verband der Krankenkassen im Bezirk des Oberversicherungsamtes Berlin Privatkliniken, die von jüdischen Ärzten betrieben wurden, von dem Recht aus, die ärztliche Behandlung von Mitgliedern gesetzlicher Krankenkassen abzurechnen. Dies betraf, den Angaben der Reichsvertretung der Jüdischen Landesverbände Deutschlands zufolge, mehr als 30 Privatkliniken, die dadurch stark geschädigt wurden.[211]

Gewaltaktionen gegen Berliner Ärzte 1933

In den ersten Monaten nach der »Machtergreifung« trafen auch Gewalt und Terror, der in Berlin vor allem von der SA ausgeübt wurde, jüdische und kommunistische Ärzte.[212] Als ein Beispiel können die Aktionen gegen Ärzte in Berliner Krankenhäusern gelten. Krankenhäuser, insbesondere das Moabiter, das als besonders »jüdisch« galt, wurden von SA-Truppen gestürmt und viele Mediziner gezielt misshandelt und verhaftet.[213] Der nach der »Machtergreifung« eingesetzte Leiter des städtischen Hauptgesundheitsamtes (HGA), Wilhelm Klein (1887–1948), veranlasste bereits im März 1933 die sofortige Beurlaubung jüdischer und politisch missliebiger Ärzte dieses Krankenhauses.[214] Ambulatoriumsärzten wurden ihre Dienstverträge mit den Krankenkassen, die teilweise auf Lebenszeit liefen, gekündigt, die Ambulatorien geschlossen. Bei diesen Kündigungen wurden Ärzte von den neuen Krankenkassenvertretern und Standesvertretern gleichermaßen erheblich unter Druck gesetzt, bis sich die meisten von ihnen mit zwei Monatsgehältern abfinden

211 Vgl. BArch, R 3901/5091-5094, Film 34766, Bl. 95-97.

212 Die SA war nach der »Machtergreifung« in Preußen zur Hilfspolizei ernannt worden. Damit konnten SA-Stürme ohne polizeiliche Beschränkungen agieren. Sie nutzten die Gelegenheit, um in eigener Verantwortung Jagd auf Menschen zu nehmen, die sie als persönliche politische Gegner aus der »Kampfzeit« betrachteten. Als einen Grund für die gezielte Verfolgung von Ärzten gibt Schuster an, es sei SA-Ärzten darum gegangen, insbesondere in Krankenhäusern sicherzustellen, dass die ärztliche Behandlung von SA-Kameraden nicht durch jüdische Ärzte erfolgte, wobei er einen SA-Befehl vom 12.3.1933 als Beleg anführt. Diese Begründung ist als Vorwand der SA zu interpretieren, sie liefert jedoch keine Erklärung für die Gewalt, mit der Ärzte durch Kollegen verfolgt wurden; vgl. Schuster, SA, 2005, S. 256. Zu Zusammensetzung, Aktivitäten und Gewaltbereitschaft bzw. dem Terror der Berliner SA; vgl. auch Burkert/Matußek/Wippermann, »Machtergreifung«, 1982, S. 20–32, 64–69, 113–121 sowie Engeli/Ribbe, Berlin, 2002, S. 930 f.

213 Vgl. Pross, »Machtergreifung«, 1984, S. 180–190.

214 Die städtischen Krankenhäuser unterstanden dem städtischen Hauptgesundheitsamt (HGA) Berlin. Am 31. März 1933 wurden alle jüdischen Ärzte des HGAs beurlaubt. Jüdischen, ausländischen oder »marxistischen« Ärzten des Krankenhauses Moabit wurde das Betreten des Krankenhauses verboten. Vgl. Stürzbecher, Klein, 1991, S. 99–109; Winau, Medizin, 1987, S. 326–330 sowie Gruner, Judenverfolgung, 1996, S. 18 f.

ließen und auf alle weiteren Rechte verzichteten.[215] Zu den ersten Todesopfern unter Ärzten und Gesundheitspolitikern in Berlin zählten der Allgemeinpraktiker aus Berlin-Biesdorf, Arno Philippsthal (1887–1933), und der Geschäftsführer der Ambulatorien des Verbandes der Krankenkassen Berlin, Max Ebel (1878–1933). Beide wurden bei Razzien im März 1933 verhaftet und in das SA-Gefängnis General-Pape-Straße verschleppt. Während die genauen Todesumstände des am 11. April 1933 verstorbenen Ebel unklar bleiben, liegen im Falle Philippsthals Belege über schwere Misshandlungen vor. Er wurde von der SA derart zusammengeschlagen, dass er am 3. April 1933 an den Folgen der Verletzungen starb.[216] Philippsthal blieb nicht der einzige niedergelassene Arzt, der in Berlin Ziel solcher Gewaltaktionen wurde. SA-Trupps suchten Ärzte systematisch in ihren Praxisräumen oder zu Hause auf und verhafteten sie. Jüdische Ärzte wurden auf der Straße überfallen, ihr Eigentum wurde demoliert.[217] Der bloße Verdacht einer »sozialistischen« oder »kommunistischen« Gesinnung, eine Denunziation oder schlicht der Umstand, dass ein Arzt jüdisch war, reichten aus, um diskriminiert, misshandelt oder verhaftet zu werden. Wie Zeitzeugenberichte belegen, tat sich Erwin Villain bei solchen Verhaftungsaktionen persönlich hervor. Er war dabei kein unbeschriebenes Blatt. Schon 1932 beteiligte er sich an Übergriffen auf jüdische Kollegen. So berichtete ein jüdischer Arzt aus Berlin, der emigrieren konnte, dass er bereits im Dezember 1932 [!] von Villain und anderen SA-Angehörigen in Köpenick auf der Straße überfallen und niedergeschlagen worden war.[218]

Der Terror gegen politische Gegner und Juden setzte sich auch im Sommer 1933 unvermindert fort. In der Woche vom 21. Juni 1933, während der so genannten »Köpenicker Blutwoche«, demütigte, folterte und ermordete die Köpenicker SA-Standarte – darunter auch ihr Standartenarzt Erwin Villain – Juden, Sozialisten und Kommunisten. Überlieferungen gehen von 91 Todesopfern und vielen weiteren Verletzten aus, die die SA allein in Köpenick innerhalb einer Woche zu verschulden hatte. Villain soll insbesondere an der Ermordung von politischen Gegnern des NS-Regimes beteiligt gewesen sein, unter anderem soll er seinen Opfern Luft in die Venen gespritzt haben.[219] Persönlich beteiligt war Villain daneben nach Angaben von Ruth Aron,

215 Hansen u.a., Jahrhundert, 1981, S. 465, 470–484.

216 Ifland, Philippsthal, 1999, S. 42–44; Ketelhut, Ebel, 1999, S. 56–58. Ausführlicher zur Biografie Philippsthals; vgl. Ifland, Helfer, 1995, S. 349-354 sowie Franke/Franke, Ärzte, 2003, S. 21. Zu Max Ebel; vgl. Hansen u. a., Jahrhundert, 1981, S. 425, 454 f; Becken, AOK Berlin, 2008, S. 177 f.

217 Der jüdische Arzt Oskar Strunin beispielsweise, der in Berlin-Kaulsdorf praktizierte, wurde 1933 zu Patienten gerufen und dort in einem Fall von Schlägertrupps empfangen, in einem anderen Fall wurden während eines Krankenbesuchs die Reifen seines Autos zerstochen; vgl. Winkler, Kaulsdorf, 1995, S. 380 f. Der 57-jährige Berliner Gynäkologe Max Hirsch wurde 1934 nachts zu einem Patienten bestellt. In einem Wagen wurde er nach Grunewald gefahren und zusammengeschlagen. Ihm wurde gesagt, er solle nach Palästina verschwinden; vgl. Kater, Ärzte, 2000, S. 312 sowie David/Ebert, Hirsch, 2009.

218 Vgl. Leibfried, Berufsverbote, 1980, S. 174.

219 Vgl. Hahn, Villain, 2007, S. A2862–A2864. Siehe auch Werner/Biernat, Blutwoche, 1960, S. 43; Kaiser/Moc/Zierholz, Mörder, 1983, S. 182–184 sowie Schuster, SA, 2005, S. 235, 266. Vgl. auch

Zahnärztin und Ehefrau des jüdischen Arztes Fritz Aron, an der Verhaftung ihres Mannes am 7. Juli 1933. Fritz Aron, der 1. Vorsitzende des Geschäftsführenden Ausschusses der Berliner ärztlichen Standesvereine, war Mitglied im Ärzteausschuss des Reichsbundes jüdischer Frontsoldaten und Mitbegründer der Beratungsstelle für Ärzte, einer Abteilung der Zentralstelle für jüdische Wirtschaftshilfe bei der Reichsvertretung der Juden in der Oranienburger Str. 31. Er setzte sich öffentlich für seine jüdischen Kollegen ein. So nahm er beispielsweise am 22. Mai 1933 an einer Besprechung im Reichsinnenministerium teil, bei der er sich dafür einsetzte, dass jüdische Frontkämpfer weiterhin als Fürsorgeärzte arbeiten konnten.[220] Wie seine Ehefrau berichtete, erschien Villain am Morgen des 7. Juli 1933 um 6 Uhr in Begleitung eines Polizisten und eines Kriminalbeamten in ihrer gemeinsamen Wohnung im Bezirk Wedding, die gleichzeitig ihre Praxis beherbergte. Während der Kriminalbeamte die Telefonzentrale überwachte, durchsuchte Villain die Praxisräume. Nach der Hausdurchsuchung nahmen sie Fritz Aron fest und verschleppten ihn in das »Ulap«, das sich am Lehrter Bahnhof (heute steht an dieser Stelle der Hauptbahnhof) »unter den Bodengängen« befand.[221] Dabei handelte es sich um einen zentralen Haftort der Berliner SA, der neben vielen weiteren behelfsmäßigen Gefängnissen in der Stadt anlässlich einer regelrechten Terrorkampagne der SA im Frühjahr und Sommer 1933 eingerichtet worden war.[222] Wie Ruth Aron weiter berichtete, hatten ihre Patienten ihr bereits von diesem Ort erzählt, dort seien viele Menschen misshandelt und umgebracht worden, darunter auch Ärzte.[223] Zusammen mit Fritz Aron wurden am 7. Juli 1933 zwischen 50 und 60 weitere Berliner Ärzte an diesem Ort festgesetzt, es handelte sich um eine gezielte Verhaftungsaktion, die die Berliner SA in Zusammenarbeit mit der Geheimen

---

Leibfried, Gesprächsprotokoll, Sozialpolitisches Archiv, S. 25 f. sowie Engeli/Ribbe, Berlin, 2002, S. 931–935. Eine Schilderung Villains als brutale Persönlichkeit liefert auch der insgesamt zweifelhafte Bericht des ersten Chefs der Gestapo, Rudolf Diels. In seinen 1950 veröffentlichten Memoiren führt Diels einzelne Grausamkeiten an politischen Gegnern aus und schreibt von einer »wohlgeordneten Peitschensammlung« Villains; vgl. Diels, Lucifer, 1950, S. 97.

220 Gemeinden und Kommunalverbände hatten jüdischen Fürsorgeärzten, die gemäß der Verordnung vom 22.4.1933 zugelassene Kassenärzte blieben, die weitere Tätigkeit verweigert. Aron und die kleine Abordnung des Reichsbundes jüdischer Frontsoldaten forderten daher das Einschreiten der Behörden und die Umsetzung der in der Zulassungsverordnung garantierten Rechte für jüdische Frontkämpfer. Ein Gesprächsprotokoll der Sitzung des Ärzte-Ausschusses des Reichsbundes jüdischer Frontsoldaten vom 26.5.1933 macht deutlich, dass Haedenkamp die Ärzte nicht mehr empfing, sie sich daher neben dem RMdI-Besuch an das Reichsarbeitsministerium und den Hartmannbund wenden wollten; vgl. BArch, R 1501/126401, Bl. 13–16. Mehr zu Fritz Aron; vgl. Leibfried/Tennstedt, Berufsverbote, 1981, S. 100, Fußnote 121.

221 Vgl. Ruth Aron, in: Goldschmidt, Sozialpolitisches Archiv, S. 16-18, 21.

222 ULAP stand als Abkürzung für Universum-Landesausstellungspark; vgl. Schuster, SA, 2005, S. 239 f. sowie Silbereisen, Universum-Landesausstellungspark, 1987, S. 366–378. Silbereisen gibt an, auf dem Gelände des Ulap sei das Restaurant »Messepalast« als Treffpunkt der SS-Stürme I, II und VI berüchtigt gewesen. Sie schreibt von einem Todesopfer, dem Rechtsanwalt Günter Joachim, der im Frühjahr 1933 auf dem Gelände gefoltert wurde und wenig später seinen Verletzungen erlag; vgl. Schuster, SA, 2005, S. 377.

223 Vgl. Ruth Aron, in: Goldschmidt, Sozialpolitisches Archiv, S. S. 16–18, 21.

Staatspolizei (Gestapo) unter Berliner Ärzten vornahm.[224] Auch Martin Claus beteiligte sich daran. Dies geht aus dem Bericht des jüdischen Sozialdemokraten und Dermatologen Jean Birnbaum hervor, der zusammen mit vier weiteren jüdischen Ärzten aus Weißensee am 7. Juli 1933 ebenfalls verhaftet und in das »Ulap« verschleppt wurde.[225] Wie Villain suchte Claus, der selbst in Berlin-Weißensee eine Hautarztpraxis führte,[226] in Begleitung eines Gestapomannes an diesem Tag gezielt Weißenseer Kollegen auf, die es nach nationalsozialistischer Auffassung »auszuschalten« galt. Birnbaum führte weiter aus, dass die gefangengenommenen Ärzte im »Ulap« verhört und auch misshandelt wurden. Allerdings, so gab er auch an, habe er dort weder Villain noch Claus gesehen.[227] Die Verhöre habe ein Arzt namens Dr. Hahn durchgeführt.[228] Die verhafteten Ärzte mussten eine Nacht im »Ulap« verbringen und wurden dann auf die beiden Haftanstalten Tegel und Spandau verteilt. Eine besondere Behandlung erfuhr laut der Aussagen Birnbaums der Berliner Dermatologe Hans Haustein. Bereits im »Ulap« sei er besonders schwer zusammengeschlagen und auch in Spandau in eine separate Zelle gesperrt worden.
Birnbaum, der selbst ebenfalls nach Spandau überführt wurde, gab auch an, dass sich die dort einsitzenden Mediziner eine Gemeinschaftszelle teilten. Am 11. Juli 1933 wurden sie alle – in Anwesenheit des Berliner Gestapochefs Rudolf Diels und auch Claus – entlassen.[229]

---

224 Vgl. Ruth Aron, in: Goldschmidt, Sozialpolitisches Archiv, S. S. 16-18, 21; Leibfried/Tennstedt, Berufsverbote, 1981, S. 100; Kater, Ärzte, 2000, S. 303, 306 f. Wie bei dieser gezielten Aktion gegen Berliner Ärzte, hatten SA und Gestapo bereits während der "Köpenicker Blutwoche" zusammengearbeitet; vgl. Schuster, SA, 2005, S. 266.

225 Vgl. Erinnerungen von Dr. med. Jean Birnbaum, in: Goldschmidt, Sozialpolitisches Archiv, S. 25–29.

226 Dr. med. Martin Claus, Hautarzt, Weißensee, Berliner Allee 243; vgl. Berliner Adressbuch 1933: unter Benutzung amtlicher Quellen. – Berlin: Scherl 1933. Kurt Quandt, der dritte Kommissarische Vorstand des Groß-Berliner Ärztebundes ab 1. April 1933, führte eine Praxis ebenfalls in Berlin-Weißensee, in der Pistoriusstraße1.

227 Vgl. Erinnerungen von Dr. med. Jean Birnbaum, in: Goldschmidt, Sozialpolitisches Archiv, S. 26-28.

228 Es handelte sich um den SA-Standartenarzt 8,; vgl. Hartung-von Doetinchem, Fortschritte, 1989, S. 151. Sehr wahrscheinlich handelte es sich um den Röntgenarzt Dr. Kurt Hahn, der als einziger der niedergelassenen Berliner Ärzte dieses Namens bereits 1936 im Mitgliederverzeichnis des Bund deutscher Ärzte Berlins verzeichnet ist, vgl. DVD RAR (KVD), Hahn, Kurt C., geb. 13.4.1902 sowie Bund Deutscher Ärzte Berlins, Mitgliederverzeichnis 1936, S. 10. Die Verhaftungsaktion wurde, wie am 7. Juli 1933 im »Angriff« zu lesen war, von Ärzten und der Gestapo gemeinsam organisiert. Unter dem Befehl des »Standartenarztes« Dr. Hahn seien die »SA-Ärzte« Berlins morgens »um 6.00 Uhr mit ihrem Dienstwagen auf dem Hofe des Geheimen Staatspolizeiamtes« zusammengekommen, um von dort aus die Verhaftungsaktion vorzubereiten und selber durchzuführen. Im »Angriff« hieß es dazu wörtlich: »Dreißig Wagen flitzten nach verschiedenen Richtungen auseinander, um die Herren Geheimbündler [gemeint waren die jüdischen Ärzte, d. Verf.] zu einem kleinen Frühstück aufs Polizeipräsidium einzuladen«, zitiert nach Buckert/Matußek/Wippermann, »Machtergreifung«, 1982, S. 118.

229 Vgl. Jean Birnbaum, in: Sozialpolitisches Archiv, S. 27.

Dr. Hans Haustein[1] wurde am 27. August 1894 in Berlin geboren. Während der Zeit der Weimarer Republik war er einer der führenden Forscher und Praktiker bei der Bekämpfung von Geschlechtskrankheiten. In seiner Praxis am Kurfürstendamm versorgte er Prostituierte mit Pessaren. Sein Haus in der Schöneberger Bregenzer Str. 4 war daneben Treffpunkt für Ärzte, Juristen, Künstler oder Politiker aus der Berliner Gesellschaft mit »sozialistischer« Ausrichtung. Es soll dort eine Atmosphäre großer intellektueller und erotischer Freizügigkeit geherrscht zu haben. Für seine nationalsozialistischen Kollegen scheint Haustein daher eine besondere Reizperson und Projektionsfigur für antisemitische Vorurteile gewesen zu sein. Gegen ihn gingen die Nationalsozialisten mit besonderer Gewalt vor. 1933 entzog die Berliner KV ihm die Kassenzulassung – wegen »kommunistischer Betätigung« im Verein sozialistischer Ärzte. Bei der Verhaftungsaktion jüdischer und kommunistischer Ärzte am 7. Juli 1933 wurde Haustein festgenommen. Neben SA und Geheimer Staatspolizei waren an dieser Aktion maßgeblich auch die kommissarischen Vorstände des Groß-Berliner Ärztebundes und der Berliner KV, Erwin Villain und Martin Claus, beteiligt. Zusammen mit 59 anderen Ärzten wurde Haustein in ein provisorisches Gefängnis der SA am Lehrter Bahnhof gebracht, wo er nach Aussagen des ebenfalls inhaftierten Kollegen Jean Birnbaum separiert und bereits am ersten Tag schwer misshandelt wurde. Auch nach der Verlegung in die Haftanstalt Spandau wurde er in eine gesonderte Zelle gesperrt. Die Mehrzahl der Ärzte wurde nach fünf Tagen Haft entlassen. Ob auch Haustein zu diesem Zeitpunkt freikam, bleibt unklar. Birnbaum berichtete später, Haustein habe am 12. November 1933 Suizid begangen, weil eine erneute Verhaftung drohte. Andere meinen, Haustein habe sich nach erneuter Verhaftung und Misshandlung das Leben genommen. Wenngleich sich dieses wohl nicht mehr klären lässt, kann konstatiert werden, dass Hans Haustein ein Mensch und Arzt war, den nationalsozialistische Kollegen wegen seiner persönlichen und professionellen Überzeugungen in den Tod getrieben haben.

1 Vgl. BArch, R 3901/5135, Bl. 222; Scholz, Suizid, 1997; Scholz, Haustein, 1997; Leibfried/Tennstedt, Berufsverbote, 1981, S. 128–135; Schwoch, Kassenärzte, 2009.

Diese Verhaftungsaktion, über die auch Presseartikel und Berichte weiterer betroffener Berliner Ärzte vorliegen, richtete sich gezielt gegen solche, die in irgendeinem Zusammenhang mit der »Beratungsstelle für Ärzte«, einer Abteilung der Zentralstelle für jüdische Wirtschaftshilfe in der Oranienburger Str. 31, standen.[230] Die Aktion hat ihren Niederschlag auch in den Akten des RAM gefunden. So fragte Ministerialrat Karstedt, einer der für die Ausschlussverfahren von Kassenärzten zuständigen Beamten, am 14. September 1933 beim Geheimen Staatspolizeiamt nach, was es denn mit den Festnahmen und der Schließung der von Fritz Aron geleiteten Hilfsstelle jüdischer Ärzte, von denen er aus der Presse und von privater Seite erfahren hatte, auf sich habe. Vor allem interessierte ihn, ob sich der Verdacht der »Greuelpropaganda« und der »kommunistischen Umtriebe«, die den verhafteten Ärzten laut Zeitungsbericht vorgeworfen worden waren, erhärtet hatte. Wenn ja, so müsste den Ärzten mit sofortiger Wirkung die Kassenzulassung entzogen werden. Angesichts der Konflikte, die zu diesem Zeitpunkt zwischen der KV Berlin

230 Ein Zeitungsbericht über diese Aktion ist abgedruckt bei Leibfried/Tennstedt, Berufsverbote, 1981, S. 95. Ein Bericht des ebenfalls internierten Arztes Erich Seligmann, Mediziner am Jüdischen Krankenhaus in Berlin sowie eine Pressemeldung über die Verhaftungsaktion in der nationalsozialistischen Zeitung »Der Angriff« sind abgedruckt bei Hartung-von Doetinchem, Fortschritte, 1989, S. 150 f.

und dem RAM herrschten, ging Karstedt davon aus, dass solchen verhafteten jüdischen Ärzten, bei denen der Zulassungsentzug in der Revision rückgängig gemacht worden war, seitens der KV Berlin erneute Ausschlüsse drohten, nun mit der Begründung der »kommunistischen Betätigung«.[231] Um in solchen Revisionsfällen informiert und gegebenenfalls mit »Beweismaterialien« gerüstet zu sein, holte Karstedt mit seiner Anfrage eigene Auskünfte über die betroffenen Berliner Ärzte ein. Die Antwort, persönlich unterzeichnet vom Chef der Berliner Geheimen Staatspolizei, Diels, ließ zwar bis zum 3. Januar 1934 auf sich warten, aber sie kam. Der Polizeichef schilderte das Geschehen folgendermaßen:

»Im Juli 1933 gingen von verschiedenen Seiten bei dem Geheimen Staatspolizeiamt Anzeigen gegen die Zentralstelle für jüdische Wirtschaftshilfe – Abt. Beratungsstelle für Ärzte –, Berlin N. 24, Oranienburger Str. 31, ein. In der genannten Stelle sollte sich eine große Anzahl marxistischer Ärzte gesammelt haben, um so getarnt, staatsfeindlich tätig sein zu können.
Von der N.S. Ärzteschaft, vertreten durch Dres. med. Klauß [sic!] und Villein [sic!] wurde derselbe Verdacht geäußert. Am 7. Juli 1933 wurde daraufhin eine Durchsuchung der Wirtschaftsstelle sowie eine eingehende Durchsuchung bei den Vertrauensleuten der Zentralstelle und deren vorläufige Inschutzhaftnahme angeordnet. Bei dieser Aktion wurden insgesamt 58 jüdische Ärzte und ein nichtjüdischer Arzt festgenommen.
Die Durchsuchung in der Wirtschaftsstelle ergab, daß sich die Beratungsstelle für jüdische Ärzte ausschließlich mit der Unterbringung der vom Staate aus ihrem Krankenkassenverhältnis entlassenen Ärzte sowie mit der Rückgängigmachung der Zulassungskündigungen beschäftigte und dadurch die Regierungsmaßnahmen sabotierte. [Das Wort »sabotierte« wurde von einem Leser des Textes im RAM unterstrichen und mit Fragezeichen versehen, d. Verf.] Die Vermutung, daß Greuelpropaganda betrieben werde, bestätigte sich nicht, so daß eine unmittelbare staatsfeindliche Betätigung der Wirtschaftsstelle nicht anzunehmen war. Allerdings darf nicht unberücksichtigt bleiben, daß von den 59 vorübergehend in Schutzhaft genommenen Ärzten 20 Ärzte der SPD bezw. dem Arbeitersamariterbund, dem Sportverein »Fichte« und der Liga für Menschenrechte angehört hatten. Bis auf 5 Ärzte, die einige Tage später wieder in Freiheit gesetzt wurden, wurden die Festgenommenen daher am 11. Juli 1933 aus der Schutzhaft entlassen.
Bemerkenswert ist, daß die Leiter der Beratungsstelle politisch unbekannte Personen waren, während die sogenannten Mitarbeiter ausschließlich aus Ärzten bestanden, die in der früheren sozialistischen Ärzteschaft führend bezw. in anderen linksgerichteten Organisationen maßgebend waren.
Die Beratungsstelle ist geschlossen worden.
gez. Diels.«[232]

---

231 Vgl. BArch, R 3901/5135, Bl. 220.
232 BArch, R 3901/5135, Bl. 222.

Wie aus diesem Polizeibericht hervorgeht, handelte es sich bei der Beratungsstelle um eine Einrichtung, die jüdische Ärzte, denen die Zulassung auf Grund der Verordnung vom 22. April 1933 entzogen worden war, über ihre Rechte aufklärte, ihnen im Revisionsverfahren half und sich um ihre wirtschaftliche Unterstützung bemühte. Ärztlichen Standesvertretern in Berlin, namentlich Claus und Villain, die für den Ausschluss dieser Ärzte zuständig waren und die den Entzug der Zulassung möglichst vieler jüdischer und politisch missliebiger Kollegen anstrebten, musste diese Beratungsstelle ein Dorn im Auge sein. Wie und ob überhaupt die Verdächtigungen der »kommunistischen Umtriebe« oder der »Greuelpropaganda« seitens der genannten »N.S. Ärzteschaft« begründet wurden, bleibt ungewiss. Das Ergebnis der anschließenden Verhaftungsaktion lag jedoch ganz im Sinne der Berliner Standesvertreter: Die Beratungsstelle wurde geschlossen, ihre Mitarbeiter mittels der Repressivmaßnahme »Schutzhaft« gewaltsam eingeschüchtert.

Kapitel 5 – Umgestaltung der ärztlichen Standesorganisationen im Reich und in Berlin 1933–1934

Parallel zu den beschriebenen ersten Maßnahmen der »Gleich- und Ausschaltung« im Frühjahr 1933 trafen die standespolitischen Spitzenorganisationen der Ärzteschaft wesentliche Vorbereitungen, um zu einer langfristig wirksamen Umgestaltung der Standesorganisationen in allen Ländern des Reiches zu gelangen. Die neu zu etablierenden Strukturen einer zentralisierten und nach dem »Führerprinzip« aufgebauten, reichseinheitlichen ärztlichen Standesorganisation, der KVD, waren darauf angelegt, die Herrschaftspraxis der neuen Machthaber zu perpetuieren, indem sie in feste, institutionelle Formen gegossen wurden. Die Gründung der KVD stellte dabei nur einen ersten Schritt auf dem Weg einer völligen Neuordnung der ärztlichen Standesvertretungen dar. Das endgültige Ziel erreichte die Ärzteschaft mit dem Erlass der RÄO 1935, die eine Unterstellung der KVD unter die neu gegründete Reichsärztekammer (RÄK) bewirkte.

Die Auflösung der Berliner KV und die Nachfolgeorganisation KVD

Die KVD wurde auf Verordnung des Reichsarbeitsministers Franz Seldte am 2. August 1933 gegründet. Alle auf Grund des Gesetzes des Reichspräsidenten vom 8. Dezember 1931 bereits bestehenden KVen der Länder, also auch die KV Berlin, gingen in der Folge als Bezirks- bzw. Landesstellen in dieser KVD auf.[233] Die reichsweit agierende KVD wurde ihrerseits zentralistisch organisiert und autoritär nach dem »Führerprinzip« geleitet und verwaltet. Sie verfügte über das Monopol der standespolitischen Vertretung aller Kassenärzte und Kassenarztanwärter im ganzen Reich.[234]

Mit der Gründung der KVD hatten die Spitzenvertreter des Hartmannbundes einen ersten bedeutenden Teil ihrer Ziele erreicht: Der Hartmannbund, dessen Spitzenvertreter auch die Führungsspitze der KVD stellten und der als Standesvertretung

233 In § 9 der Satzung der KVD vom 31. Oktober 1933 wurde zur Überleitung folgendes festgelegt: "Die Kassenärztliche Vereinigung Deutschlands ist Rechtsnachfolger der Kassenärztlichen Vereinigungen nach § 6 der Vertragsordnung vom 30. Dezember 1931. Die Amtsleiter [der Landes- bzw. Bezirksstellen, d. Verf.] übernehmen die Geschäfte und das Vermögen der bisherigen Kassenärztlichen Vereinigungen», zitiert nach: Hadrich, Organisationskunde, 1937, S. 271. § 6 der Ausführungs- und Überleitungsbestimmungen über das kassenärztliche Dienstverhältnis vom 30. Dezember 1931 des Reichsarbeitsministers lautet: (1) Die kassenärztliche Vereinigung umfaßt die Kassenärzte ihres Bezirkes; die Mitgliedschaft beginnt spätestens mit der Zulassung, sie endet frühestens mit ihr. (2) Vorstand der kassenärztlichen Vereinigung ist der Vorstand des örtlichen wirtschaftlichen Verbandes der Ärzte. Der Vorstand führt die Geschäfte. Durch die Satzung kann bestimmt werden, daß neben dem Vorstand für gewisse Geschäfte besondere Vertreter zu bestellen sind.«, RGBl I, 1932, S. 4.

234 Vgl. Schwoch, Standespolitik, 2001, S. 105 ff.

insgesamt in der KVD aufging, erlangte mit dieser Gründung eine qualitativ neue Stellung im Reich. Mit seiner Überführung in die KVD erhielt der Hartmannbund den Status einer öffentlich-rechtlichen Körperschaft, die als Teil und mit der Legitimation der Staatsgewalt ausgestattet, ihre Interessen auf dem Wege von Ver- und Anordnungen durchsetzen konnte. Wie schon die KVen, unterstand auch die KVD der Aufsicht des RAM. Mit dem Erlass der RÄO, zwei Jahre später, am 12. Dezember 1935, wurde sie zusätzlich in die neu errichtete RÄK eingegliedert, die ihrerseits dem Reichsministerium des Inneren unterstand.[235] Erst damit wurde die angestrebte berufsständische Neuformierung der Ärzteschaft im Reich vollständig abgeschlossen. Wagner formulierte in seiner »Verfügung des Reichsführers der Kassenärztlichen Vereinigung Deutschlands vom 2. November 1933« dazu:

»Die Kassenärztliche Vereinigung Deutschlands (im folgenden K.V.D. abgekürzt) ist der Vorläufer für den durch die Reichsärzteordnung angestrebten berufsständischen Aufbau der Ärzteschaft. Sie verwirklicht bereits wesentliche Grundsätze des berufsständischen Aufbaues und soll ein wesentliches Glied der Reichsärztekammer werden. Die K.V.D. wird durch mich als den Reichsführer vertreten. [...]

Die K.V.D. hat ihren Sitz in Berlin. Ihre Geschäfte werden jedoch vom Verband der Ärzte Deutschlands (Hartmannbund) in Leipzig geführt. Die Hauptgeschäftsstelle des H.B. (Hartmannbundes) ist gleichzeitig die Hauptgeschäftsstelle der K.V.D.«[236]

Dem Hartmannbund wurde damit per Verordnung die Geschäftsführung der KVD übertragen. Im August 1933 siedelte die gesamte Belegschaft der Hauptgeschäftsstelle des Hartmannbundes mit Franz Reichert, dem zweiten Vorsitzenden des Hartmannbundes, sowie den Mitarbeitern Julius Hadrich (1891–1983), Karl Haedenkamp, Rechtsberater Clemens Bewer (1894–1972), Johannes Hardt, Wilhelm Ludwig Sonnenberg (1881–1945), Karl Toeplitz (1886–?) und Curt Walder (1895–?) von Leipzig nach Berlin in die Lindenstr. 42, den Dienstsitz der neuen KVD, um.[237] Dort entstand das »Haus der Deutschen Ärzte«, unter dessen Dach sich verschiedene ärztliche Verbände und Parteieinrichtungen versammelten.[238] Die Leitung der

---

235 Vgl. Schwoch, Standespolitik, 2001, S. 105 ff., 111 ff.

236 Hadrich, Organisationskunde, 1937, S. 272.

237 Vgl. Schwoch, Standespolitik, 2001, bes. S. 52, 72, 99, 104–107. Franz Reichert und Wilhelm Ludwig Sonnenberg sind gemäß eines Briefes der Ärztekammer Niedersachsen, Dr. Sievers, an den Bruder von Heinrich Grote, Julius Grote, vom 20. 11. 1945, zu Kriegsende »plötzlich gestorben«; vgl. Private Briefsammlung Maria Grote-von Arnim.

238 1935 und 1936 beherbergte das »Haus der Deutschen Ärzte« neben der KVD das Hauptamt für Volksgesundheit mit dem Hauptamt für Leibesübungen unter der Leitung des Reichsärzteführers Wagner; den Verband der Ärzte Deutschlands und den Ärztevereinsbund, beide ebenfalls von Wagner geleitet; den Beauftragten des Reichsärzteführers für das ärztliche Fortbildungswesen, Kurt Blome (1894–1969); den Reichsarzt der Hitler-Jugend mit dem Gebietsführer für Berlin, Dr. Karl Walter Kondeyne; den deutschen Sportärztebund unter der Leitung von Dr. Emil Ketterer sowie den Reichsverband der Tierärzte und die preußische Tierärztekammer. 1936 kam die Schriftleitung des Deutschen Ärzteblattes und der Verlag der Deutschen Ärzteschaft hinzu, beides unter der Leitung Karl Haedenkamps. Der Verlag selbst wurde ein Haus weiter, in der Lindenstraße 44-47, einquartiert; vgl. Berliner Akademie, Führer, 1935, S. 120 f. sowie Berliner Akademie, Führer, 1936, S. 119 f.

KVD übernahm Wagner als ihr »Reichsführer«, sein erster Stellvertreter wurde Hans Deuschl, der spätere Leiter der »Führerschule der Deutschen Ärzteschaft« im mecklenburgischen Alt-Rehse.[239] Im April 1934 löste Heinrich Grote Deuschl als Stellvertreter ab.[240]

Welche Folgen die Gründung der KVD für die Organisation, die Aufgaben und Arbeitsweise der KVen der Länder bzw. speziell für die KV Berlin hatten, darüber gibt – auf der administrativen bzw. organisatorischen Ebene – zunächst einmal die Satzung der KVD vom 31. Oktober 1933 Auskunft.[241] Die Satzung stammte zu großen Teilen aus der Feder Gerhard Wagners. Sie wurde am 2. November 1933 vom RAM bestätigt und trat damit in Kraft. Die darin festgelegte Struktur der KVD entsprach dem »Führerprinzip«. Zur Verwirklichung des im weiteren Sinne mit dem »Führergedanken« verbundenen Zieles, alle Ärzte als einen einheitlichen Berufsstand unter einem Dach zu vereinen, gab die Satzung ebenfalls bereits den Rahmen vor.[242] Als zentrale Vertretung der Ärzteschaft erhielt die KVD in der Satzung weitreichenden Einfluss auf die Gesundheits- bzw. Versicherungspolitik des Reiches.

Insgesamt, so ist an dieser Stelle vorauszuschicken, verfügte die KVD über ein wesentlich größeres Maß an Verfügungsgewalt und erhielt ein größeres Spektrum an Aufgaben übertragen, als die einzelnen KVen zuvor besessen hatten. Dies bedeutet nicht notwendigerweise, dass die 1933 der KVD unterstellten und zu »Verwaltungsstellen« umgewandelten KVen mehr oder andere Aufgaben erhielten als zuvor. Die KVD stellte mehr dar, als eine bloße zentrale Koordinierungsstelle ihrer durch den Zusammenschluss unterstellten Vereinigungen.

Die KVD war nach § 1 ihrer Satzung eine rechtsfähige Körperschaft öffentlichen Rechts. Als Selbstverwaltungskörper der Kassenärzte war sie »mit staatlichem Herrschaftsrecht, mit Befehlsgewalt«, ausgestattet. So konnte sie die zwangsweise Erfassung der Mitglieder anordnen und Ärzte, die ihren Verpflichtungen nicht nachkamen, maßregeln. Dies hatte grundsätzlich früher auch schon für die KVen der Länder gegolten.[243]

Die Aufgaben der KVD wurden in § 2 der Satzung ausgeführt. Demnach war sie »die allein berufene Vertretung der deutschen Ärzteschaft bei der Regelung der ärztlichen Versorgung a) in der Sozialversicherung, b) bei den Ersatzkassen, c) in der Reichsversorgung, soweit die im Reichsversorgungsgesetz vorgesehene ärztliche Behandlung der Kassenärztlichen Vereinigung durch Gesetz oder durch den Reichsarbeitsminister übertragen« würde, und d) im Freiwilligen Arbeitsdienst. Weiter schloss die KVD für die Ärzteschaft die allgemeinen Verträge mit den Leistungspflichtigen ab, konnte aber »nach Maßgabe der gesetzlichen Vorschriften oder der getroffenen Vereinbarungen die ärztliche Versorgung auch selbst überneh-

239 Diese 1935 eröffnete Schule sollte als ideologische Kaderschmiede der Ärzteschaft im Nationalsozialismus dienen; vgl. Stommer, Führerschule, 2008, S. 12–42; Maibaum, Führerschule, 2007.

240 Vgl. Schwoch, Standespolitik, 2001, S. 104–107.

241 Hadrich, Organisationskunde, 1937, S. 266–283.

242 Vgl. Schwoch, Standespolitik, 2001, S. 129–132.

243 Vgl. Hadrich, Organisationskunde, 1937, S. 266.

men«. Die KVD konnte daneben als Träger in den Beziehungen der Ärzte zu den Gemeinden und Fürsorgeverbänden auftreten und Vereinbarungen über die ärztliche Versorgung der Befürsorgten schließen.[244] Verglichen mit den beschriebenen Aufgaben KVen wie der KV Berlin, die satzungsgemäß zunächst nur mit dem Abschluss und der Durchführung der kassenärztlichen Gesamtverträge mit den reichsgesetzlichen Pflichtkassen befasst war, umfassten die Zuständigkeiten der KVD nun alle Kassen, also sowohl die RVO- als auch die Tarif- bzw. Ersatzkassen und zusätzliche Versicherungsarten.[245]

Für die einzelnen Kassenärzte bedeutete dies, dass sie nicht nur hinsichtlich der Betreuung eines Teiles ihrer Kassenpatienten, sondern bei der Vergütung ihrer Leistungen für alle Kassenpatienten nur noch der KVD verpflichtet waren.

Die Ärzte ihrerseits hatten stets und auch ohne eine Bereitschaftserklärung gegenüber der KVD abgegeben zu haben, die von der KVD geschlossenen Vereinbarungen zu erfüllen. Entsprechend »der gesetzlichen Vorschriften und dazu ergangenen Ausführungsbestimmungen« sowie weiterer Vereinbarungen, oblag es der KVD außerdem, nähere Anordnungen und Bestimmungen für die Durchführung der ärztlichen Versorgung der Bevölkerung und der eingegangenen Beziehungen zu treffen. Insbesondere regelte die KVD die Kassenzulassung von Ärzten und die Beendigung der Zulassung, bestimmte das Nähere hinsichtlich der Wirtschaftlichkeit der Behandlungsweise, prüfte die ärztlichen Leistungen und war für das Schiedsgerichtswesen zuständig. Schließlich ordnete sie auch die Verteilung von Gesamtvergütungen an.[246]

Bei all diesen Aufgaben, so wurde ausdrücklich in der Satzung festgehalten, konnte die KVD Maßnahmen treffen, die »bevölkerungspolitische (Sicherstellung der vordringlichen Besetzung von Arztsitzen) und erbbiologische (Familienstand) Gesichtspunkte berücksichtigten«.[247] Damit fügte sich die Politik der KVD bruchlos in die Programmatik der NS-Gesundheitspolitik insgesamt ein. Die KVD beteilige sich auf ihre Weise an der Umsetzung des rassenbiologisch begründeten Konzeptes der »Gesundheitsführung«, das Friedrich Bartels, der Stellvertretende Reichsärzteführer, 1936 formulierte.[248] Die KVD erhielt damit – und dies entsprach den politischen Absichten des NS-Regimes –, eine bevölkerungspolitische und erbbiologische Steuerungsfunktion. Bei der Besetzung von Kassenarztstellen und der Honorierung von Kassenärzten konnten Mediziner auf Grund ihres Familienstandes und hinsichtlich des Ortes, an dem sich ihre Praxis befand, unterschiedlich behandelt

244 Vgl. Hadrich, Organisationskunde, 1937, S. 267.

245 Rechtlich und praktisch ließ sich diese umfassende Zuständigkeit erst nach und nach durchsetzen. Im November 1933 galten nach wie vor noch die vertraglichen Vereinbarungen der KVen und des Hartmannbundes mit den Städten bzw. Fürsorgevertretern, den Ersatzkassen und den RVO-Kassen. Erst nach und nach erfolgte die Überführung des Hartmannbundes und der KVen einschließlich ihrer Verträge in die neue Institution KVD; vgl. Hadrich, Organisationskunde, 1937, S. 273.

246 Vgl. Hadrich, Organisationskunde, 1937, S. 267–268.

247 Vgl. Hadrich, Organisationskunde, 1937, S. 268.

248 Bartels wurde 1936 zum stellvertretenden Reichsärzteführer ernannt. Vgl. Reeg, Bartels, 1988, S. 54-60; Kater, »Gesundheitsführung«, 1983, S. 350 f.

werden. Landärzte konnten demnach andere Vergütungen oder Vergünstigungen erhalten, als Kassenärzte in Städten.[249]
Als weitere Aufgaben der KVD über den beschriebenen engeren Rahmen hinaus, wurden in der Satzung Vereinbarungen der KVD über die Entschädigung für gutachterliche Tätigkeiten, z.B. für Lebensversicherungsgesellschaften, für Sonderuntersuchungen, wie sportärztliche Untersuchungen oder auch für die Durchführung von Kuren durch Ärzte in Bade- und Kurorten genannt. Schließlich hatte die KVD auch die Beziehungen der Ärzte untereinander zu regeln.[250]
Was die in der Satzung der KVD bereits 1933 ausgeführte, für die Kassenärzte zentrale Befugnis angeht, über die Zulassung der Ärzte zu entscheiden, so kam diese endgültig erst mit der fünften Verordnung des RAM über die Kassenzulassung vom 17. Mai 1934 zustande. Erst damit erhielt die KVD die alleinige Entscheidungsgewalt in Zulassungsfragen. Bis dahin hatten noch die Oberversicherungsämter der Arztregisterbezirke, bei denen besondere Schiedsämter eingerichtet waren, über die Zulassung von Ärzten zur Kassenpraxis zu bestimmen. Gegen ihr Urteil konnten Ärzte, KVen und Ärzteverbände beim Reichsschiedsamt Berufung einlegen.[251] Mit der Verordnung von 1934 wurden nunmehr bei den Bezirksstellen der KVD Zulassungsausschüsse eingesetzt, die erstinstanzlich über Zulassungsangelegenheiten entschieden. Ein Revisionsverfahren konnten Ärzte beim Reichszulassungsausschuss der Reichsstelle der KVD anstrengen. De facto entschieden damit die Amtsleiter der KVD in zwei Instanzen über die Zulassung von Kollegen zur Kassenpraxis.[252] Zwar gab es weiterhin die Möglichkeit, ein erneutes Revisionsverfahren bei dem bereits vor 1933 zuständigen Reichsschiedsamt anzustrengen. Allerdings wurden dort nur Beschwerden formaler Natur zugelassen, das Reichsschiedsamt prüfte Urteile ausschließlich auf Verfahrensmängel.[253]
Um zu verdeutlichen, wie sich die damit beschriebenen strukturellen Veränderungen bei der Zulassung von Kassenärzten in der Praxis auswirkten, soll hier das Beispiel des Arztes Wilhelm Israel beschrieben werden, der sich 1933 und 1934 um seine Kassenzulassung bemühte. Denn mit der Abschaffung der Schiedsämter und der Errichtung von Zulassungsausschüssen ging gleichzeitig ein Austausch des Personals einher. Die neuen Mitglieder der Zulassungsausschüsse legten die neue, antisemitische Zulassungsordnung kompromisslos zum Schaden jüdischer Ärzte aus. Wilhelm Israel, geboren am 4. Dezember 1881 in Berlin,[254] Sohn des Dirigierenden Arztes am Jüdischen Krankenhaus, Prof. James Israel, erhielt 1908 die

---

249 Vgl. Schwoch, Standespolitik, 2001, S. 108.
250 Vgl. Hadrich, Organisationskunde, 1937, S. 268.
251 Vgl. Ausführungs- und Überleitungsbestimmungen über das kassenärztliche Dienstverhältnis vom 30. Dezember 1931 des Reichsarbeitsministers, RGBl I, 1932, S. 10 sowie Schwoch, Standespolitik, 2001, S. 243–247, 277.
252 Vgl. BArch, R 159/53.
253 Vgl. §37 der Zulassungsordnung, RGBl. I, 1934, S. 405 sowie S. 1067, vgl. auch Schwoch, Standespolitik, 2001, S. 153–161.
254 Vgl. Hartung von Doetinchem/Winau, Fortschritte, 1989, S. 112; Schwoch, Kassenärzte, 2009; Weindling Archiv/Datenbank, Kapplist, BMD.

Approbation. Er war Facharzt für Urologie und Chirurgie. Für letzteres war er seit 1919 Privatdozent an der Berliner Universität. Seine Praxis befand sich am Lützowufer 1 im Bezirk Tiergarten. Als ihm 1933 der Groß-Berliner Ärztebund bzw. die KV Berlin mit der Begründung seiner »nichtarischen« Abstammung die Zulassung entzog, legte er Beschwerde ein. Das RAM gab ihm Recht. Israel konnte ausreichende Kriegsdiensttätigkeit im Ersten Weltkrieg nachweisen und wurde daher als »Frontkämpfer« anerkannt. Der Groß-Berliner Ärztebund entzog ihm daraufhin erneut die Kassenzulassung, diesmal begründeten die Standesvertreter ihre Entscheidung mit einer »kommunistischen Betätigung« Israels. Als einziger »Beweis« diente der Umstand, dass der Name Israels – mit einer abweichenden Adresse – in einer Liste von Berliner Ärzten auftauchte, die zu konsultieren Mitglieder der KPD 1932 empfohlen worden sein sollte.[255] Israel legte erneut Beschwerde ein, wieder gab ihm das RAM recht. Inzwischen war allerdings über ein Dreivierteljahr vergangen, der Bescheid des RAM wurde am 2. Januar 1934 ausgestellt.[256] Wilhelm Israel war während des noch schwebenden Ausschlussverfahrens selbst aktiv geworden. Im Herbst 1933 reiste er nach London und nahm dort ein Studium auf, um die englische Approbation zu erwerben. Damit er dort seine Examina absolvieren konnte, beantragte er am 1. Mai 1934 bei der KV Berlin das Ruhen seiner Kassenpraxis bis zum 1. August 1934. Das Schiedsamt Berlin beschloss am 20. Juni 1934 über die Angelegenheit, gab dem Antrag jedoch nicht statt. Die Begründung lautete: » Dr. Israel habe Deutschland verlassen, um sich einen anderen Wirkungskreis zu suchen, und habe damit die Voraussetzungen für seine Streichung aus dem Arztregister geschaffen.«[257] Wieder legte Israel Beschwerde ein, zuständig war diesmal das Reichsschiedsamt beim Reichsversicherungsamt. In der Verhandlung des Falles am 30. November 1934 ließen die Mitglieder des Reichsschiedsamtes Israels Beschwerde zu und verwiesen sie zur erneuten Verhandlung zurück, nun an den Zulassungsausschuss der Berliner KV. An der Verhandlung zu dieser Entscheidung des Reichsschiedsamtes nahmen folgende Personen teil: Der Senatspräsident im Reichsversicherungsamt Dr. Traenckner, der Oberregierungsrat im Reichsversicherungsamt Dr. Kunze, der Regierungsrat im Reichsversicherungsamt Dr. Theile sowie als Beisitzer Franz Reichert und Hermann Lautsch von der KVD. Die Begründung für die Stattgabe der Revision lautete:

»Das Schiedsamt hätte vor seiner Entscheidung, daß dem Antrage auf Ruhenlassen der Kassenpraxis nicht stattgegeben werde, noch nähere Ermittlungen über die Gründe anstellen müssen, die für den Antrag des Dr. Israel maßgebend waren. Denn daß Dr. Israel zunächst im Herbst 1933 nach England gereist war, war verständlich, weil die Kassenärztliche Vereinigung Deutschlands seine Zulassung wegen kommunistischer Betätigung für beendet erklärt hatte. Als der Herr Reichsarbeitsminister diese Verfügung am 2. Januar 1934 aufhob, hatte Dr. Israel

255 KPD Ärzteliste 1932, BArch, R 3901/5135, Bl. 224 f.

256 BArch, R 3901/5146, Bl. 872 ff.

257 Streitsache Dr. Israel, BArch, R 159/54, S. 1.

sein Studium in England schon begonnen. Wenn er nunmehr versuchen wollte, dieses Studium abzuschließen, das nach seiner Angabe auch für seine wissenschaftliche Tätigkeit wertvoll war, so kann daraus nicht, wie dieses das Schiedsamt tut, ohne weiteres geschlossen werden, daß er sich einen anderen Wirkungskreis suchen wollte. Das Schiedsamt hätte daher durch eingehende Ausübung des Fragerechts und durch Beweiserhebung den Sachverhalt noch näher aufklären sollen. Da dieses nicht geschehen ist, war die Entscheidung des Schiedsamtes aufzuheben.«[258]

Mit diesem Urteil begann für Wilhelm Israel die letzte Runde im Kampf um seine Kassenzulassung. Mittlerweile waren alle für die erneute Verhandlung seines Falles entscheidenden Gremien mehrheitlich mit ärztlichen Standesvertretern besetzt, die den Ausschluss ihrer »nichtarischen« Kollegen aus der Kassenpraxis tatkräftig unterstützten. Außerdem war die neue und dezidiert antisemitische Zulassungsordnung am 1. Juli 1934 in Kraft getreten. So entschied der Zulassungsausschuss der KV Berlin unter dem Vorsitzenden Anton Nückel (1898–?) in zwei Urteilen erneut zu Ungunsten von Israel. In zwei Urteilen deshalb, weil Israel im September 1934 vorsorglich und bereits vor dem Entscheid des Reichsschiedsamtes beim Zulassungsausschuss der Berliner KV beantragt hatte, seine Zulassung solange weiter ruhen zu lassen, bis das Reichsschiedsamt zu einem Urteil gelangt war. In dieser Frage des Ruhens der Zulassung entschied der Berliner Zulassungsausschuss am 10. Oktober 1934, dass dem Antrag Israels nicht stattzugeben sei und darüber hinaus, dass Wilhelm Israel nicht als zu den RVO-Kassen zugelassener Kassenarzt anzuerkennen war. Bei diesem Urteil stützte sich der Zulassungsausschuss auf die Regelungen der neuen Zulassungsordnung. Nach deren § 70 erlosch mit Wirkung vom 7. April 1933 die Kassenzulassung aller »nichtarischen« Ärzte, die bis zum Inkrafttreten der Zulassungsordnung, aus welchen Gründen auch immer, nicht oder nach Unterbrechung nicht wieder als Kassenärzte praktizierten.[259] In seinem zweiten Urteil, in dem der Zulassungsausschuss am 27. Februar 1935 über die vom Reichsschiedsamt zurückverwiesene Streitsache zu befinden hatte, wurde der Antrag Israels auf Ruhen seiner Zulassung ebenfalls und erneut mit der Begründung abgelehnt, er sei seit dem 7. April 1933 kein zugelassener Kassenarzt mehr. Wieder legte Israel Revision ein. Das Gremium, das nun über seinen Fall entschied, war der Reichszulassungsausschuss bei der Reichsstelle der KVD. Es bestand aus dem Vorsitzenden Hans Löllke (1898–?) und den Beisitzern Wilhelm Ludwig Sonnenberg, Karl Haedenkamp und Walter Miemitz von der KVD sowie dem Senatspräsidenten im Reichsversicherungsamt Kühne als vom Reichsarbeitsminister bestellten Beisitzer. Die Revision wurde am 16. April 1935 mit der Begründung abgelehnt, dass Israel tatsächlich zwischen Januar und Juni 1934[260] keine

258 Zulassungsstreitsache Dr. Israel, BArch, R 159/27, S. 2.
259 Vgl. RGBl. I, 1934, S. 1066; Streitsache Dr. Israel, BArch, R 159/54, S. 2.
260 Gemeint war die Zeitspanne zwischen dem 2. Januar 1934, an dem das RAM seiner Beschwerde gegen den Entzug der Kassenzulassung stattgegeben hatte, und dem 1. Juli 1934, an dem die neue Zulassungsordnung in Kraft getreten war.

Kassenpraxis ausgeübt habe, die Urteile des Berliner Zulassungsausschusses demnach anzuerkennen und gültig waren.[261] Mit diesem Entscheid wurde Wilhelm Israel 1935 endgültig die Kassenzulassung entzogen. Im selben Jahr ist er nach London emigriert und war dort ab 1939 als Facharzt (Specialist) niedergelassen. 1947 nahm er die britische Staatsangehörigkeit an. 1959 ist Wilhelm Israel in London gestorben.

Über den Ausschluss jüdischer Kollegen hinaus, zeigen all die getroffenen Maßnahmen und strukturellen Veränderungen, dass mit der Einrichtung der KVD das Bestreben verbunden war, Ärzte in jeder Tätigkeit ihrer Praxis seitens der KVD zu erfassen und ihr zu unterstellen. Die reichsweit zentralisierte Organisation der KVD sollte gleichzeitig auch die Durchsetzungskraft der Ärzteschaft erhöhen. Für sämtliche Träger von Versicherungsleistungen sollte der Einfluss auf die Tätigkeiten von Vertragsärzten, seien es Kassen-, Wohlfahrts- oder Ärzte mit Vertragsbeziehungen zu unterschiedlichen NS-Organisationen, möglichst gering gehalten werden.

Aufbau und Struktur der KVD wurden in § 4 der Satzung »Verfassung und Verwaltung« ausgeführt, § 5 beschrieb den Aufbau von untergeordneten »Verwaltungsstellen« auf Länderebene.

An der Spitze der KVD stand demnach der »Reichsführer der Kassenärztlichen Vereinigung Deutschlands«. Diese Position wurde prinzipiell dem Vorsitzenden des Hartmannbundes übertragen und, wie bereits beschrieben, 1933 vom Führer des NSDÄB, Gerhard Wagner, persönlich übernommen.[262] Als Reichsführer der KVD vertrat er die KVD gerichtlich und außergerichtlich. Er hatte die Stellung eines gesetzlichen Vertreters und war gleichzeitig befugt, als Vertreter des Hartmannbundes, Rechtsgeschäfte abzuschließen. Für besondere Aufgaben oder die Wahrnehmung spezieller Befugnisse konnte er besondere Vertreter bestellen und beauftragen. Optional konnte er auch einen »Führerrat« bilden, der ihn dann zu beraten und zu unterstützen hatte. Über die Zusammensetzung, die Berufung und Abberufung der Mitglieder dieses »Führerrates«, entschied der Reichsführer der KVD allein.[263]

Zur Durchführung der Aufgaben der KVD wurden laut § 5 der Satzung nach Bedarf Landes- oder Provinzstellen sowie Bezirksstellen als so genannte Verwaltungsstellen errichtet. Diese Verwaltungsstellen waren ebenfalls ausschließlich nach dem »Führerprinzip« aufgebaut. Die Leiter der Verwaltungsstellen erhielten die Bezeichnung »Amtsleiter« der KVD und wurden vom Reichsführer der KVD be- und abberufen. Der Reichsführer teilte auch die Bezirke der Verwaltungsstellen ein und regelte die Verteilung der Aufgaben auf die Verwaltungsstellen. Erklärungen der Verwaltungsstellen ergingen ausschließlich im Namen der KVD, sie waren nur verbindlich, wenn sie zu den Geschäften gehörten, die den Verwaltungsstellen zur selbstständigen Erledigung überwiesen worden waren und von der KVD autorisiert waren. Mit der Zustimmung des Reichsleiters konnten die Amtsleiter Befugnisse an

261 Vgl. Streitsache Dr. Israel, BArch, R 159/54, S. 1 f.
262 Vgl. Schwoch, Standespolitik, 2001, S. 106, 108 f.
263 Vgl. Hadrich, Organisationskunde, 1937, S. 268 f.

Grafik Nr. 4: Aufbau der KVD gemäß der Satzung vom 31.10.1933 bzw. 2.11.1933
(an den Beispielen Berlin und Thüringen)

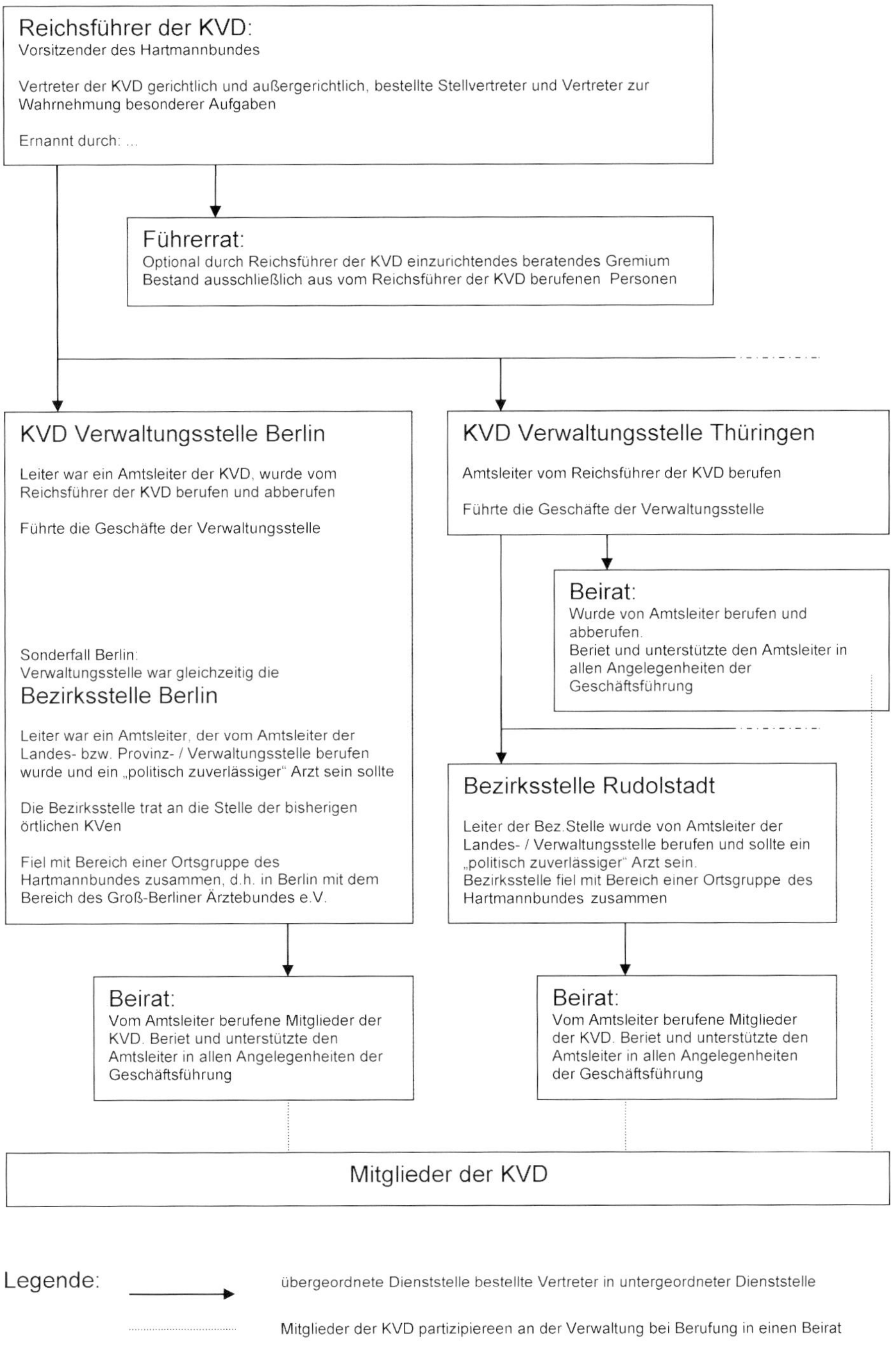

©Grafik Judith Hahn

andere übertragen. Der Reichsführer war immer befugt, Maßnahmen oder Entscheidungen der Verwaltungsstellen aufzuheben oder zu ändern.[264]
Die bisherigen KVen kamen in diesem § 5 der Satzung nicht vor. Erst im letzten Paragraphen, unter §9 »Überleitung«, fanden sie die bereits angedeutete, kurze, aber bemerkenswerte Erwähnung:
»Die Kassenärztliche Vereinigung Deutschlands ist Rechtsnachfolger der Kassenärztlichen Vereinigungen nach § 6 der Vertragsordnung vom 30. Dezember 1931. Die Amtsleiter übernehmen die Geschäfte und das Vermögen der bisherigen Kassenärztlichen Vereinigungen.«[265]
Die bestehenden KVen wurden demnach in die neue KVD integriert, indem sie formal aufgelöst und ihre Aufgaben wie auch ihr Vermögen der KVD als ihrer Rechtsnachfolgerin übertragen wurden. Alle Verträge der bisherigen KVen gingen ebenfalls, »ohne daß es einer Umänderung im Vertrag« bedurfte, auf die KVD über. Aus Sicht der neuen Machthaber und des Reichsführers Wagner bedeutete diese Regelung eine elegante Lösung sowohl zur Besetzung von Schlüsselpositionen mit Anhängern nationalsozialistischer Politik im Bereich des Kassenarztwesens als auch hinsichtlich der Durchsetzung des »Führerprinzips« bis hinunter auf die Ebene der Bezirksstellen. Nicht umsonst hieß es in der Satzung, dass auf Landes- und Bezirksebene »Verwaltungsstellen« »errichtet« werden sollten, ganz so, als hätten noch keinerlei KVen oder die Wirtschaftlichen Abteilung (in Liquidation) des Groß-Berliner Ärztebundes, wie sie in Berlin immer noch bestand, existiert.[266]
Für die KV Berlin bzw. den Groß-Berliner Ärztebund als die zentrale ärztliche Standesorganisation, die mit dem Aufbau der KV Berlin befasst war, hatte diese Regelung die nämliche Konsequenz: Indem die KVD als Rechtsnachfolgerin der KVen eingeführt wurde, erhielt sie das Vermögen der KV Berlin übertragen. So sah es der entsprechende Paragraph über die Auflösung der KV Berlin im Satzungsentwurf von 1932 vor:
»Im Falle der Auflösung der KV. fällt ihr Vermögen an den Groß-Berliner Ärztebund e.V. oder seinen Rechtsnachfolger.«[267]
Ob die Auflösung allerdings tatsächlich nach diesem Satzungsentwurf erfolgte, ist nicht abschließend zu klären. Formal befand sich die Berliner KV noch immer in einem Schwebezustand: Die vor 1932 für die Abrechnung mit den gesetzlichen Kassen zuständige »Wirtschaftliche Abteilung« des Groß-Berliner Ärztebundes befand sich nach wie vor im Zustand der Liquidation. Die 1932 neu zu schaffende

264 Vgl. Hadrich, Organisationskunde, 1937, S. 269.
265 Hadrich, Organisationskunde, 1937, S. 271. Der zitierte § 6 der Vertragsordnung vom 30. Dezember 1931 hatte gelautet: »(1) Die kassenärztliche Vereinigung umfaßt die Kassenärzte ihres Bezirkes; die Mitgliedschaft beginnt spätestens mit der Zulassung, sie endet frühestens mit ihr.
(2) Vorstand der kassenärztlichen Vereinigung ist der Vorstand des örtlichen wirtschaftlichen Verbandes der Ärzte. Der Vorstand führt die Geschäfte. Durch die Satzung kann bestimmt werden, daß neben dem Vorstand für gewisse Geschäfte besondere Vertreter zu bestellen sind.«, RGBl. I, 1932, S. 3.
266 Vgl. Hadrich, Organisationskunde, 1937, S. 271, 273.
267 Berliner Ärzte-Correspondenz 37 (1932), S. 424.

KV Berlin verfügte – nicht zuletzt auf Grund der Ablehnung durch die nationalsozialistische Ärzteschaft – nie über eine gültige Satzung, wurde aber dennoch von den Kommissarischen Leitern des Groß-Berliner Ärztebundes als existent behandelt. Vor diesem Hintergrund, so ist anzunehmen, wählten die neuen Machthaber wohl eine für ihre Zwecke günstige Interpretation der Rechtslage, um die Auflösung der KV Berlin umzusetzen.

Zuständigkeiten der Landesstellen der KVD

Nicht die Satzung selbst, sondern die dazugehörige »Verfügung des Reichsführers der Kassenärztlichen Vereinigung« vom 2. November 1933 mit den Ausführungsbestimmungen zur Satzung der KVD, beschrieb den Aufbau und die Zuständigkeiten der KVD auf der Ebene der regionalen und lokalen Dienststellen genauer.[268] Demnach führte die KVD ihre Aufgaben mit Hilfe von Verwaltungsstellen aus. Die Verwaltungsstellen dienten somit als die eigentlichen Exekutivorgane zur praktischen Umsetzung der kassenärztlichen Standespolitik der KVD. Solche Verwaltungsstellen wurden sowohl auf Länder- bzw. Provinzebene als auch – den Landesstellen untergeordnet – auf Bezirksebene eingerichtet. Diese Gliederung entsprach dem Aufbau des Hartmannbundes, der ebenfalls sowohl in Länder- und Provinzverbände als auch in untergeordnete Ortsgruppen aufgeteilt war. Die Bezirksstellen der KVD fielen, was ihren Geltungsbereich und Sitz betraf, mit denen der zugehörigen Ortsgruppen des Hartmannbundes zusammen. Die Bezirksstellen traten gleichzeitig an die Stelle der bisherigen örtlichen KVen.[269]
Im Vergleich zu Flächenländern wie Thüringen, in denen Sitz und Dienststellen von Länder- und Bezirksverwaltungen tatsächlich an unterschiedlichen Orten eingerichtet wurden, stellte die Gliederung der Verwaltungsstelle Berlin einen Sonderfall dar. Der KVD Landesstelle Berlin waren keine weiteren Bezirksstellen untergeordnet.[270] Dies hatte mit den beschriebenen kassenärztlichen Strukturen in Berlin zu tun. Der Groß-Berliner Ärztebund, der gleichzeitig die Ortsgruppe Gau Groß-Berlin des Hartmannbundes darstellte und damit das Gebiet eines KVD-Bezirkes umschloss, verfügte innerhalb des Hartmannbundes über die Stellung eines Provinzialverbandes. Auch in der KVD wurde das Gebiet des Groß-Berliner Ärztebundes daraufhin sowohl als Bezirks- als auch als Provinzstelle bzw. Landesstelle Berlin behandelt.[271]

268 Vgl. Hadrich, Organisationskunde, 1937, S. 27–283.
269 Vgl. Hadrich, Organisationskunde, 1937, S. 273.
270 Vgl. Grafik Nr. 4.
271 Wie in den Ausführungsbestimmungen betont wurde, sollte die angestrebte Struktur schrittweise eingeführt werden. Anders als in Berlin waren in einzelnen Ländern jedoch eher Zusammenfassungen verschiedener kleiner Ortsgruppen zu einer größeren Bezirksstelle geplant. Die Zielrichtung der Bestimmungen ging insgesamt dahin, nach und nach, entsprechend der örtlichen Verhältnisse, eine einheitliche Organisationsstruktur mit größeren Verwaltungseinheiten zu erreichen. Eine Aufsplitterung bereits vorhandener größerer Verwaltungseinheiten – hier wurde das Beispiel Württemberg genannt – wurde ausdrücklich abgelehnt; vgl. Hadrich, Organisationskunde, 1937, S. 274 f.

So setzte der zum Amtsleiter der Verwaltungsstelle Berlin der KVD bestimmte Heinrich Grote Ende April 1934 zusätzlich einen Amtsleiter für die »Bezirksstelle der KVD Groß-Berlin« ein, die für die Verwaltung desselben Gebietes wie die Landesstelle Berlin zuständig war. Dieses Amt erhielt der Kommissarische Leiter des Groß-Berliner Ärztebundes, Kurt Quandt, übertragen.[272]
Sitz der neu eingerichteten »KVD-Verwaltungsstelle Berlin« wurde die ehemalige Geschäftsstelle der KV Berlin bzw. das Büro des Groß-Berliner Ärztebundes und der Ärztekammer Berlin in der Genthiner Str. 34 im Bezirk Tiergarten.[273] Auch diese Standortwahl war in den Ausführungsbestimmungen festgelegt worden. Im Abschnitt »Die Geschäftsführung – Beziehung zwischen Verwaltungsstelle und Ortsgruppe des Hartmannbundes (Landes- und Provinzialverband des Hartmannbundes)«, wurde das Verhältnis von KVD Landes- bzw. Provinzialstellen und den Landes- und Provinzialverbänden des Hartmannbundes beschrieben.
In der neuen Verwaltungsstelle Berlin stellte, anders als noch bei der geplanten Organisation der KV Berlin 1932, nicht mehr der Vorstand des Groß-Berliner Ärztebundes das Führungspersonal, sondern der Amtsleiter. Zwar sollten nach Möglichkeit – vor allem um »Reibungen« zu vermeiden –, Amtsleiter der KVD und Vorsitzender der Ortsgruppe des Hartmannbundes, d.h. in Berlin des Groß-Berliner Ärztebundes, dieselbe Person sein, dies war aber nicht zwingend vorgeschrieben.[274] Ausdrücklich betonte die Verfügung des Reichsführers der KVD vom 2. November 1933, dass nicht mehr Anweisungen der Vertreter der Ortsgruppen des Hartmannbundes maßgeblich seien, sondern trotz allmählich erfolgender Überleitung der Geschäfte auf die KVD und der gemeinsamen Nutzung des Büros des Groß-Berliner Ärztebundes die Amtsleiter allein das Sagen haben sollten:
»Der H.B. [Hartmannbund, d. Verf.] und seine Gliederungen sind mit allen ihren Einrichtungen bei Bestand geblieben. Die Büros, die Abrechnungsstellen, die Unterstützungseinrichtungen beispielsweise der Ortsgruppen des H.B. bleiben Einrichtungen des H.B. Die Mietverträge der Ortsgruppen bleiben ihre Verträge. Angestellte bleiben Angestellte der Ortsgruppen. Die Überleitung auf die Verwaltungsstellen der K.V.D. erfolgt allmählich. Zur Geschäftsführung bedienen sich die

272 »Verfügung. Auf Grund der Satzung der Kassenärztlichen Vereinigung Deutschlands übertrage ich die im § 8 dieser Satzung enthaltenen Befugnisse des Amtsleiters der Bezirksstelle für Groß-Berlin auf Herrn Dr. Quandt, Berlin W 35, Genthiner Straße 34. Der Amtsleiter [Heinrich Grote, d. Verf.].«; Ärzteblatt für Berlin 39 (1934), S. 129. Im »Führer durch das Medizinische Berlin« von 1937 wurde Quandt auch als Stellvertretender Leiter der Landesstelle der KVD Berlin geführt. Möglicherweise wurden ihm beide Ämter, die Amtsleitung des Bezirkes und die Stellvertretung des Amtsleiter des Landes übertragen; vgl. Berliner Akademie, Führer, 1937, S. 119.

273 Vgl. Ärzteblatt für Berlin 39 (1934), S. 17.

274 Vgl. Hadrich, Organisationskunde, 1937, S. 274, 281. Diese Regelung wich von der zitierten und für die Rechtsnachfolge der KVD gegenüber den KVen herangezogene gesetzliche Grundlage, dem § 6 der Vertragsordnung vom 30. Dezember 1931, ab. Der 2. Absatz dieses Paragraphen lautete: »Vorstand der kassenärztlichen Vereinigung ist der Vorstand des örtlichen wirtschaftlichen Verbandes der Ärzte. Der Vorstand führt die Geschäfte. Durch die Satzung kann bestimmt werden, daß neben dem Vorstand für gewisse Geschäfte besondere Vertreter zu bestellen sind.«; vgl. RGBl. I, 1932, S. 3.

Verwaltungsstellen der Einrichtungen des H.B. Insoweit unterstehen diese auch den Amtsleitern, und zwar unterstehen sie für die Angelegenheiten der Verwaltungsstellen den Amtsleitern ausschließlich. Es ist nicht zulässig, daß hier irgendwelche Eingriffe oder Anweisungen seitens der Organe der Ortsgruppen des H.B. erfolgen. Eine verständnisvolle Fühlung mit den Ortsgruppen ist unerläßlich. Es muß darauf Rücksicht genommen werden, daß auch diese ihre Aufgaben erledigen können. Reibungen werden am ehesten vermieden, wenn der Vorsitzende der Ortsgruppe und der Amtsleiter der Bezirksstelle dieselbe Person ist.«[275]

Als Befähigung zum Amtsleiter war in erster Linie politische Zuverlässigkeit gefragt, aber auch »genügend Sachkenntnis« erforderlich.[276] Der Amtsleiter hatte die Bezirksstellen in Anlehnung an die Ortsgruppen des Hartmannbundes einzurichten und die Amtsleiter der Bezirksstellen zu bestellen. Sowohl auf Landes- bzw. Provinzebene als auch auf Bezirksebene sollten die Amtsleiter Beiräte bestellen, die beratende und unterstützende Funktionen bei der Geschäftsführung übernahmen. Die Beiräte sollten möglichst klein gehalten werden, ihre Mitglieder Ärzte sein, die über fachliche Eignung verfügten, möglichst bisher schon standespolitisch tätig waren und mit dem Kassenarztrecht, mit den Beziehungen zu den Ersatzkassen, mit der Versorgung der Kriegsbeschädigten und mit dem Prüfungs- und Abrechnungswesen vertraut waren.[277] Was bei der KV Berlin noch 1932 gewählte Mitglieder der Prüfungsausschüsse, des Ausschusses und des Vorstandes leisten sollten, wurde nun von Mitgliedern oder Angestellten der KVD ausgeführt, die nicht durch einen demokratischen Prozess legitimiert, sondern von oben eingesetzt worden waren. Dem Gedanken des »Führerprinzips« folgend, wurden die Amtsleiter gleichwohl, wie zuvor die Mitgliederversammlung, der Ausschuss und der Vorstand der KV Berlin, als »Organe« der KVD bezeichnet.[278] Das bei der KV Berlin fein ausbalancierte Gleichgewicht der Kräfte, bei dem jedem ausführenden Organ ein unabhängiges Kontrollorgan gegenüberstand, fand beim Aufbau der neuen KVD Landesstelle Berlin keine Berücksichtigung mehr. Die Amtsleiter hatten mit Hilfe der Verwaltungsstellen »dem einheitlichen Willen der KVD« zu »dienen«, der »Wille des Reichsführers« war dem Willen der KVD gleichzusetzen und allein maßgebend. Der Reichsführer Wagner »verkörperte« den Willen der KVD. Die Amtsleiter hatten diesen »durch unbedingte Unterordnung« in die Tat umzusetzen. Dabei galten, streng hierarchisch, Anordnungen der Amtsleiter der Landes- bzw. Provinzstellen mehr als solche der Bezirksstellen. Eine Kontrolle war nicht mehr vorgesehen.[279]

Entsprechend dieses »Führergedankens« besaßen die Verwaltungsstellen als ausführende Stellen keine eigene Rechtspersönlichkeit, mit der sie die Angelegen-

275 Hadrich, Organisationskunde, 1937, S. 281.
276 Vgl. Hadrich, Organisationskunde, 1937, S. 274.
277 Vgl. Hadrich, Organisationskunde, 1937, S. 274–275, 281.
278 Vgl. Hadrich, Organisationskunde, 1937, S. 276.
279 Vgl. Hadrich, Organisationskunde, 1937, S. 276.

heiten der KVD auf Landes- und Bezirksebene hätten vertreten können. Alle Mittel und allen Besitz verwalteten sie treuhänderisch für die KVD, die Amtsleiter bedurften bei allen Handlungen und Erklärungen der Genehmigung des Reichsführers der KVD. Aus seinem grundsätzlich geltenden, absoluten Führungsanspruch heraus übertrug der Reichsführer der KVD den Verwaltungsstellen – jederzeit widerrufbare – Geschäftsbefugnisse zur selbstständigen Erledigung.[280] Diese Befugnisse, in neun Punkten aufgezählt, umfassten die eigentlichen Aufgaben der Verwaltungsstellen der KVD, also auch der KVD Landesstelle Berlin:

»1. Die Erfüllung sämtlicher bestehender Verträge.
2. Die Durchführung des Prüfungswesens, einschließlich der Bestellung von Prüfungsausschüssen.
3. Die Abrechnung und Honorarverteilung.
4. Die Durchführung des Schiedsgerichtswesens.
5. Die Maßregelungen gemäß § 8 der Satzung der K.V.D.
6. Alle sonstigen Verfahren und Aufgaben, die sich aus dem Kassenarztrecht ergeben.
7. Den Abschluß von neuen Gesamtverträgen. Die Amtsleiter der Landes- oder Provinzstellen können anordnen, daß die Bezirksstellen zum Abschluß eines Gesamtvertrages ihre Genehmigung einzuholen haben.
8. Den Abschluß von neuen Verträgen über ärztliche Versorgung, z. B. in der Fürsorge, vorausgesetzt, daß der Vertrag die freie Arztwahl sicherstellt. Auch hier können die Amtsleiter der Landes- oder Provinzstellen anordnen, daß Bezirksstellen zum Abschluß dieser Verträge ihre Genehmigung einholen.
9. Die nach der Verordnung über die Zulassung von Ärzten zur Tätigkeit bei den Krankenkassen vom 22. April 1933 (Ärztliche Mitteilungen vom 29. April 1933, Nr. 17, S. 374) abzugebende Erklärung für die Beendigung der Zulassung nichtarischer und kommunistischer Ärzte zur Tätigkeit bei den Krankenkassen.«[281]

Die meisten Aufgaben der KVD Landesstelle Berlin blieben damit grundsätzlich dieselben, wie sie zuvor für die KV Berlin vorgesehen waren.[282] Dazu gehörten die Punkte 1 bis 3, die Erfüllung der Verträge, das Prüfungswesen und die Honorarverteilung. Ob das unter Punkt 4 aufgelistete Schiedsgerichtswesen in derselben Form bereits in der KV Berlin praktiziert werden sollte, konnte nicht abschließend geklärt werden.[283] In jedem Fall aber war schon im Satzungsentwurf der KV Berlin geregelt, in welcher Weise Disziplinarverfahren gegen Kassenmitglieder stattfinden

280 Vgl. Hadrich, Organisationskunde, 1937, S. 277.

281 Hadrich, Organisationskunde, 1937, S. 277 f.

282 Über die »bisherigen Kassenärztlichen Vereinigungen« hieß es darin: »Alle Aufgaben und Befugnisse, Rechte und Pflichten der bisherigen Kassenärztlichen Vereinigungen sind auf die K.V.D. übergegangen.« Hadrich, Organisationskunde, 1937, S. 282.

283 Die Möglichkeit für KVen, ein Schiedsgericht zu berufen, war in den Ausführungsbestimmungen zur Notverordnung vom 8. Dezember 1931 bereits verankert; vgl. Ausführungs- und Überleitungsbestimmungen über das kassenärztliche Dienstverhältnis. Vom 30. Dezember 1931, RGBl. I, 1932, S. 2-12, S. 6. Vgl. auch: BArch, R 3901/5068, Bl. 135.

sollten. Die Durchführung der Punkte 6 und 7, die Geschäftsführung und der Abschluss von neuen Gesamtverträgen, war ein gewichtiger Grund für die Gründung der KVen gewesen, diese Aufgaben hatten damit zu den vornehmsten Tätigkeitsfeldern der KV Berlin gezählt.
Punkt 8, der Abschluss von Verträgen im Bereich der öffentlichen Fürsorge etc., war bis dahin in die Zuständigkeit des Groß-Berliner Ärztebundes gefallen. Hier lag also eine Ausdehnung der Befugnisse der neuen Verwaltungsstelle gegenüber den Aufgaben der geplanten KV Berlin vor.[284] Vor dem Hintergrund der angestrebten Verschmelzung der KVD mit den standespolitischen Institutionen des Hartmannbundes beurteilt, stellte diese Ausdehnung der Kompetenzen allerdings eine logische Konsequenz dar. Punkt 9 schließlich beinhaltete Aufgaben, die völlig neu hinzukamen. Die Aufgabe des Ausschlusses kommunistischer und jüdischer Kollegen aus der Kassenarzttätigkeit durch den bereits beschriebenen Entzug der Zulassung gehörte zu jenen Neuerungen, die im Sinne der nationalsozialistischen (Rassen-) Politik durchgeführt wurden bzw. der politischen »Gleichschaltung« aller Kassenärzte diente.
Bei der Durchführung ihrer Aufgaben waren die Amtsleiter nicht, dies wurde in der genannten Verfügung wiederholt betont, an ältere Beschlüsse von Vorständen oder Mitgliederversammlungen der Ortsgruppen des Hartmannbundes bzw. des Groß-Berliner Ärztebundes gebunden, auch nicht was das Prüfungswesen oder die Honorarverteilung anging. Für Amtsleiter der Verwaltungsstellen waren ausschließlich Anordnungen des Reichsführers der KVD verbindlich.[285]
Auf welche Weise genau die angestrebte, »allmähliche« Überführung der Geschäfte der KVen auf die KVD erfolgen konnte, ist für Berlin am Umgang der neuen Machthaber mit dem Groß-Berliner Ärztebund ablesbar.[286] Die gegenüber dem Hartmannbund relativ starke Stellung des Groß-Berliner Ärztebundes bis 1933 sowie die organisatorische Verknüpfung mit der KV Berlin machten es im Zuge der »Gleichschaltung« erforderlich, das Verhältnis von KVD zu Groß-Berliner Ärztebund grundsätzlich neu zu regeln.[287] Was also wurde aus dem Groß-Berliner Ärztebund, nachdem die Nationalsozialisten Martin Claus, Kurt Quandt und Erwin Villain am 1. April 1933 mit dessen Kommissarischer Leitung betraut worden waren?

284 So lehnte der erweiterte Ausschuss des Groß-Berliner Ärztebundes in seiner Sitzung vom 8. April 1932 beispielsweise den Entwurf eines Vertrages mit der Stadt Berlin über die ärztliche Versorgung der Wohlfahrtspfleglinge ab; vgl. Berliner Ärzte-Correspondenz 37 (1932), S. 156.

285 Vgl. Hadrich, Organisationskunde, 1937, S. 278.

286 Vgl. Hadrich, Organisationskunde, 1937, S. 282.

287 Wie bereits ausgeführt wurde, lautete der Paragraph zur Übernahme der Geschäfte und des Vermögens der KV Berlin gemäß des Satzungsentwurfes von 1932: »Im Falle der Auflösung der KV. fällt ihr Vermögen an den Groß-Berliner Ärztebund e.V. oder seinen Rechtsnachfolger.«, Berliner Ärzte-Correspondenz 37 (1932), S. 424.

Entmachtung und endgültige Auflösung des Groß-Berliner Ärztebundes

Wie bereits angedeutet wurde, lösten die neuen Machthaber den Groß-Berliner Ärztebund nicht sofort auf. Vielmehr beraubten sie ihn zunächst seiner Bedeutung für die Berliner Standespolitik, indem sie ihn in Umkehrung der Kräfteverhältnisse der Jahre vor 1933 zu einem Anhängsel der KV Berlin degradierten, um ihn Ende 1934 schließlich endgültig von jeder kassenärztlichen Verwaltungsfunktion zu entbinden. Dazu bedurfte es nichts weiter als zweier Satzungsänderungen.

Um die erste Satzungsänderung durchzuführen, teilte Kurt Quandt, der als Schriftführer des Groß-Berliner Ärztebundes auftrat, in seiner Einladung zur Mitgliederversammlung für den 30. Januar 1934 unter Berufung auf ein Urteil des Landgerichts in Berlin vom 19. Oktober 1933 mit, dass der Groß-Berliner Ärztebund sich in einem satzungslosen Zustand befände, den es zu ändern gälte. Das Urteil des Landgerichts, über das nichts weiter bekannt ist, bezog sich nach Angaben Quandts auf eine Mitgliederversammlung des Groß-Berliner Ärztebundes vom 22. Dezember 1931 und stellte fest, dass die dabei gefassten satzungsändernden Beschlüsse und der Beschluss über die Annahme einer Wahlordnung ungültig seien. Dadurch, so Quandt, seien wesentliche Teile der geltenden Satzung, u.a. die Bestimmungen über die Zahlung von Entschädigungen und die Sterbekasse, außer Kraft getreten.[288] Zusammen mit der Einladung veröffentlichte das Ärzteblatt für Berlin[289] im Januar 1934 einen Satzungsentwurf, der bei der angekündigten Mitgliederversammlung beschlossen werden sollte.[290] Über den Verlauf der Versammlung selbst liegen keine Unterlagen vor; ob oder wie die Satzung zur Abstimmung gebracht wurde, bleibt daher unklar. Möglicherweise fand keine Versammlung statt. Jedenfalls wurde eine Mitgliederversammlung, die im Berliner Ärzteblatt für Berlin für den 17. Februar 1934 angekündigt war, noch am 10. Februar seitens des Schriftführers Quandt ohne Angabe von Gründen abgesagt.[291] Anhand des Entwurfstextes der Satzung vom Januar 1934 lässt sich aber die Zielrichtung im Handeln des neuen Vorstandes beurteilen, die in einer planvollen Entmachtung des Groß-Berliner Ärztebundes bestand.

Der Entwurf veränderte den Charakter des Groß-Berliner Ärztebundes grundlegend, alle demokratischen Elemente der Mitbestimmung und der wechselseitigen Kontrolle von Ausschüssen und Vorstand wurden abgeschafft. Stattdessen führte der Entwurf eine zweiteilige Gliederung im Sinne des »Führerprinzips« ein, die einen mit umfassenden Vollmachten ausgestatteten »Bundesführer« an der Spitze des Vereins einerseits und eine rechtlose Mitgliederversammlung andererseits vorsah.

288 Vgl. Ärzteblatt für Berlin 39 (1934), S. 19.

289 Das zentrale Organ der ärztlichen Standespolitik in Berlin, die »Berliner Ärzte-Correspondenz«, war ab Januar 1934 in »Ärzteblatt für Berlin« umbenannt worden. Vgl. auch Kiessling, Unger, 1999, S. 39-48, 133-145.

290 Vgl. Ärzteblatt für Berlin 39 (1934), S. 19 f.

291 Vgl. Ärzteblatt für Berlin 39 (1934), Nr. 5, S. 41.

Grafik Nr. 5: Aufbau des Groß-Berliner Ärztebundes E.V. nach der Errichtung der KVD im August 1933 – Satzungsentwurf von Januar 1934

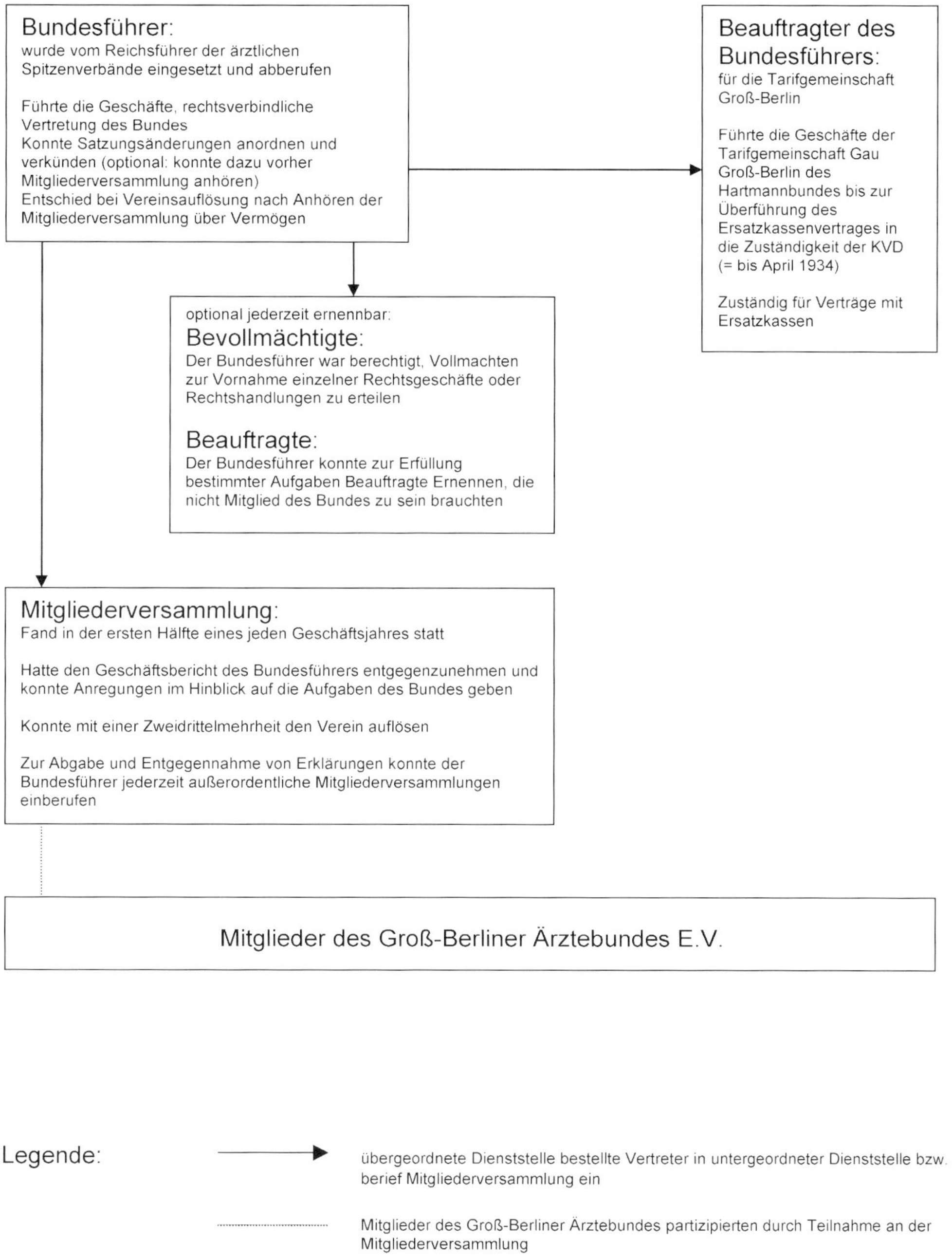

©Grafik Judith Hahn

Der »Bundesführer« wurde nicht mehr gewählt, sondern vom Reichsführer, d.h. von oben, eingesetzt. Er konnte »notwendige Satzungsänderungen anordnen und verkünden«. Die Anhörung der Mitgliederversammlung war hierbei möglich, jedoch nicht mehr zwingend erforderlich.[292] Insgesamt war in der Satzung von Wahlen, wie Gruppenwahlen in den Bezirken, oder von Einspruchsrechten der Mitglieder und der Mitgliederversammlung gegenüber dem Bundesführer keine Rede mehr. Der Reichsführer der ärztlichen Spitzenverbände, Gerhard Wagner, erhielt demgegenüber das Recht, den Groß-Berliner Ärztebund jederzeit aufzulösen.[293] Zusätzlich wurde der Vereinszweck deutlich verändert. Von acht Punkten, die laut Satzungsentwurf von 1932 als Ziele und Zwecke des Groß-Berliner Ärztebundes definiert worden waren, strich der Entwurf von Januar 1934 kurzerhand und ersatzlos drei zentrale Aufgaben. Bei weiteren zwei der fünf verbliebenen Vereinsziele sah der neue Satzungsentwurf zusätzliche Änderungen vor.[294] Von der Streichung betroffen waren insbesondere die kassenärztlichen Zuständigkeiten: Der »Abschluß und die Durchführung von Mantelverträgen mit den reichsgesetzlichen Kassen«, der »Abschluß und die Durchführung von Verträgen mit anderen Einrichtungen zur Beschaffung ärztlicher Versorgung« und die Aufgabe, »für die gerechte Beteiligung aller Berliner Ärzte an der ärztlichen Versorgung der Bevölkerung auf der Grundlage der organisierten freien Arztwahl« zu sorgen.[295] Eine Abänderung erfuhren die Vereinszwecke über »die Wahrnehmung der Berufsinteressen der Berliner Ärzteschaft in wirtschaftlicher, sozialer und ethischer Beziehung« und »die Pflege kollegialer Gesinnung«, wie noch 1932 formuliert worden war.[296] Was die »Wahrnehmung der Berufsinteressen« angeht, so wurde die Präzisierung »in wirtschaftlicher, sozialer und ethischer Beziehung« 1934 fallengelassen. Die »Pflege kollegialer Gesinnung« dagegen ergänzte der neue Entwurf mit dem Zusatz: »und die Durchführung der Anordnungen des Reichsführers«.[297] Unberührt blieben in dem neuen Satzungsentwurf lediglich die Vereinszwecke: »Durchführung der von den ärztlichen Spitzenverbänden getroffenen Abkommen allgemeiner Art«, »die Teilnahme und Mitwirkung an allen Fragen der Volksgesundheit« sowie »Maßnahmen zum wirtschaftlichen Schutz der Mitglieder und ihrer Hinterbliebenen.«[298] Dass diese Satzung von Januar 1934 bei der Verdrängung des Groß-Berliner Ärztebundes in die vollständige kassenärztliche und standespolitische Bedeutungslosigkeit nur eine Übergangslösung darstellen sollte, macht insbesondere der § 11 des Entwurfes über die »Vertragsärztliche Tätigkeit« des Vereins deutlich. Dieser Paragraph lautete:

292 Vgl. Ärzteblatt für Berlin 39 (1934), S. 19 f.
293 Vgl. Ärzteblatt für Berlin 39 (1934), S. 20.
294 Vgl. Berliner Ärzte-Correspondenz 37 (1932), S. 427 sowie Ärzteblatt für Berlin 39 (1934), S. 19.
295 Vgl. Berliner Ärzte-Correspondenz 37 (1932), S. 427 sowie Ärzteblatt für Berlin 39 (1934), S. 19.
296 Vgl. Berliner Ärzte-Correspondenz 37 (1932), S. 427.
297 Vgl. Ärzteblatt für Berlin 39 (1934), S. 19.
298 Berliner Ärzte-Correspondenz 37 (1932), S. 427 sowie Ärzteblatt für Berlin 39 (1934), S. 19 f.

»Die allein berufene Vertretung der deutschen Ärzteschaft bei der Regelung der ärztlichen Versorgung ist die Kassenärztliche Vereinigung Deutschlands. Die Bundesmitglieder sind aber verpflichtet, alle Verträge über ärztliche Tätigkeit mit Behörden, reichsgesetzlichen Versicherungsträgern, Vereinigungen und Unternehmungen, soweit nicht ein für den Groß-Berliner Ärztebund maßgebendes oder von ihm selbst abgeschlossenes oder anerkanntes Tarifabkommen maßgebend ist, vor ihrem Abschluß dem Bundesführer oder einem von ihm Beauftragten zur Genehmigung vorzulegen.
Bis zur Überführung des Ersatzkassenvertrages in die Zuständigkeit der KVD ist den Mitgliedern des Groß-Berliner Ärztebundes die Tätigkeit für Ersatzkassen auf Grund von zentral abgeschlossenen Verträgen mit dem Verbande der Ärzte Deutschlands (Hartmannbund) nur als Mitglied der Tarifgemeinschaft Groß-Berlin des Verbandes der Ärzte Deutschlands (Hartmannbund) gestattet.
Die Mitglieder, die sich zur Ausübung der kassenärztlichen Praxis bei den mit dem Hartmannbund im Vertragsverhältnis stehenden Kassen bereit erklären, werden zur ›Tarifgemeinschaft Groß-Berlin‹ zusammengeschlossen.
Die Geschäfte der Tarifgemeinschaft führt ein vom Bundesführer Beauftragter.«[299]
Wie bereits der erste Absatz zeigt, stellte der § 11 zunächst unmissverständlich den Alleinvertretungsanspruch der KVD über alle kassenärztlichen Belange im Reich und bezogen auf Berlin besonders gegenüber dem Groß-Berliner Ärztebund heraus. Was die Zuständigkeit der KVD über die Verträge mit den Ersatzkassen angeht, mussten Anfang 1934 jedoch noch Übergangsbestimmungen getroffen werden. Hierzu wurden die laut Satzung des Groß-Berliner Ärztebundes von 1925 geltenden Bestimmungen über die Zugehörigkeit von Berliner Ärzten zur Tarifgemeinschaft Groß-Berlin befristet beibehalten.[300] Diese Regelung sollte allerdings, wie der zitierte zweite Absatz zeigt, nur solange Bestand haben, bis auch die Zuständigkeiten hinsichtlich der Ersatzkassen vom Hartmannbund auf die KVD übertragen worden waren. Ende März 1934 war dies geschehen. Ab 1. April 1934 hatten sich Berliner Ärzte, die für Ersatzkassen tätig werden wollten, an die Bezirks- bzw. Landesstelle Berlin der KVD zu wenden, die Tarifgemeinschaft Groß-Berlin spielte keine Rolle mehr.[301] Neben der Befristung selbst sorgte die Übernahme der Geschäftsführung der Tarifgemeinschaft durch einen vom Bundesführer »Beauftragten« bereits für eine Übertragung auch der letzten beim Groß-Berliner Ärztebund (bzw. der Ortsgruppe Berlin des Hartmannbundes) noch verbliebenen kassenärztlichen Zuständigkeiten auf Vertreter der neuen KVD bzw. deren Landesstelle Berlin.
Mit Hilfe der Umformulierung der Vereinszwecke, der Neugliederung des Groß-Berliner Ärztebundes nach dem »Führerprinzip« und mit Hilfe der letztgenannten Übergangsregelungen zur Verwaltung der Ersatzkassenverträge, hatte der Groß-

---

299 Ärzteblatt für Berlin 39 (1934), S. 20.
300 Vgl. Berliner Ärzte-Correspondenz 30 (1925), S. 429.
301 Vgl. Ärzteblatt für Berlin 39 (1934), S. 97.

Berliner Ärztebund bereits im Januar 1934 alle wichtigen standespolitischen Funktionen für die Berliner Ärzteschaft verloren. Damit nicht genug, beinhaltete die zweite, am 12. Oktober 1934 verabschiedete Satzungsänderung eine zusätzliche Modifikation der Vereinsstruktur, die dem Bundesführer weitere Befugnisse zuwies und der Mitgliederversammlung jede Funktion nahm.[302]

Zu der satzungsändernden Mitgliederversammlung des Groß-Berliner Ärztebundes am 12. Oktober 1934 luden Claus und Quandt als Vertreter des Groß-Berliner Ärztebundes ein. Quandt trat als Vorsitzender auf, welche Funktion Claus ausübte, bleibt unklar. Wie bereits im Januar 1934 geschehen, so wurde auch diesmal wieder zusammen mit der Einladung ein Entwurf der zu beschließenden Satzung im Ärzteblatt für Berlin abgedruckt.[303] Über die Versammlung wurde ein Sitzungsbericht veröffentlicht, aus dem hervorgeht, dass diese Satzung entsprechend des Entwurfs in Kraft trat.[304] Wie der Bericht außerdem deutlich macht, fand über die Satzung keine wirkliche Abstimmung statt. Vielmehr verlas Quandt die Änderungen, »denen ebenfalls mit Beifall zugestimmt wurde«.[305] Aus der Mitgliederversammlung als zentralem Kontrollorgan des Groß-Berliner Ärztebundes war demnach bereits zu diesem Zeitpunkt ein gegenüber dem Bundesführer passives, rechtloses Publikum geworden, dessen einzige Willensäußerung in der Akklamation bestand.

Die Satzung vom Oktober 1934 führte die »Gleichschaltung« des Groß-Berliner Ärztebundes zum Abschluss. Sie beinhaltete eine erneute Einschränkung der Vereinsziele. Von den ursprünglich acht Vereinszielen, die bereits im Januar 1934 auf fünf reduziert worden waren, blieb ein einziges Ziel übrig: Der Groß-Berliner Ärztebund »bezweckt die Wahrnehmung der Berufsinteressen der Berliner Ärzteschaft«.[306] Der im Januar 1934 noch beibehaltene und veränderte § 11 über die »kassenärztlichen Tätigkeiten«, kam in dieser Satzung nicht mehr vor. Auf Grund zusätzlicher Einschränkungen hinsichtlich der Funktion der Mitgliederversammlung taugte der Groß-Berliner Ärztebund nicht einmal mehr als Forum der öffentlichen Meinungsbildung und des beruflichen Austausches unter Berliner Ärzten. Laut Satzung vom Oktober 1934 brauchte der Bundesführer des Groß-Berliner Ärztebundes, also Quandt, die Mitgliederversammlung nicht mehr in regelmäßigen Abständen (bis dahin wenigstens einmal jährlich) einzuberufen. Ebensowenig musste er die Mitglieder, beispielsweise anhand eines Geschäftsberichts, über wesentliche Fragen des Vereinslebens informieren.[307] Wie die Durchsicht des Berliner Ärzteblattes ergeben hat, fand auch tatsächlich keine Mitgliederversammlung mehr statt. Die hieran ablesbare und mit Erfolg durchgeführte, völlige Zerschlagung einer bis 1933 rege gepflegten ärztlich-standespolitischen Diskussionskultur in Berlin zeigt sich daneben auch in der Stellung, die der Bundesführer gemäß der neuen

302 Vgl. Ärzteblatt für Berlin 39 (1934), S. 308 f., 338.
303 Vgl. Ärzteblatt für Berlin 39 (1934), S. 308 f., 338.
304 Vgl. Ärzteblatt für Berlin 39 (1934), S. 338.
305 Vgl. Ärzteblatt für Berlin 39 (1934), S. 338.
306 Vgl. Ärzteblatt für Berlin 39 (1934), S. 308.
307 Vgl. Ärzteblatt für Berlin 39 (1934), S. 308.

Grafik Nr. 6: Aufbau des Groß-Berliner Ärztebundes E.V. nach der Errichtung der KVD im August 1933 – Satzung vom Oktober 1934

Bundesführer:
war personengleich mit dem jeweiligen Amtsleiter der KVD, Provinzstelle Berlin
Er war nur dem Reichsärzteführer verantwortlich

führte die Geschäfte, verwaltete das Vereinsvermögen, rechtsverbindliche Vertretung des Bundes
berief die Mitgliederversammlung ein

konnte mit Zustimmung des Reichsärzteführers Satzungsänderungen anordnen und verkünden

entschied mit Zustimmung des Reichsärzteführers über Vereinsauflösung und Verwendung des Vermögens

optional jederzeit ernennbar:

Bevollmächtigte:
Der Bundesführer war berechtigt, Vollmachten zur Vornahme einzelner Rechtsgeschäfte zu erteilen

Beirat:
Der Bundesführer konnte zu seiner Unterstützung einen Beirat berufen

Mitgliederversammlung:
Der Bundesführer konnte jederzeit eine Mitgliederversammlung einberufen
Die Einladung musste unter Bekanntgabe der Tagesordnung mindestens 1 Woche vorher im Ärzteblatt für Berlin stattfinden

Im besonderen Falle konnte die Einberufung auch auf anderem Wege und innerhalb kürzerer Frist erfolgen

Mitglieder des Groß-Berliner Ärztebundes E.V.

Legende:

→ übergeordnete Dienststelle bestellte Vertreter in untergeordneter Dienststelle bzw. berief Mitgliederversammlung ein

········ Mitglieder des Groß-Berliner Ärztebundes partizipierten durch Teilnahme an der Mitgliederversammlung

Satzung vom Oktober 1934 im Groß-Berliner Ärztebund erhielt. Das »Führerprinzip« wurde in noch stärkerer Weise festgeschrieben: Der Bundesführer allein verwaltete die Mittel des Bundes und verfügte über sie. Hierzu konnte er zu seiner Unterstützung einen Beirat berufen. Ohne Anhören der Mitgliederversammlung, jedoch nur mit Zustimmung Wagners konnte der Bundesführer Quandt Satzungsänderungen anordnen und verkünden, den Verein auflösen und über die Verwendung dessen Vermögens entscheiden.[308]
Auf ein wichtiges Detail in dieser Satzung ist abschließend noch einzugehen. Es lautet: »Der Bundesführer ist personengleich mit dem jeweiligen Amtsleiter der Kassenärztlichen Vereinigung Deutschlands, Provinzstelle Berlin«.[309] Damit war die Umkehrung der bis 1933 vorherrschenden Kräfteverhältnisse zwischen Groß-Berliner Ärztebund und Hartmannbund bzw. der KV Berlin und deren Rechtsnachfolgerin, der Provinzstelle Berlin der KVD, vollzogen. Folgerichtig wurde in einer amtlichen Veröffentlichung 1935 Heinrich Grote als Vorsitzender des Groß-Berliner Ärztebundes genannt.[310] Um die Frage nach der genauen Absicht, die sich hinter dieser Regelung verbarg, zu beantworten, lohnt zunächst der Blick in die »Verfügung des Reichsführers der Kassenärztlichen Vereinigung« vom 2. November 1933. Wie bereits erwähnt, heißt es darin, dass mit einer solchen Personalunion »Reibungen« zwischen den Ortsgruppen des Hartmannbundes bzw. dem Groß-Berliner Ärztebund und der örtlichen Kassenärztlichen Verwaltungsstelle der KVD, die sich zudem ein Büro teilten, vermieden werden sollten.[311] Darüber hinaus zeigen zwei Anordnungen des Amtsleiters der Landesstelle Berlin der KVD aus dem Jahre 1935, dass diese Personalunion für die neuen Machthaber noch in weiterer Hinsicht von Nutzen war. Die erste Anordnung betraf die »Rechtsschutzstelle des Groß-Berliner Ärztebundes E.V.«, einen dem Groß-Berliner Ärztebund angeschlossenen Verein, dessen Zweck in der »Einziehung unsicherer Forderungen« Berliner Ärzte bestand.[312] Diese Rechtsschutzstelle trennte der Amtsleiter der KVD, Landesstelle Berlin, mit Wirkung vom 1. Mai 1935 vom Groß-Berliner Ärztebund ab und überführte sie als besondere Abteilung in den Arbeitsbereich der Ärztlichen Verrechnungsstelle Berlin e.V.[313] Ebenfalls im Mai 1935 erfolgte die Übertragung des Sterbe-

308 Vgl. Ärzteblatt für Berlin 39 (1934), S. 308 f.
309 Ärzteblatt für Berlin 39 (1934), S. 308.
310 Vgl. Berliner Akademie, Führer, 1935, S. 121; Berliner Akademie, Führer, 1936, S. 120.
311 Hadrich, Organisationskunde, 1937, S. 281.
312 Vgl. Ärzteblatt für Berlin 39 (1934) Nr. 35, S. VIII.
313 Vgl. Ärzteblatt für Berlin 40 (1935), S. 147, 151. Auf der S. 146 heißt es dort: »Bald nach Gründung der Verrechnungsstellen für die Privatpraxis vor nahezu 10 Jahren setzte das Bestreben ein, die in Berlin gegründeten drei alten Verrechnungsstellen zusammenzufassen. […] Nach der Machtergreifung im Jahre 1933 wurden die Bestrebungen auf Verschmelzung wieder aufgenommen. […] Zwei von den damals gegründeten Verrechnungsstellen, nämlich die Ärztliche Verrechnungsstelle Berlin E.V. und die Buchhalterei für Deutsche Ärzte E.V., früher Ärztliche Verrechnungsstelle für die südwestlichen Vororte von Berlin und Umgegend, haben sich entschlossen, ihre Büros am 1. Mai d. Js. unter einheitlicher Geschäftsführung räumlich zusammenzulegen, um auf diese Weise die Versuche auf Vereinfachung der ganzen Geschäftsgebarung zum Zwecke der späteren Verschmelzung fortzu-

geldfonds der Wirtschaftlichen Abteilung des Groß-Berliner Ärztebundes (in Liquidation) auf die KVD, Verwaltungsstelle Berlin.[314] Der Amtsleiter verfügte, dass dieser Fonds – mit der Maßgabe, ihn lediglich für die Zwecke zu verwenden, für die er angelegt war –, in den Sozialfonds der KVD Verwaltungsstelle Berlin, einzuspeisen sei. Über die Verwendung der Mittel, d. h. über die Gewährung von Sterbegeld und über die jeweilige Höhe der Zuwendung, entschied von nun an allein der Amtsleiter.[315] Wie diese Beispiele zeigen, bedurfte es neben der Satzungsänderung verschiedener kleinerer Maßnahmen der neuen Machthaber, um alle Verbindlichkeiten, Aufgaben und Leistungen, die der Groß-Berliner Ärztebund mit seinen Unterorganisationen bis 1933 erfüllt hatte, auf die neue Organisation der KVD Landesstelle Berlin zu übertragen. Auch um in diesen Dingen einen »reibungslosen« Übergang zu schaffen, bot sich die genannte Personalunion als elegante Lösung an. Was die weitere Existenz des Groß-Berliner Ärztebundes angeht, so fand er endgültig mit Inkrafttreten der RÄO am 1. April 1936 sein Ende. § 87 der RÄO bestimmte ausdrücklich die Auflösung des Hartmannbundes mit seinen Untergliederungen – zu denen der Groß-Berliner Ärztebund nun zählte.[316]

Gründung des nationalsozialistischen »Bundes der deutschen Ärzte Berlins«

Nicht zuletzt um für die neuen Strukturen und Personen nach der »Gleichschaltung« und Umgestaltung der Standesvereinigungen eine Legitimationsbasis unter den Berliner Ärzten zu schaffen, war bereits am 1. April 1933 die Gründung eines neuen Ärztebundes in Berlin verkündet worden. Dieser sollte das nationalsozialistische Äquivalent zum Groß-Berliner Ärztebund darstellen. Dies macht bereits sein Dienstsitz deutlich, der sich bis 1936 im »Berliner Ärztehaus« und damit am Standort des Groß-Berliner Ärztebundes und der Berliner Verwaltungsstelle der KVD befand.[317]

---

setzen. Auch auf dem Gebiete des ärztlichen Rechtsschutzes ist der Anfang zu einer Zusammenlegung gemacht worden. Die Rechtsschutzstelle des Groß-Berliner-Ärztebundes löst sich mit dem 1. Mai 1935 auf und gliedert sich der Ärztlichen Verrechnungsstelle Berlin E.V. als besondere selbstständige Abteilung an. Diese räumliche Zusammenfassung der drei genannten Organisationen ist insofern von besonderer Bedeutung, als damit zu rechnen ist, daß den Verrechnungsstellen neue wichtige Aufgaben in Zukunft zufallen werden.«

314 Vgl. Ärzteblatt für Berlin 40 (1935), S. 176.

315 Vgl. Ärzteblatt für Berlin 40 (1935), S. 176.

316 Vgl. Ärzteblatt für Berlin 41 (1936), S. 412 f. sowie § 87 der Reichsärzteordnung, in: Hadrich, Organisationskunde, 1937, S. 430. Ausführlich zu den Bestimmungen der Reichsärzteordnung; vgl. Kapitel 6.

317 Bis 1936 wurde der »Bund der deutschen Ärzte Berlins« neben dem Groß-Berliner Ärztebund, der Verwaltungsstelle Groß-Berlin der KVD und der Ärztekammer für Berlin als »Dienststelle im Berliner Ärztehaus« geführt. Danach befand sich die Geschäftsstelle des Bundes in Berlin-Tempelhof, Luise Henriettestr. 1/2; vgl. Berliner Akademie, Führer, 1935, S. 212; Berliner Akademie, Führer, 1936, S. 120, Berliner Akademie, Führer, 1937, S. 119.

Mitglied des »Bundes der deutschen Ärzte Berlins« konnten alle »deutschen« und damit nur nichtjüdischen Ärztinnen und Ärzte in Berlin werden, die »in nationaler Gesinnung und mit freudigem Herzen diesen Staat bejah[t]en«.[318] Die Organisation dieses Bundes entsprach weitgehend der durch den Groß-Berliner Ärztebund etablierten Bezirkseinteilung und sah eine Aufteilung der Berliner Ärzte in 15 Gruppen vor. Als »Bundesführer« agierte Kurt Quandt. Zu ersten »Gruppenführern« wurden ernannt:[319]

Gruppe I (Mitte):	Alfred Mielke, Facharzt, Holzmarktstr. 73
Gruppe II (Tiergarten):	Wilhelm Dunkel, Frauenarzt, Alt Moabit 82
Gruppe III (Wedding):	Hans Theodor Rauschning, Frauenarzt, Chausseestr. 93
Gruppe IV (Prenzlauer Berg):	Richard Wegemund, praktischer Arzt, Hufelandstr. 24
Gruppe V (Friedrichshain):	Heinrich Beckmann, Arzt, Große Frankfurter Str. 6
Gruppe VI (Kreuzberg):	Friedrich Karl, Facharzt für Chirurgie, Stresemannstr. 36
Gruppe VII (Charlottenburg):	Sanitätsrat Franz Moraller, Frauenarzt, Kaiserdamm 115 und Sanitätsrat Alfred Pritzel, Facharzt für Radiologie (mit Institut und Klinik in der Oranienstr. 131), Kaiserdamm 5
Gruppe VIII (Spandau):	Adolf Buttermann, Frauenarzt, Spandau, Friedrichstr. 3 und Wilhelm Lohoff, Arzt, Spandau, Neuendorfer Str. 99
Gruppe IX (Wilmersdorf):	Alfred Kowallek, Spezialarzt für Haut- und Harnleiden, Fasanenstr. 59
Gruppe X (Süd-West-Verband: Steglitz, Tempelhof, Mariendorf, Lichtenrade, Dahlem):	I. W. Härtl, Chirurg, Steglitz, Grunewaldstr. 10[320]
Gruppe XI (Schöneberg)	Otto Walter, prakt. Arzt, Kolonnenstr. 46
Gruppe XII (Köpenick, Treptow, Lichtenberg):	Erwin Villain, Arzt, Köpenick, Bahnhofstr. 10
Gruppe XIII (Pankow, Weißensee, Reinickendorf):	Walter Jerchel, prakt. Arzt, Pankow, Breite Str. 2
Gruppe XIV (Neukölln)	Sanitätsrat G[eorg] Fuhrmann, Arzt, Pannierstr. 2/3
Gruppe XV (Assistenten)	Paul Eckel, Arzt, Spandau, Schönwalder Allee, Johannisstift

318 Berliner Ärzte-Correspondenz 38 (1933), S. 106.
319 Vgl. Berliner Ärzte-Correspondenz 38 (1933), S. 106.
320 Im Berliner Adressbuch von 1932, 1933 und 1934 ist Härtl unter der Albrechtstr. 1 in Steglitz verzeichnet.

In den folgenden Jahren veröffentlichte das Ärzteblatt für Berlin viele Ankündigungen und verschiedene Sitzungsprotokolle, die über die Aktivitäten dieses Bundes Auskunft geben. Neben standespolitisch-propagandistischen und fachmedizinischen Vorträgen gehörten das Veranstalten von Wohltätigkeitfesten, Ausflügen, geselligen Abenden wie auch einer Jahresversammlung zum Geschäft des Bundes Deutscher Ärzte Berlins.[321] Darüber hinaus übernahm dessen Führung 1934 die Organisation des Bereitschaftsdienstes unter Berliner Ärzten – eine Aufgabe, die mindestens bis Ende 1933 noch der Groß-Berliner Ärztebund ausgeübt hatte.[322] Über das Selbstverständnis und den Aufbau des nationalsozialistischen Bundes Deutscher Ärzte Berlins informiert eine Satzung aus dem Jahr 1935. Sie wurde anlässlich einer Satzungsänderung des Vereins vom 26. April 1935 im Ärzteblatt für Berlin abgedruckt und ist daher überliefert. § 2 der Satzung formulierte Ziel und Zweck des Bundes wie folgt:

»Der Bund erstrebt den Zusammenschluß aller rein arischen Ärzte und Zahnärzte Berlins, nach den Grundsätzen der Deutschstämmigkeit und der bewußt vaterländischen Gesinnung. Angehörige des N.S.D.-Ärztebundes sind Mitglieder des Bundes Deutscher Ärzte ohne Beitragspflicht.

Zweck des Bundes ist: Kameradschaftliche Zusammenfassung aller [im Original gesperrt, d. Verf.] deutschen Ärzte Berlins, Pflege vaterländischer Gesinnung, Bekämpfung des jüdischen Einflusses im ärztlichen Leben, Mitarbeit an den Aufgaben der ärztlichen Selbstverwaltung und Standesvertretungen.«[323]

Diese Vereinsziele machen bereits zweierlei deutlich: Zum einen weisen sie darauf hin, dass der Verein Wert auf eine enge Anbindung an die Ärztevereinigung der NSDAP legte. Dies zeigt der zitierte Fortfall der Beitragspflicht für Mitglieder des NSDÄB, aber auch eine Anordnung vom 9. Mai 1936, nach der Parteimitglieder dem Bund nicht als Einzelmitglieder, sondern nur als Mitglieder des NSDÄB angehören durften.[324] Darüber hinaus musste der Bundesführer, den die Mitgliederversammlung alle drei Jahre zu wählen hatte, laut § 5 der Satzung, vor Amtsantritt erst durch den

321 Exemplarisch hierzu vgl. Berliner Ärzte-Correspondenz 38 (1933), S. 284 f.; Ärzteblatt für Berlin 39 (1934), S. 104 (Anhänge); sowie S. 123, 185, 336. Ein Besuchsprogramm für Danziger Ärzte veranstaltete der Bund Deutscher Ärzte Berlins im Sommer 1935 in enger Zusammenarbeit mit dem NSDÄB, Gau Groß-Berlin und der Berliner Ärztekammer; vgl. Ärzteblatt für Berlin 40 (1935), S. 185.

322 Vgl. Berliner Ärzte-Correspondenz 38 (1933), S. 411 sowie Ärzteblatt für Berlin 39 (1934), S. 328 f. Während dem Ärzteblatt für Berlin zu entnehmen ist, dass der "Bund der deutschen Ärzte Berlins" bereits im Oktober 1934 die Einteilung von Ärzten zum Bereitschaftsdienst (Nacht- und Sonntagsdienst) übernommen hatte, wird abweichend dazu im "Führer durch das Medizinische Berlin" noch 1935 der Groß-Berliner Ärztebund als Organisator genannt, der "Bund der deutschen Ärzte Berlins" erst ab 1936. Den konkreten Angaben im Ärzteblatt wird hier größeres Gewicht beigemessen, als der allgemeinen Darstellung des "Führers". Zwischen 1939 und 1941, der genaue Zeitpunkt ist unklar, übernahm die Landesstelle Berlin der KVD die Einteilung von Ärzten zum Bereitschaftsdienst; vgl. Berliner Akademie, Führer, 1935, S. 121, Berliner Akademie, Führer, 1936, S. 118, Berliner Akademie, Führer, 1939, S. 102 und Berliner Akademie, Führer, 1941, S. 121.

323 Ärzteblatt für Berlin 40 (1935), S. 160.

324 Vgl. Ärzteblatt für Berlin 41 (1936), S. 250.

Grafik Nr. 7: Aufbau des Bundes Deutscher Ärzte Berlins – Satzung von 1935

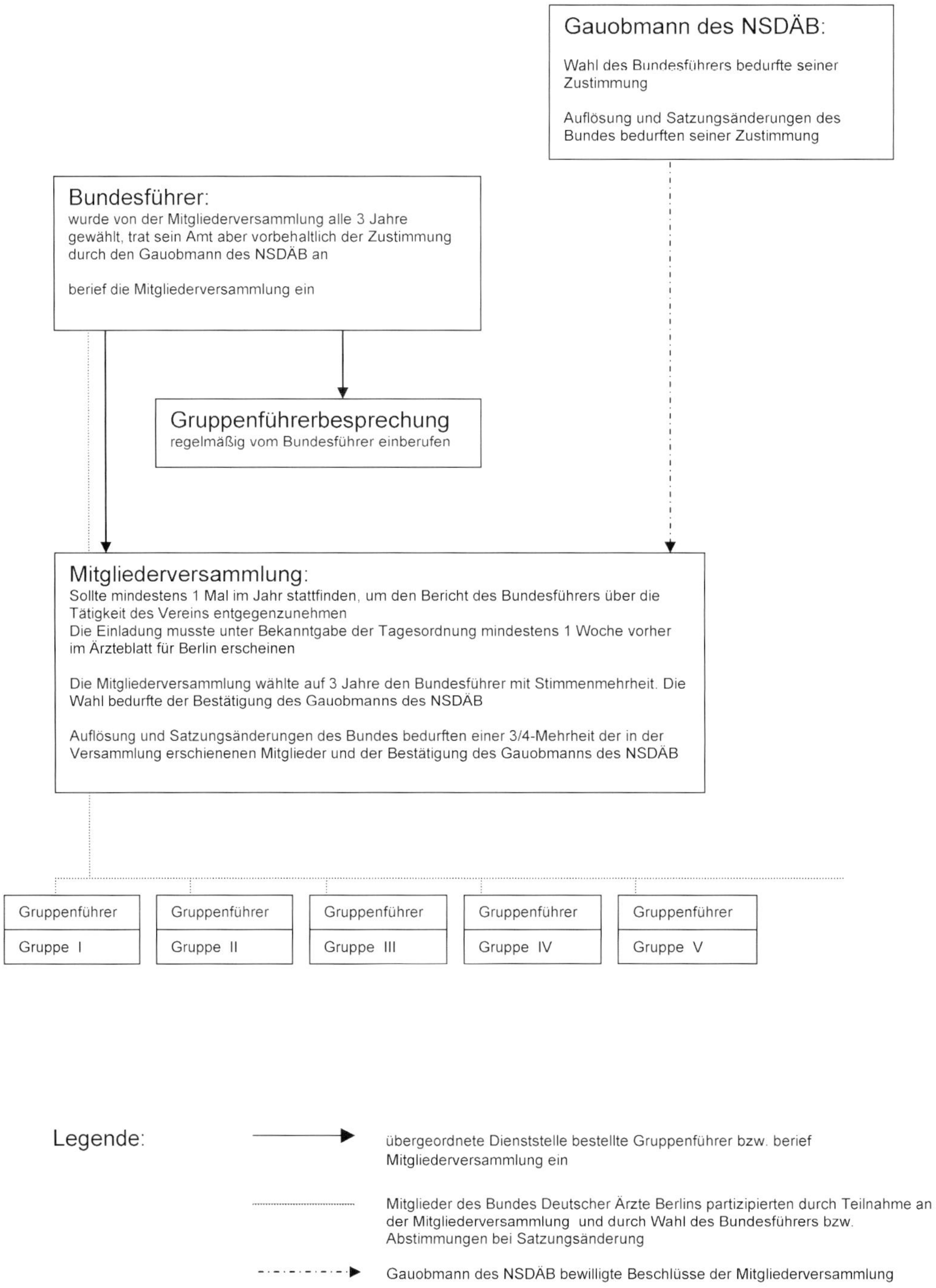

©Grafik Judith Hahn

Gauobmann des NSDÄB bestätigt werden.[325] Zum Anderen weisen die Vereinszwecke der »Zusammenfassung aller deutschen Ärzte Berlins« bei gleichzeitiger »Bekämpfung des jüdischen Einflusses im ärztlichen Leben« auf die Mittel hin, mit welchen der Bund die Ausgrenzung jüdischer Kollegen vorantrieb. Jüdische Ärzte wurden explizit durch schlichtes Fernhalten von gesellschaftlichen Ereignissen und Veranstaltungen zunehmend von »arischen« Ärzten separiert und sozial isoliert. Wenn die Wirkung solcher Formen der Ausgrenzung auch in ihrem ganzen Ausmaß historisch schwer fassbar ist, so lässt sich doch festhalten, dass sie eine Atmosphäre beförderte, die das ohnehin durch immer neue antisemitische Verordnungen erschwerte Leben für jüdische Ärzte in Berlin zusätzlich belastete.[326]

In seinem Aufbau ähnelte der Bund Deutscher Ärzte Berlins deutlich dem Groß-Berliner Ärztebund nach dessen Entmachtung.

So bestand der Bund Deutscher Ärzte Berlins aus zwei »Organen«: dem Bundesführer und der Mitgliederversammlung. Doch gab es auch Unterschiede. Die Mitgliederversammlung des Bundes verfügte über etwas mehr Rechte, als die des Groß-Berliner Ärztebundes 1934. So war jährlich eine Mitgliederversammlung abzuhalten, um den Jahresbericht des Bundesführers entgegenzunehmen. Daneben hatte, wie erwähnt, alle drei Jahre von der Mitgliederversammlung eine Wahl des Bundesführers stattzufinden. Die Auflösung des Bundes und Satzungsänderungen bedurften einer Dreiviertelmehrheit der Mitgliederversammlung, wenn auch in diesem Fall wieder abschließend der Gauobmann des NSDÄB seine Genehmigung zu geben hatte.[327] Ob diese rudimentären Ansätze der Mitbestimmung die Akzeptanz des Bundes unter »arischen« Berliner Ärzten erhöhen sollte, oder welchen anderen möglichen Grund es gab, entgegen des »Führerprinzips« eine Mitgliederbeteiligung vorzusehen, bleibt unklar. Wie im Groß-Berliner Ärztebund vor den Satzungsänderungen 1934, sollten die einzelnen Bezirksgruppen für das Vereinsleben eine große Rolle spielen. Anders als bei diesem wurden in den Bezirken aber keine Vorstände mehr gewählt, sondern vom Bundesführer für jeden Bezirk Gruppenführer ernannt. Über eine eigene Gruppe verfügten laut Satzung zusätzlich auch Assistenzärzte und Zahnärzte.[328]

In der Praxis waren es diese Gruppenführer, die auf Bezirksebene Vorträge und Veranstaltungen organisierten. Wie dem Ärzteblatt für Berlin zu entnehmen ist, fanden neben solchen Veranstaltungen der einzelnen Bezirksgruppen regelmäßig so genannte »Gruppenführerbesprechungen« statt, die der Bundesführer Kurt Quandt einberief.[329]

---

325 Vgl. Ärzteblatt für Berlin 40 (1935), S. 160.

326 Einzelne Maßnahmen der Segregation jüdischer Berliner im Alltag und Gegen- und Hilfsmaßnahmen, die jüdische Einrichtungen daraufhin organisierten, schildert anschaulich Rosenstrauch, Nachbarn, 1991.

327 Vgl. Ärzteblatt für Berlin 40 (1935), S. 160.

328 Vgl. Ärzteblatt für Berlin 40 (1935), S. 160.

329 Exemplarisch hierzu vgl. Ärzteblatt für Berlin 40 (1935), S. 166, 426 (Anhänge)

Über die Resonanz des Bundes unter den Berliner Ärzten geben zwei Mitgliederverzeichnisse der Jahre 1936 und 1938 Auskunft. Mit Wilhelm Beckmann, Erich Bumke und Friedrich Falkenberg schlossen sich der neuen Vereinigung drei Mitglieder des 1933 abgesetzten Vorstandes des Groß-Berliner Ärztebundes an.[330] Insgesamt gehörten dem Verein 1936 2.553 und 1938 2.662 Ärzte an – Zahnärzte nicht mitgerechnet.[331] Über ein Drittel der Berliner Ärzteschaft unterstützte damit Politik und Ziele des Bundes Deutscher Ärzte Berlins..Neben dieser Zahl legen die vielen Artikel und Ankündigungen im Berliner Ärzteblatt die Vermutung nahe, dass sich dieser Bund für das standespolitische und gesellschaftliche Leben der »deutschblütigen« Berliner Ärzteschaft während des »Dritten Reiches« zu einer wichtigen Organisation entwickelte.[332]

Umgestaltung der preußischen Ärztekammern nach dem »Führerprinzip«

Entsprechend der Umgestaltung der KV Berlin in eine untergeordnete Verwaltungsstelle der KVD, erfolgte Ende 1933 auch eine Umstrukturierung der Berliner Ärztekammer nach dem »Führerprinzip«. Die dabei für alle preußischen Ärztekammern getroffenen Maßnahmen hier darzustellen, ist aus zwei Gründen interessant. Zum Einen kam es zwischen dem Reichsführer Wagner und dem Vertreter für die Angelegenheiten des Gesundheitswesens im preußischen Innenministerium, Leonardo Conti, zu einer Personaldiskussion über die Besetzung der preußischen Ärztekammern. Sie bietet eine Erklärung dafür, weshalb welche Ärzte ab 1934 in den Vorstand der Ärztekammern berufen wurden. Zum anderen sollten alle preußischen Ärztekammern perspektivisch zu Unterorganisationen einer zentralen RÄK ausgestaltet werden. Die zu beschreibenden Veränderungen fanden, wie die Errichtung der KVD auch, als ein Schritt auf dem Weg zum Erlass einer RÄO statt, in der auch das Verhältnis von KVD zu RÄK neu geregelt werden sollte. Sie betrafen damit letztlich auch das Verhältnis der Verwaltungsstelle Berlin der KVD zur Berliner Ärztekammer.
Die Umstrukturierung der Berliner sowie der übrigen preußischen Ärztekammern erfolgte auf Grund eines Gesetzes des Preußischen Staatsministeriums vom 23. Dezember 1933.[333] Ein Schreiben des preußischen Innenministeriums vom 9. Februar 1934 an das Reichsinnenministerium gibt über Art und Zielrichtung der vorgenommenen Veränderungen detailliert Auskunft. Zunächst ging es darum, »die bisher

330 Vgl. Bund Deutscher Ärzte Berlins, Mitgliederverzeichnis 1936, S. 8, 10, 13 und derselbe, 1938, S. 9, 12, 16.
331 Vgl. Bund Deutscher Ärzte Berlins, Mitgliederverzeichnis 1936, S. 7-54 und derselbe, 1938, S. 7-58.
332 Den ärztlichen Alltag während der Zeit des Nationalsozialismus thematisieren Kudlien, Fürsorge, 1991, S. 99-111 und Kater, Ärzte, 2000, S. 75-102.
333 Vgl. Gesetz über den Übergang von Zuständigkeiten der Mitgliederversammlungen der Ärztekammern auf die Vorstände dieser Kammern und über die Bildung der Ärztekammervorstände und des Ärztekammerausschusses vom 23. Dezember 1933, in: Preussische Gesetzsammlung 1933, S. 501.

nach parlamentarischen Grundsätzen aufgebaute Organisation der preußischen Ärzteschaft im Sinne der nationalsozialistischen Staatsführung umzugestalten«.[334] Weiter geht aus dem Schreiben hervor, dass der eigentliche Plan darin bestanden hatte, den Erlass der RÄO oder eines Reichsärztekammergesetzes abzuwarten.[335] Als solche Verordnungen und Gesetze Ende 1933 aber noch immer nicht vorlagen, musste das preußische Innenministerium aktiv werden, wenn es nationalsozialistische Strukturen und politisch konformes Personal bei den Ärztekammern installieren wollte. Die Zeit drängte, denn Anfang 1934 standen die jährlichen Mitgliederversammlungen der preußischen Ärztekammern an. Mit dem genannten Gesetz vom 23. Dezember 1933 »über den Übergang von Zuständigkeiten der Mitgliederversammlungen der Ärztekammern auf die Vorstände dieser Kammern und über die Bildung der Ärztekammervorstände und des Ärztekammerausschusses«[336] wurden vor diesem Hintergrund zu allererst den Mitgliederversammlungen ihre weitgehenden Mitbestimmungsrechte genommen. Dazu gehörte, dass die Vorstände und Ausschussmitglieder nicht mehr gewählt, sondern ernannt wurden. Von nun an bestimmte der Vorsitzende und nicht mehr die Mitgliederversammlung über die Besetzung der Ausschüsse. Diese setzten sich ausschließlich aus Angehörigen des Vorstandes zusammen.[337] Eine weitere zentrale Maßnahme bestand in der Neubesetzung der Kammervorstände und damit auch des Ärztekammerausschusses »mit Personen, die der nationalsozialistischen Bewegung innerlich voll zustimmen.«[338] Zu diesem Zweck schrieb das Gesetz vor, dass am 1. Januar 1934 »das Amt der bisherigen Kammervorstände [...] erlösche und dass von diesem Tage ab an deren Stelle die neuzuernennenden Kammervorstände« traten.[339] Diese Ernennungen vorzunehmen behielt sich Conti bzw. das Preußische Innenministerium selbst vor. Die über die Ärztekammern Aufsicht führenden Oberpräsidenten der einzelnen Provinzen sollten ihm dazu bis zum 19. Dezember 1933 ihre Vorschläge unterbreiten. Nun bestand zwar kein Zweifel darüber, dass nur ausgewiesene Nationalsozialisten in die preußischen und also auch die Berliner Ärztekammer berufen werden sollten. Dennoch aber waren Conti und Wagner uneins darüber, ob eine Personalunion des Kammervorsitzenden mit dem Provinzialbeauftragten des

334 BArch, R 1501/126404, Bl. 67.

335 Die Ausführungs-Bestimmungen des preußischen Innenministeriums zu diesem Gesetz vom 10. 1. 1934 weisen ausdrücklich darauf hin, dass es sich um ein Übergangsgesetz mit beschränkter zeitlicher Geltung handelte; vgl. Ministerial-Blatt für die Preussische innere Verwaltung 95 (1934) Nr. 3, S. 92.

336 BArch, R 1501/126404, Bl. 67.

337 Vgl. BArch, R 1501/126404, Bl. 67. § 5 und 6 des Gesetzes verfügten, dass der Preußische Innenminister den Vorsitzenden einer Ärztekammer und dessen Stellvertreter ernannte. Der Vorsitzende ernannte seinerseits die übrigen Vorstandsmitglieder. Die Vorsitzenden aller preußischen Ärztekammern bildeten den Ärztekammerausschuss. Den Vorsitzenden des Ausschusses und dessen Stellvertreter ernannte wiederum das preußische Innenministerium; vgl. Preussische Gesetzsammlung 1933, S. 501 f.

338 BArch, R 1501/126404, Bl. 67.

339 BArch, R 1501/126404, Bl. 67 sowie Preussische Gesetzsammlung 1933, S. 502.

Hartmannbundes anzustreben sei.[340] Conti lehnte noch Anfang Dezember 1933 eine solche Personalunion, »wegen zu grosser Arbeitsüberlastung und weil bei der kommenden Vereinheitlichung vermögensrechtliche Auseinandersetzungen zwischen diesen beiden Persönlichkeiten stattfinden müssten«,[341] ab. Sein Alternativvorschlag lautete: »Dagegen ist die Personalunion mit dem jeweiligen Gauobmann des NSD-Ärztebundes, wenn dieser noch genügend Zeit hat, zweckmässig, sofern nicht irgend ein anderer zuverlässiger Pg.-Arzt mit genügend Freizeit zur Verfügung steht.«[342] Wagner, verärgert über eine entsprechende Anweisung Contis an die preußischen Oberpräsidenten, bestand in einem Schreiben vom 20. Dezember 1933 auf einer Personalunion in der genannten Weise. Er begründete dies mit seiner Aufgabe, »eine einheitliche Organisation [der Ärzteschaft, d. Verf.] unter einheitlicher nationalsozialistischer autoritärer Leitung durchzuführen [Unterstreichungen im Original, d. Verf.].«[343] Mit der preußischen Regelung würde demgegenüber »der bisherige Dualismus – Ärztekammer, ärztliche Spitzenverbände – verewigt werden«.[344] Conti lenkte ein, als er erfuhr, dass in Kürze der Erlass eines Reichsärztekammergesetzes bevorstand, in dem genau diese Personalunion vorgesehen war. Die Provinzialbeauftragten des Hartmannbundes, d.h. für Berlin die Leiter des Groß-Berliner Ärztebundes, sollten nach diesem Gesetz gleichzeitig die Vorsitzenden der Provinzialkammern werden. Conti besprach die Personalvorschläge der Oberpräsidenten mit dem Reichsführer Wagner und fällte in Abstimmung mit diesem die Entscheidungen über die Neubesetzung der Vorstände der preußischen Ärztekammern.[345]

---

340 Vgl. BArch, R 1501/126404, Bl. 68.
341 Vgl. Brief Conti an Wagner, 4. Dezember 1933, BArch, R 1501/126404, Bl. 56.
342 Vgl. Brief Conti an Wagner, 4. Dezember 1933, BArch, R 1501/126404, Bl. 56.
343 Brief Wagner an Ministerialdirektor Frey, Pr.MdI, BArch, R 1501/126404, Bl. 54 f.
344 Brief Wagner an Ministerialdirektor Frey, Pr.MdI, BArch, R 1501/126404, Bl. 54 f.
345 Vgl. BArch, R 1501/126404, Bl. 68.

Der neue Vorstand der Berliner Ärztekammer im Kontext der personellen Veränderungen unter den ärztlichen Standesvertretern Berlins Ende 1933

Angesichts der beschriebenen Auseinandersetzung zwischen Conti und Wagner Ende 1933, erscheint die Personalentscheidung über den Vorsitz der Berliner Ärztekammer auf den ersten Blick überraschend. Mit Hans Löllke erhielt im Februar 1934 ein Arzt dieses Amt zugewiesen, der in Berlin bis dahin standespolitisch noch nicht in Erscheinung getreten war.[346]

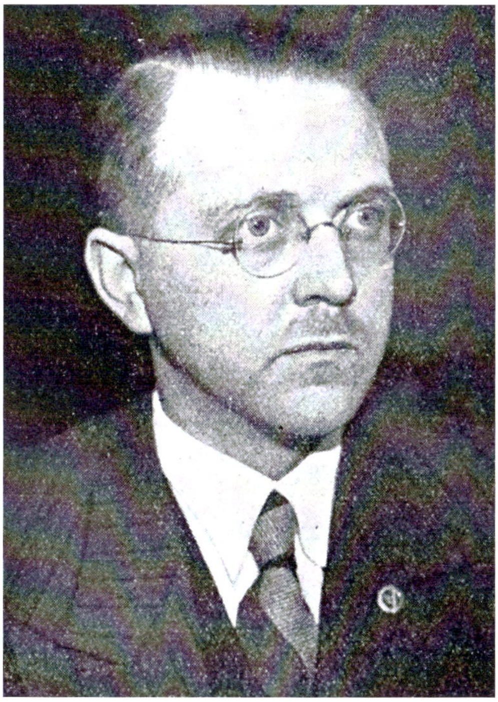

Hans Löllke, 1940

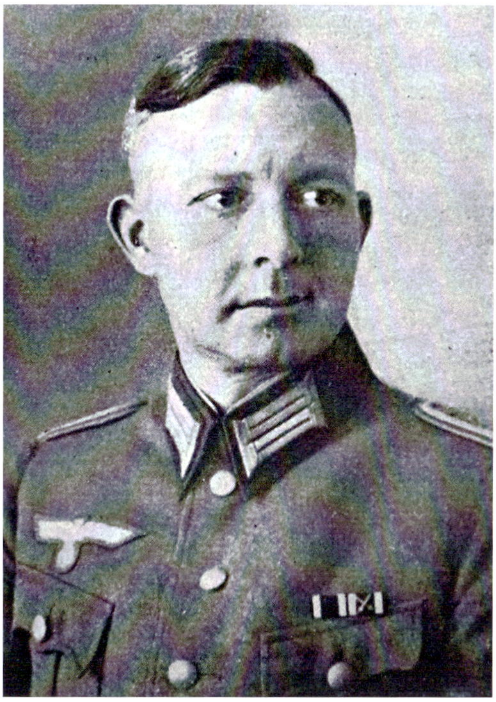

Arnold Samans, 1941

Löllke wurde zusätzlich auch zum Vorsitzenden des Ärztekammerausschusses ernannt, einem Gremium, in dem sich alle preußischen Ärztekammervorsitzenden versammelten.[347] Von den im April 1933 eingesetzten drei Kommissarischen Leitern des Groß-Berliner Ärztebundes Claus, Villain und Quandt erhielt dagegen nur

346 Vgl. Ärzteblatt für Berlin 39 (1934), S. 50. Laut RAR wurde Hans Löllke am 22. September 1898 in Friedberg/Nm. Trebizsch Krs. geboren, erhielt am 1.4.1923 seine Approbation und praktizierte als Hals-Nasen-Ohren-Arzt in der Elisenstraße 15 in Berlin-Steglitz. [Aus einer handschriftlichen Notiz von 1956 geht außerdem hervor, dass er seit dem 21. Januar 1954 »zurück aus Gefangenschaft« sei]; vgl. DVD RAR (KVD).

347 Vgl. Bekanntmachung d. MdI vom 8.2.1934, Ministerial-Blatt für die Preussische innere Verwaltung 95 (1934) Nr. 8, S. 232.

einer, Kurt Quandt, eine Berufung zum stellvertretenden Mitglied im Vorstand. Warum sich Conti und Wagner letztlich auf Löllke verständigten, ist nicht abschließend zu klären. Die Gründe dafür, dass wider Erwarten weder Claus noch Villain diesen Posten übertragen bekamen, sind allerdings überliefert. Angesichts der Kritik, in die die ärztliche Führung der Berliner Standesorganisationen in Zusammenhang mit ihrer beschriebenen Ausschaltungspraxis jüdischer und »kommunistischer« Kollegen geraten war, hatte Claus bereits Ende Oktober 1933 unter Protest seine Ämter niedergelegt.[348] Er stand damit für das Amt des Ärztekammervorsitzenden nicht mehr zur Verfügung. Die Vertrauenskrise in die Arbeit der ärztlichen Standesführer in Berlin, auf die Claus mit seinem Rücktritt reagiert hatte, war damit allerdings nicht beendet. Sie betraf auch den nach wie vor amtierenden Erwin Villain, der am 31. Oktober 1933 zwar zum Nachfolger von Claus im Amt des Beauftragten des Reichsführers berufen wurde, dieses Amt aber nur »vorläufig« übertragen wurde. Laut eines Schreibens Wagners hatte Conti nach dem Ausscheiden von Claus in Ermangelung eines adäquaten Nachfolgers in Berlin zwar zugestimmt, Villain auf dem verantwortungsvollen Posten als Vorstand der Berliner Standesorganisationen zu belassen, dabei aber die Meinung vertreten, Villain sei seinen Aufgaben dort nicht gewachsen.[349] Für den Vorsitz der Ärztekammer hielt Conti Villain nun – vor diesem Hintergrund nur noch wenig überraschend – für gänzlich ungeeignet. Wagner jedoch forderte die Ernennung Villains als seinen Vertrauensmann. Conti weigerte sich mit der Begründung, Villain weise »erhebliche Charaktermängel« auf.[350] An dieser Äußerung Contis, die Wagner an Villain weiterleitete, entzündete sich eine heftige, persönliche Auseinandersetzung zwischen Villain und Conti. Nach einer »schweren Säbelforderung« Villains, die Conti ablehnte, überfiel Villain Conti während einer Tagung nationalsozialistischer Ärzte in München in der Nacht vom 4. zum 5. März 1934.[351] Dieser gewalttätige Angriff, bei dem Conti verletzt wurde, hatte zur Folge, dass Wagner Villain noch am 5. März 1934 vom Amt des Beauftragten »beurlaubte«. Für Villain bedeutete dies das Ende seiner standespolitischen Karriere in Berlin.[352] Seine Aufgaben übertrug Wagner Heinrich Grote, der von diesem Zeitpunkt an als Amtsleiter der Verwaltungsstelle Berlin der KVD fungierte. Wenig später, am 12. April 1934, ernannte Wagner Grote außerdem zum »Stellvertretenden Reichsführer« der KVD.[353]

---

348 Wie schon beschrieben wurde, enthob Wagner Claus auf dessen Wunsch hin am 31. Oktober 1933 von seinem Amt als Beauftragter; vgl. Berliner Ärzte-Correspondenz 38 (1933), S. 363.

349 Vgl. Schreiben Wagners an das Preußische Innenministerium, 10.2.1934, BArch, BDC, SSO, Conti, Dr. Leonardo, 24.8.1900, Bl. 902 f.

350 Das genaue Datum dieser Äußerung ist nicht überliefert, sie muss jedoch zwischen Januar und Mitte Februar 1934 gefallen sein; vgl. BArch, BDC, SSO, Conti, Dr. Leonardo, 24.8.1900, Bl. 951.

351 Zu dem turbulenten Verlauf der gesamten Auseinandersetzung zwischen Conti und Villain, der SA und den Polizeibehörden in Berlin; vgl. Hahn, Villain, 2007 S. A2862–A2864.

352 Vgl. BArch, BDC, OPG-NA, Deuschl, Dr. Hans, 21.7.1891, Bl. 779 f.

353 Der vorherige Stellvertreter, Hans Deuschl, blieb in München, Wagner benötigte aber einen Vertreter in Berlin, deshalb wurde statt Deuschl nun Grote dieser Posten übertragen; vgl. Ärzteblatt für Berlin 39 (1934), S. 73, 129, 137. Vgl. auch Kapitel 5.

Villain wurde vor Gericht gestellt, am 4. Mai 1934 zu einer achtmonatigen Haftstrafe verurteilt und daraufhin aus der NSDAP ausgeschlossen. Wenig später, am 1. Juli 1934, wurde er in Zusammenhang mit der von Hitler beauftragten Tötungsaktion an dem SA-Führer Ernst Röhm und weiteren SA-Angehörigen ermordet.[354]
Wie bereits die früher erfolgte Ernennung Grotes zum »Inspekteur« Wagners für Groß-Berlin Ende 1933, so lässt sich auch die Ernennung Löllkes zum Ärztekammervorsitzenden Anfang 1934 als sichtbares Zeichen der beschriebenen Entwicklung werten, die für den Übergang der Phase der »Machtergreifung« zur Phase der Konsolidierung auch in vielen anderen Bereichen nationalsozialistischer Verwaltungspraxis nicht untypisch war.[355]

354 Vgl. BArch, BDC, SSO, Conti, Dr. Leonardo, 24.8.1900, Bl. 951 f. und BArch, BDC, OPG-NA, Deuschl, Dr. Hans, 21.7.1891, Bl.778–781 sowie Leibfried, Gesprächsprotokoll, in: Sozialpolitisches Archiv, S. 27; Ostrowski, Schicksal, 1963, S. 325; Hansen u.a., Jahrhundert, 1981, S. 494 sowie Höhne, Orden, 1996, S. 115. Im Sommer 1934 gab Hitler den Befehl, den SA-Chef Ernst Röhm und mindestens 85 weitere Führer der SA zu ermorden. Die Durchführung der Morde übernahm die SS. Hitler beseitigte mit dieser Tötungsaktion seine letzten innerparteilichen Widersacher. Ausführliche Informationen zu Inhalt und Verlauf der Röhm-Krise; vgl. Höhne, Orden, 1996, S. 90–124.

355 Mit Grote und Löllke gewannen Anfang 1934 jene Kräfte in der Berliner Standespolitik an Einfluss, die weniger »revolutionär« und aktionistisch nationalsozialistische Ziele durchzusetzen suchten, als vielmehr administrative Mittel wie Verordnungen und Gesetze anzuwenden verstanden. Zur Beteiligung der staatlichen Verwaltung an der Verfolgung der Juden; vgl. Matzerath, Bürokratie, 1992, S. 112.

Kapitel 6 – Die Reichsärzteordnung 1935 und der Abschluss der »Neuordnung des ärztlichen Berufsstandes« in Berlin

Den Abschluss der 1933 begonnenen »Neuordnung des ärztlichen Berufsstandes«[356] bildete die RÄO vom 13. Dezember 1935. Sie war in langen und zähen Verhandlungen zwischen Ministerien und ärztlichen Spitzenfunktionären ausgearbeitet worden und trug die Unterschriften Hitlers und des Reichsministers des Inneren, Wilhelm Frick.[357] In Gänze trat die RÄO am 1. April 1936 in Kraft, einzelne Vorschriften daraus konnten auf Verordnung des Reichsinnenministers auch bereits früher wirksam werden.[358] Von dieser Möglichkeit wurde insbesondere für die §§ 20 und 21 der RÄO, in denen die Funktion und die Leitung der neu eingerichteten RÄK geregelt wurden, Gebrauch gemacht; beide traten umgehend, mit Wirkung vom 13. Dezember 1935, in Kraft. § 20 erklärte den umfassenden Anspruch, dass die RÄK »die Vertretung der deutschen Ärzteschaft« in Form einer Körperschaft öffentlichen Rechts darstellte. Gemäß § 21 ernannte Hitler persönlich den Leiter der RÄK, der auf Vorschlag des Reichsministers des Inneren, Frick, im Einvernehmen mit dem »Stellvertreter des Führers«, Rudolf Hess, berufen und abberufen wurde.[359]

Aus diesen Vorschriften wird bereits ersichtlich, dass bei der Organisation ärztlicher Standesvertretungen eine erneute Zentralisierung von Befugnissen vorgenommen wurde, wobei der RÄK eine Schlüsselfunktion zukam. Mit der Einrichtung dieser RÄK sowie mit den weiteren Regelungen der RÄO gelang den ärztlichen Spitzenvertretern im Reich die lange angestrebte »Krönung der Eingliederung der Ärzteschaft in den Staat«, von der der Reichsärzteführer bereits 1934 gesprochen hatte.[360]

Wie diese »Eingliederung« und das neue Verhältnis von RÄK zu KVD im Einzelnen aussah, soll im Folgenden erörtert werden. Auch wird auf die Konsequenzen einzugehen sein, die die RÄO auf der Landes- bzw. Bezirksebene für die Organisation und die Zuständigkeiten ärztlicher Standesvertretungen in Berlin mit sich brachten.

---

356 Vgl. Haedenkamp, Berufspolitik, 1933, S. 179 f.

357 Vgl. Rüther, Standeswesen, 1997, S. 173 f.

358 Vgl. RGBl., I 1935, S. 1433.

359 Den stellvertretenden Leiter der RÄK benannte dann der Leiter der RÄK selbst, allerdings wiederum mit Zustimmung von Frick und Hess; vgl. Hadrich, Organisationskunde, 1937, S. 433.

360 Zitiert nach: Schwoch, Standespolitik, 2001, S. 114.

Aufbau der ärztlichen Standesorganisationen gemäß der Reichsärzteordnung vom 13. Dezember 1935

Die RÄO stellte ein umfangreiches Gesetzeswerk von 93 Paragraphen dar und gliederte sich in fünf große Abschnitte. Im ersten Abschnitt »Der Arzt« wurde festgestellt, dass der Arztberuf kein »Gewerbe« mehr, sondern eine »öffentliche Aufgabe« darstellte, dass nur »bestallte«[361], d.h. approbierte Mediziner sich Arzt nennen und als Ärzte arbeiten durften. In Verbindung damit wurden auch die Grundsätze formuliert, nach denen die »Bestallung« vergeben oder entzogen werden konnte. Grundsätzlich wurden keine Approbationen mehr an Juden vergeben. Davon betroffen waren insbesondere Medizinstudenten, die nun keine Aussicht mehr hatten, als Ärzte anerkannt zu werden.[362] Daneben bestimmte der erste Abschnitt, welcher Berufsordnung und welchen Institutionen alle Ärzte unterstellt waren sowie die Pflichten, die der Arztberuf mit sich brachte.[363] In diesem Abschnitt finden sich die wesentlichen programmatischen Ziele und Regelungen ärztlicher Standes- und Gesundheitspolitik. Standesvertreter hatten schon seit langem um die Anerkennung der medizinischen Tätigkeit als »öffentliche Aufgabe« gekämpft. Nun wurde diese Forderung Wirklichkeit, allerdings unter den Vorzeichen nationalsozialistischer Zielsetzungen. Denn als Angehörige des ärztlichen Berufsstandes praktizierten Ärzte nun zwar – wie gewünscht – im Dienste der Volksgesundheitspflege. Diese Volksgesundheitspflege aber basierte auf Prinzipien »rassischer« Selektion unter den Patienten, die die ärztlichen Standesvertreter mit der RÄO unterstützten. In der Konsequenz hieß dies, dass der einzelne Arzt verpflichtet wurde, nicht in erster Linie im Interesse seiner Patienten zu handeln, sondern deren »Einzelinteressen« stets dem »Wohl« eines nationalsozialistisch gedachten »Volksganzen« unterzuordnen. Ärzte erhielten damit neben dem Auftrag zu heilen eine Kontrollfunktion gegenüber ihren Patienten.[364] Damit nicht genug, wurde die Anwendung »rassischer« Kriterien auch innerhalb der Ärzteschaft zum verbindlichen Kriterium über die Zugehörigkeit zum ärztlichen Berufsstand überhaupt. Hier ging die RÄO über alle bisherigen Verordnungen zum Ausschluss jüdischer und »kommunistischer« Kollegen von ihrer ärztlichen Tätigkeit hinaus. § 3 führte aus, dass Bewerbern auf Grund fehlender »nationale[r] oder sitttliche[r] Zuverlässigkeit«, d.h. aus politischen Gründen, sowie auf Grund der eigenen oder der »Abstammung« des Ehegatten, d.h. aus »rassischen« Gründen, die Approbation verweigert werden konnte.[365] Während jüdischen oder mit jüdischen Ehepart-

361 Im nationalsozialistischen Sprachgebrauch wurde der Begriff »Approbation« durch »Bestallung« ersetzt, spätestens ab 1936, mit der Reichsärzteordnung und weiteren Verordnungen, fand diese Sprachregelung Eingang in offizielle Verordnungstexte; vgl. Schwoch, Standespolitik, 2001, S. 115; Hadrich, Organisationskunde, 1937, S.406

362 Vgl. § 3, in: Hadrich, Organisationskunde, 1937, S.407.

363 Vgl. hierzu die §§ 1–18, in: Hadrich, Organisationskunde, 1937, S.406–411.

364 Ausführliche Informationen über die Entstehung und Programmatik der Reichsärzteordnung, an der die ärztlichen Spitzenfunktionäre maßgeblich mitgearbeitet hatten; vgl. Schwoch, Standespolitik, 2001, S. 113–121. Vgl. auch Kater, »Gesundheitsführung«, 1983, S. 349–375.

365 Vgl. Hadrich, Organisationskunde, 1937, S. 407.

nern verheirateten Ärzten gemäß der RÄO die Approbation allerdings noch nicht rückwirkend entzogen werden konnte – dies sollte erst drei Jahre später, am 30. September 1938, geschehen –, sah das Gesetz bereits vor, dass Ärzten, die als politisch unzuverlässig galten, die Bestallung auch nachträglich entzogen werden konnte.[366]
Soweit in aller Kürze zu den wesentlichen programmatischen Vorzeichen, unter denen sich die Ärzteschaft während des »Dritten Reiches« neu formierte und sich damit bruchlos in das Konzept der nationalsozialistischen Gesundheitspolitik einfügte.
Der zweite Abschnitt der RÄO war in den §§ 19–50 mit »Die Deutsche Ärzteschaft« überschrieben und gliederte sich in die Unterabschnitte »Die Reichsärztekammer«, »Untergliederungen und Verwaltungsstellen der Reichsärztekammer«, »Besondere Bestimmungen« und »Die Aufgaben der Reichsärztekammer«. Der dritte Abschnitt handelte in den §§ 51-79 die »Bestrafung von Berufsvergehen« ab. Im vierten Abschnitt widmete sich das Gesetz dann in den §§ 80–82 den Aufgaben der »Staatsaufsicht«, um im fünften Abschnitt in den §§ 83–93 mit »Schluss und Übergangsbestimmungen« zu enden. Diese vier Abschnitte geben über Aufbau und Zuständigkeiten der ärztlichen Standesorganisationen Auskunft und beschreiben die organisatorische Eingliederung in den nationalsozialistischen Staat.
Wie bereits angedeutet, kam der RÄK dabei die Funktion der zentralen Institution zu, der alle Ärzte des Deutschen Reiches, d.h. beamtete, angestellte und auch Kassenärzte gleichermaßen, angehörten. So lautete der erste Paragraph des zweiten Abschnittes (§ 19) über die RÄK: »Die deutsche Ärzteschaft ist berufen, zum Wohle von Volk und Reich für die Erhaltung und Hebung der Gesundheit, des Erbguts und der Rasse des deutschen Volkes zu wirken.« Der anschließende § 20 präzisierte hierfür den institutionellen Rahmen: »Die Reichsärztekammer ist die Vertretung der deutschen Ärzteschaft. Sie ist eine Körperschaft öffentlichen Rechts.« Genauer wurde die Zugehörigkeit der Ärzte noch einmal in § 25 ausgeführt: »(1) Der Reichsärztekammer unterstehen alle Ärzte im Deutschen Reich. (2) Ausgenommen hiervon sind die aktiven Sanitätsoffiziere der Wehrmacht. Für andere Ärzte, die im Dienste der Wehrmacht stehen, ruht die Unterstellung unter die Reichsärztekammer für die Dauer ihrer Dienstleistung«. Militärärzte ebenfalls der RÄK zu unterstellen, hatten die ärztlichen Spitzenpolitiker bei der Ausarbeitung der RÄO zwar versucht, sie waren damit aber am Widerstand des Reichswehrministeriums gescheitert.[367] Für die Mehrzahl der männlichen Kassenärzte sollte die genannte Regelung des Ruhens der Unterstellung für die Zeit ihrer Wehrdiensttätigkeit erst ab Kriegsbeginn Bedeutung erhalten.
Der Aufbau der RÄK erfolgte nach dem streng hierarchischen »Führerprinzip«. Wagner als Reichsärzteführer kam dabei die Funktion des Leiters der RÄK zu.[368] Er berief einen Beirat, dessen Mitglieder ihn zu unterstützen und zu beraten hatten.

366 § 5, Absatz 2; vgl. Hadrich, Organisationskunde, 1937, S. 408.
367 Vgl. Heyder, Reichsärzteordnung, 1996, S. 54.
368 § 21, Abs. 1: »Der Leiter der Reichsärztekammer (Reichsärzteführer) nimmt die Befugnisse der Reichsärztekammer wahr und vertritt die Reichsärztekammer gerichtlich und außergerichtlich.«, Hadrich, Organisationskunde, 1937, S. 412.

Grafik Nr. 8: Neuordnung der „Deutschen Ärzteschaft" gemäß der Reichsärzteordnung vom 13. Dezember 1935

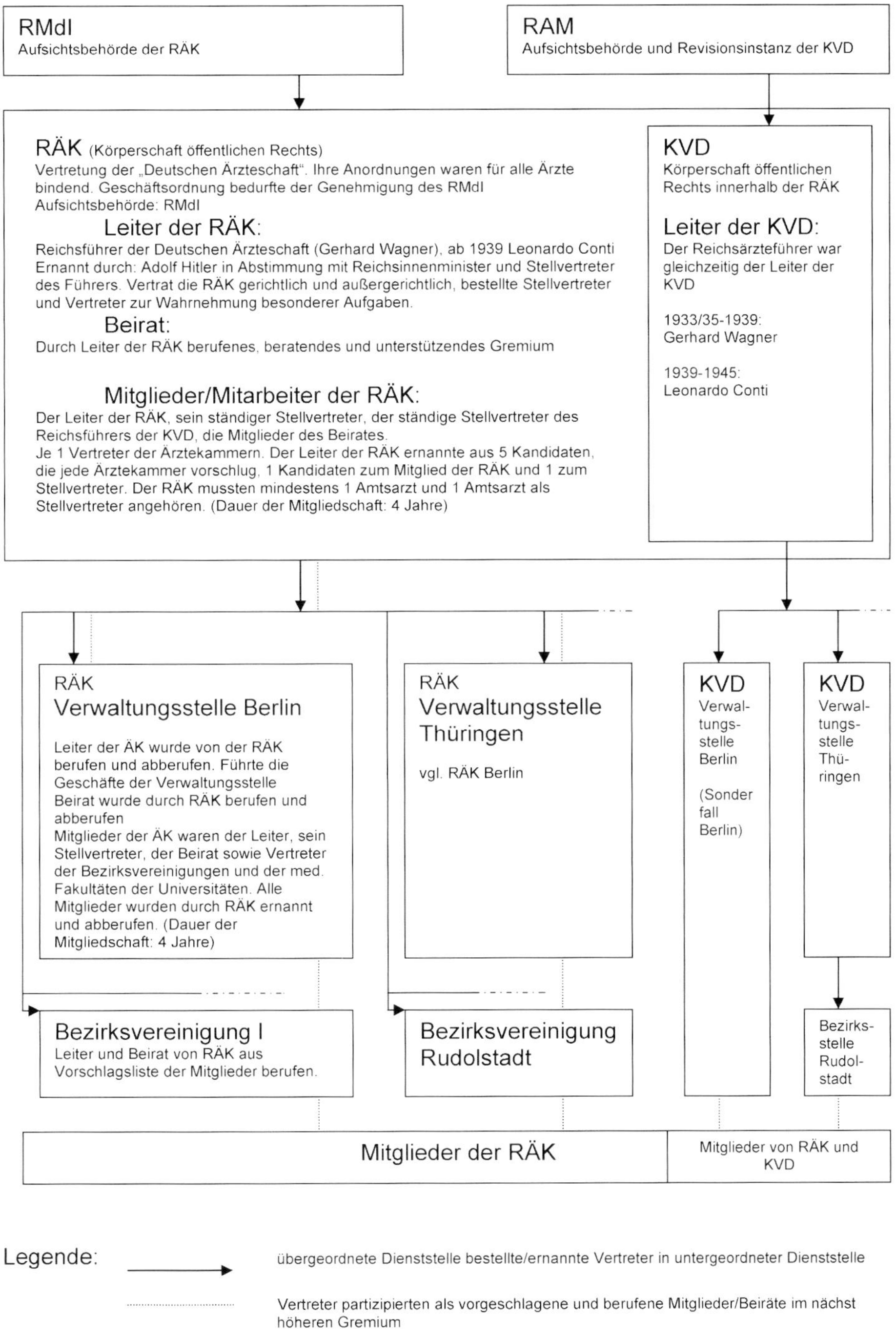

©Grafik Judith Hahn

Vor wichtigen Entscheidungen hatte er diesen nach § 22 anzuhören. Die Mitglieder des Beirates galten gleichzeitig als Mitglieder der RÄK. Zu den Mitgliedern der RÄK zählten außerdem der Leiter der RÄK selbst mit seinem Stellvertreter, der ständige Stellvertreter des Reichsführers bei der KVD und je ein Vertreter der unterstellten Ärztekammern. Mindestens ein Mitglied in der RÄK und sein Stellvertreter hatten dabei Amtsärzte zu sein. Für dic Auswahl der Vertreter der einzelnen Ärztekammern war ebenfalls der Leiter der RÄK persönlich zuständig. Die Ärztekammern hatten hierzu fünf Kandidaten vorzuschlagen, von denen Wagner als Leiter der RÄK jeweils zwei Personen als Mitglied und Stellvertreter auswählte. Die Amtsdauer für die so berufenen Mitglieder betrug vier Jahre (§ 23). Insgesamt stellte sich also Wagner als Leiter der RÄK seine Berater und Mitglieder in der RÄK weitgehend nach Belieben zusammen.
Die weitere Gliederung der RÄK umfasste eine territoriale Unterteilung in abhängige Verwaltungseinheiten auf Landes- und Bezirksebene. Jedes Land verfügte über eine der RÄK unterstellte Ärztekammer, der wiederum eine Anzahl ärztlicher Bezirksvereinigungen unterstanden. Laut einer Anordnung des Amtsleiters der KVD, Grote, vom 5. Mai 1936 entsprachen die Kammergebiete in ihrer Aufteilung regelmäßig den jeweiligen Gebieten der Landes- und Bezirksstellen der KVD.[369] Ob oder in welcher Weise dies für Berlin ebenfalls galt, bleibt unklar. Berlin stellte, wie bereits beschrieben wurde, hinsichtlich der Gliederung der KVD einen Sonderfall dar, da der Landes- bzw. Provinzstelle Berlin der KVD keine gesondert verwalteten Bezirksstellen unterstellt waren.[370] Der Ärztekammer Berlin unterstanden aber durchaus einzelne Bezirksvereinigungen, die von Nummer 1 bis 10 durchgezählt wurden.[371] Dass es sich bei den Ärztekammern der Länder, also auch der Ärztekammer Berlin, nurmehr um »Verwaltungsstellen« und nicht mehr um weitge-

369 Vgl. Hadrich, Organisationskunde, 1937, S. 18.

370 Wie bereits beschrieben, bildete die Verwaltungsstelle der KVD in Berlin gleichzeitig eine Landes- und eine Bezirksstelle. Zwar teilte die KVD die Berliner Bezirke nochmals in zwanzig »Teilbezirke« ein, doch wurden diese von der zentralen Landes-bzw. Bezirksstelle aus verwaltet. Die Ärzte-Kassenmitglieder-Statistiken der Teilbezirke, die als Arztregisterteilbezirke galten, wurden im Verfahren über die Zulassung von Kassenärzten in Berlin als Berechnungsgrundlage herangezogen. Die Teilbezirke waren durchnummeriert und wie folgt gegliedert: 1 Mitte; 2 Tiergarten, 3 Wedding, 4 Prenzlauer Berg, 5 Horst-Wessel-Stadt, 6 Kreuzberg, 7 Charlottenburg, 8 Spandau, 9 Wilmersdorf, 10 Zehlendorf, 11 Schöneberg, 12 Steglitz, 13 Tempelhof, 14 Neukölln, 15 Treptow, 16 Köpenick, 17 Lichtenberg, 18 Weißensee, 19 Pankow, 20 Reinickendorf; vgl. Ärzteblatt für Berlin 41 (1936), S. 643. Bei dem Bezirk »Horst-Wessel-Stadt« handelte es sich um Friedrichshain, der Bezirk wurde zu Ehren des SA-Führers Horst Wessel, der 1932 im Krankenhaus am Friedrichshain gestorben war, umbenannt; vgl. www.luise-berlin.de/Strassen/indexsuche.htm, Stand 20.08. 2008.

371 Vgl. Ärzteblatt für Berlin 41 (1936), S. 534. Die Zählweise lautete 1939 wie folgt: Bezirksvereinigung 1 Spandau-Charlottenburg; 2 Wilmersdorf-Zehlendorf; 3 Steglitz-Tempelhof; 4 Tiergarten-Schöneberg; 5 Kreuzberg-Mitte; 6 Wedding-Reinickendorf; 7 Prenzlauer Berg-Horst-Wessel-Stadt; 8 Pankow-Weißensee; 9 Lichtenberg-Köpenick; 10 Neukölln-Treptow; vgl. Ärzteblatt für Berlin, Mark Brandenburg und Pommern 44 (1939), S. 302 f. Diese Aufstellung legt die Annahme nahe, dass in Berlin jeweils zwei benachbarte KVD-Teilbezirke zu einer RÄK-Bezirksvereinigung zusammengefasst wurden.

hend eigenständige Gremien der Ärzteschaft eines Landes handelte, macht die bereits erwähnte Art und Weise deutlich, in der die Leiter der Ärztekammern bestimmt wurden. So hieß es in § 29 der RÄO unter anderem: »Die Leiter der Ärztekammern werden von der Reichsärztekammer berufen und abberufen.« Wie auf Reichsebene bei der RÄK, so galt auch auf Landesebene für die Leiter der Ärztekammern, dass sie in ihrer Arbeit von einem Beirat unterstützt wurden. Dessen Mitglieder beriefen sie jedoch nicht selbst, vielmehr wurden diese durch die RÄK ernannt (§ 30). Die Mitglieder einer Ärztekammer setzten sich aus dem jeweiligen Leiter und seinem Stellvertreter sowie den Angehörigen des Beirates zusammen. Darüber hinaus gehörten den Ärztekammern auch Vertreter der nachgeordneten Bezirksvereinigungen sowie der örtlichen medizinischen Universitätsfakultäten an. Das Verfahren, nach dem die Vertreter von Bezirksvereinigungen und Universitäten für die Ärztekammern bestimmt wurden, entsprach im Prinzip der Regelung für die Ernennung der Mitglieder der RÄK – allerdings mit dem Unterschied, dass erneut nicht die Leiter der Ärztekammern, sondern die RÄK über die Ernennung von zwei aus fünf Kandidaten entschied.[372] Auf der untersten, bezirklichen Ebene galt diese Regelung ebenfalls. Die den Ärztekammern unterstellten Bezirksvereinigungen verfügten über einen Leiter und dessen Beirat. Diese Vertreter wurden auf Vorschlag der Mitglieder der Bezirksvereinigung von der RÄK berufen und abberufen. Die Mitglieder hatten dazu »aus ihrer Mitte«, d.h. aus allen einer Bezirksvereinigung angehörenden Ärzten, fünf Kandidaten zu »wählen«, die auf die Vorschlagsliste gesetzt wurden. Trotz Wahlen – oder vielleicht gerade wegen dieses nicht dem »Führerprinzip« entsprechenden Verfahrens – blieb der RÄK ausdrücklich das Recht vorbehalten, in den Bezirksvereinigungen auch von der Kandidatenliste abweichende Besetzungen vorzunehmen.[373] Den Bezirksvereinigungen der RÄK gehörten alle jene Ärzte an, die in dem jeweiligen örtlichen Bereich ihren Wohnsitz hatten. (§ 35) Vertreter der Bezirksvereinigungen und auch der Ärztekammern wurden, wie die Mitglieder der RÄK, auf vier Jahre berufen.[374]

Auf der Ebene dieser Bezirksvereinigungen wurden mit der RÄO außerdem Schlichtungsausschüsse eingerichtet, die in erster Instanz bei Streitigkeiten unter Ärzten vermitteln sollten. Auch auf der Ebene der Ärztekammern war die Einrichtung solcher Ausschüsse möglich (§ 50). Die Bestrafung von Berufsvergehen übernahmen dagegen ärztliche Berufsgerichte. Jede Ärztekammer verfügte über ein solches Berufsgericht. Als Revisionsinstanz stand Ärzten der Ärztegerichtshof bei der RÄK zur Verfügung (§§ 58 und 77). Die Einrichtung dieser Gerichte ging mit einer erheblichen Verschärfung der Strafen einher, die die RÄK verhängen konnte. Die früheren Ärztekammern konnten als höchstes Strafmaß ein Bußgeld über 1.000 RM fordern und Ärzten das aktive und passive Wahlrecht entziehen. Laut § 52 der RÄO konnten

372 Einer jeden Ärztekammer hatte dabei nach § 31 mindestens ein Amtsarzt anzugehören; vgl. Hadrich, Organisationskunde, 1937, S. 414 f.

373 Vgl. Hadrich, Organisationskunde, 1937, S. 414 f.

374 Vgl. Hadrich, Organisationskunde, 1937, S. 414 f.

Berufsgerichte von nun an jedoch Ärzte für »unwürdig« erklären und ihnen die »Bestallung« entziehen. Die Berufsgerichte der Ärzte waren damit bemächtigt, ihren Mitgliedern die Ausübung jeder ärztlichen Tätigkeit zu verbieten (§ 52).[375]
Neben dem hier sichtbar gewordenen Anspruch, möglichst alle Ärzte im Deutschen Reich in einer zentralen und streng hierarchisch gegliederten Organisation zusammenzufassen, verfolgte die RÄO noch ein weiteres Ziel. Die Ärzte sollten außerdem in praktisch jeder Hinsicht und in jedem Bereich ihrer Tätigkeit durch die RÄK vertreten und überwacht werden. So zählt die RÄO in den §§ 46 bis 50 über die »Aufgaben der Reichsärztekammer« eine Fülle von Tätigkeitsfeldern auf, für die die RÄK zuständig war.[376] Ihre Aufgaben reichten von der Wahrung und Überwachung der Berufspflichten der Ärzte über die Organisation der Aus- und Fortbildung sowie der Wissenschaft bis hin zur Sicherung der ärztlichen Versorgung im Bereich der Fürsorge und für die gesamte Bevölkerung. Ärzte konnten zur Durchführung von Vorschriften »zur Erhaltung und Hebung des Erbgutes der Rasse des deutschen Volkes« verpflichtet werden und die RÄK verpflichtete sich, mit den unterschiedlichsten Partei- und behördlichen Dienststellen in Belangen der Statistik, Gesundheit und der Fürsorge zu kooperieren.[377] Spezielle organisatorische Regelungen hierzu legte die RÄO in § 36 fest. Darin erhielt die RÄK die Möglichkeit, »für bestimmte Angelegenheiten besondere Abteilungen als Verwaltungsstellen« zu bilden.[378] Der zweite Absatz dieses Paragraphen formulierte die bereits angedeutete Eingliederung der KVD in die RÄK. Wörtlich hieß es darin:
»(2) Innerhalb der Reichsärztekammer besteht als Körperschaft des öffentlichen Rechts die Kassenärztliche Vereinigung Deutschlands. Der Reichsärzteführer ist zugleich Leiter der Kassenärztlichen Vereinigung. Die Vorschriften der Verordnung über die Kassenärztliche Vereinigung Deutschlands vom 2. August 1933 (Reichsgesetzblatt I, S. 567) bleiben unberührt.«

---

375 Das Gericht der Ärztekammer Berlin fällte während der Zeit des Nationalsozialismus dezidiert politische Urteile. Dies geht aus einer Veröffentlichung des Ärzteblattes für Berlin hervor. (s. auch Leibfried, Berufsverbote, 1989, S. 278) 1934 wurde dort bekanntgegeben: »Dr. Georg Benjamin und Dr. Käthe Held geb. Bruck, haben dauernd das aktive u. passive Wahlrecht in der ÄK entzogen bekommen, weil sie 1932 Kommunisten ärztl. Gutachten zur Verschickung in die Sowjet-Union ausgestellt haben, damit diese an einem Kongress teilnehmen konnten.«, Ärzteblatt für Berlin 39 (1934), S. 50. Zwar war durchaus berufliches Fehlverhalten zu konzedieren, wenn Ärzte ohne Vorliegen von gesundheitlichen Beeinträchtigungen Atteste ausstellten. Dieses mit der bis 1936 geltenden Höchststrafe zu belegen, muß jedoch als unverhältnismäßig angesehen und als eine politische Entscheidung gewertet werden.

376 § 46-50 Hadrich, Organisationskunde, 1937, S. 417-421.

377 Zu den Vorschriften zur Erhaltung und Hebung des Erbgutes gehörte beispielsweise die Durchführung des Gesetzes zur Bekämpfung erbkranken Nachwuchses, dessen Umsetzung sich zu beteiligen auch Aufgabe niedergelassener Ärzte war. In der Praxis kamen niedergelassene Ärzte jedoch – zum Ärger der Gesundheitsämter – ihrer »Meldepflicht« von »Erbkranken« kaum bzw. sehr zurückhaltend nach. Neben ökonomischen Gründen, wie der Furcht vor abwandernden Patienten, spielten dabei soziale Faktoren, wie langjährige Bekanntschaft und Nachbarschaft mit Patienten, eine Rolle, vgl. Ley, Zwangssterilisation, 2003, S. 146–158.

378 Vgl. Hadrich, Organisationskunde, 1937, S. 415.

Diese Konstruktion, mit der die KVD als ganze Institution unverändert zum Teil der RÄK erklärt wurde, brachte den Umstand mit sich, dass die KVD weiterhin dem RAM unterstellt blieb, während über die RÄK das Reichsinnenministerium Aufsicht führte. Dies und die Tatsache, dass die KVD als Körperschaft des öffentlichen Rechts innerhalb der RÄK weitgehend ihre Selbstständigkeit behielt, begründete der ärztliche Spitzenfunktionär Haedenkamp damit, dass auf die Besonderheiten der Gruppe der Kassenärzte Rücksicht zu nehmen war. Er verwies dabei auf die Abhängigkeit der Kassenarzttätigkeit von den Bestimmungen der Sozialversicherungsordnung, deren Durchführung Sache des RAM blieb.[379] Noch im Mai 1935 war der KVD zur Wahrnehmung ihrer besonderen Aufgaben, vorübergehend – bis zur endgültigen Regelung durch die zu errichtende Reichsärztekammer – die Zuständigkeit über die Formulierung einer Standes- und Facharztordnung übertragen worden. Gemäß § 14 der RÄO gehörte dies ab April 1936 zu den Aufgaben der RÄK. Die entsprechenden Anordnungen der KVD traten jedoch erst 1937 außer Kraft, mit einer von Wagner am 13. November 1937 veröffentlichten »Berufsordnung für die deutschen Ärzte«.[380] Damit wird deutlich, dass RÄK und KVD in großer Einvernehmlichkeit agierten, was umso weniger erstaunt, als Wagner in Personalunion den Leiter der RÄK und den Reichsführer der KVD stellte. In ebenso einvernehmlicher Weise wurden auch die Verhältnisse in Berlin geregelt. Der Amtsleiter der Verwaltungsstelle der KVD Berlin, Grote, übertrug seine Befugnisse zum Erlass von Ausführungsbestimmungen über die Standes- und Facharztordnung im Mai 1935 auf Löllke, den Leiter der Berliner Ärztekammer.[381] Des Weiteren hatte Löllke bereits im vorausgehenden Sommer 1934 die Urlaubsvertretung für einen Amtsleiter der Berliner KVD übernommen – unklar bleibt, ob für Grote oder für Quandt – und ihm war von Grote die Disziplinarstrafgewalt des Amtsleiters der Provinzstelle Berlin der KVD gemäß § 6 der Satzung der KVD übertragen worden.[382] Eine Bekanntmachung der Ärztekammer im Berliner Ärzteblatt, die »Gutachterstelle für Schwangerschaftsunterbrechung bei der Bezirksstelle Groß-Berlin der KVD« betreffend, unterschrieb im Februar 1936 ebenfalls Löllke.[383] Diese Maßnahmen und Tätigkeiten machen deutlich, dass bereits im Vorfeld der Durchführung der RÄO, auf Landes- wie bezirklicher Ebene in Berlin mittels Personalunionen eine enge Zusammenarbeit von Ärztekammer und Verwaltungsstelle der KVD sichergestellt wurde.

Zentral für die Belange der KVD in Berlin, bestimmte die RÄO schließlich auch die endgültige Auflösung des Hartmannbundes mit allen Untergliederungen sowie des Ärztevereinsbundes. Nach § 87 fand eine Liquidation nicht statt. Rechtsnachfolgerin des Hartmannbundes wurde die KVD, für den Ärztevereinsbund trat die RÄK die Rechtsnachfolge an (§ 87). Die RÄK konnte dabei auch in Versicherungsver-

379 Vgl. Schwoch, Standespolitik, 2001, S. 112.
380 Vgl. Schwoch, Standespolitik, 2001, S. 110 f. Vgl. auch Hadrich, Organisationskunde, 1937, S. 606.
381 Vgl. Ärzteblatt für Berlin 40 (1935), S. 175; vgl. auch S. 241.
382 Vgl. Ärzteblatt für Berlin 39 (1934), S. 252, 307.
383 Vgl. Ärzteblatt für Berlin 41 (1936), S. 82.

träge einzelner ärztlicher Vereinigungen, beispielsweise für die Hinterbliebenen von Ärzten, eintreten (§ 88). Für Berlin bedeutete dies das Ende des Groß-Berliner Ärztebundes, der zuletzt nur noch eine Ortsgruppe des Hartmannbundes dargestellt hatte.[384] Am 30. April 1936 war der Groß-Berliner Ärztebund aufgelöst.[385]

Durchführung der Reichsärzteordnung nach dem 1. April 1936 und die Konsequenzen für die Berliner Standesvertretungen

Zur Durchführung der RÄO wurde in den Übergangs- und Schlussbestimmungen der RÄO festgehalten, dass die RÄK erstmalig von ihrem Leiter errichtet wurde (§ 89). Dies bedeutete, dass auf Ebene der ärztlichen Bezirksvereinigungen 1936 keine Wahlen stattfanden, und die Leiter, Beiräte und Mitglieder auf allen Ebenen ausschließlich durch Wagner ernannt wurden.[386] Die Berliner Ärzte erfuhren die Namen der Leiter ihrer jeweiligen Bezirksvereinigungen und der Mitglieder der Ärztekammer – laut einer Notiz im Ärzteblatt für Berlin – durch ein Verzeichnis, das ihnen zugesandt wurde.[387] Das genannte Verzeichnis konnte bislang zwar nicht gefunden werden, doch sind die Namen der Leiter der ärztlichen Bezirksvereinigungen Berlins 1936 auch im Ärzteblatt für Berlin veröffentlicht worden.[388] Leiter der Verwaltungsstelle Berlin der RÄK blieb Hans Löllke, zu seinem Stellvertreter wurde Arnold Samans ernannt. Die bereits beschriebene enge Zusammenarbeit Löllkes als Vertreter der Berliner Ärztekammer mit der Verwaltungsstelle der KVD Berlin und deren Amtsleiter Heinrich Grote, setzte sich nach der Errichtung der RÄK nicht nur fort, sondern wurde durch die neue Stellung, die Grote erhielt, institutionalisiert. In seiner Funktion als Stellvertreter Wagners trat Grote ab 1936 nicht nur als Leiter der Verwaltungsstelle der KVD für Berlin oder wahlweise als Amtsleiter der KVD auf.[389] Eine Bekanntmachung des Ärzteblattes für Berlin vom 8. August 1936 unterzeichnete er mit »Reichsärztekammer, i.V. Grote«.[390] Seine genauen Zuständigkeiten in der RÄK formulierte Wagner in einer Bekanntmachung am 1. Februar 1937. Darin hieß es:

384 Vgl. Ärzteblatt für Berlin 41 (1936), S. 412 f. Vgl. auch Kapitel 6.
385 Vgl. Ärzteblatt für Berlin 41 (1936), S. 283.
386 Vgl. Anordnung über die Errichtung der Ärztekammern und Ärztlichen Bezirksvereinigungen von Gerhard Wagner am 25. April 1936, BArch, R 159/58, Bl. 256.
387 Vgl. Ärzteblatt für Berlin 41 (1936), S. 283.
388 Dr. Wilhelm Brunck für Spandau-Charlottenburg; Dr. Alfred Ley für Wilmersdorf-Zehlendorf; Dr. Max Dieckmann für Steglitz-Tempelhof; Dr. Anton Nückel für Tiergarten-Schöneberg; Dr. August Hamann für Kreuzberg-Mitte; Dr. Karl Dietrich für Wedding-Reinickendorf; Dr. Kurt Kusche für Prenzlauer Berg-Horst-Wessel-Stadt; Dr. Walter Jerchel für Pankow-Weißensee; Dr. Hans Ziemssen für Lichtenberg-Köpenick; Dr. Karl-August Boeckh für Neukölln-Treptow; vgl. Ärzteblatt für Berlin 41 (1936), S. 534 sowie Anordnung über die Errichtung der Ärztekammern und Ärztlichen Bezirksvereinigungen von Gerhard Wagner am 25. April 1936, BArch, R 159/58, Bl. 256.
389 Vgl. Ärzteblatt für Berlin 40 (1935), S. 403 f.
390 Vgl. Ärzteblatt für Berlin 41 (1936), S. 395.

»1. Nach der endgültigen Übersiedlung der Reichsärztekammer nach München, d.i. nach dem 1. Februar 1937, sind alle die Reichsärztekammer betreffenden Zuschriften mit Ausnahme der nachgenannten Referate nach München, Karlstr. 21 [...] zu richten. Das gleiche gilt für die den Reichsärzteführer und seinen Stellvertreter, Pg. Dr. Bartels, betreffenden Angelegenheiten.
Angelegenheiten, die betreffen:
behandelnde Tätigkeit in der öffentlichen Fürsorge, behandelnde Tätigkeit für sonstige dritte Stellen (z.B. Wehrmacht, Arbeitsdienst, Polizei), private Krankenversicherung, Verrechnungsstellen für die ärztliche Privatpraxis, angestellte Ärzte (Assistenzärzte), Fürsorge-, Versicherungs- und Versorgungswesen, vertrauensärztlicher Dienst außerhalb der Sozialversicherung, Steuerfragen, Stellenvermittlung, Revisionsamt, [im Original unterstrichen, d. Verf.] werden weiterhin referatmäßig in Zusammenarbeit mit der KVD in Berlin, Lindenstr. 42, bearbeitet.
Dieses Gesamtreferat als Geschäftsstelle der Reichsärztekammer führt Pg. Dr. Grote-Berlin.«[391]

Damit lässt sich dreierlei festhalten: Zunächst einmal ist zu konstatieren, dass Wagner als Dienstsitz für die RÄK nicht die Reichshauptstadt Berlin wählte, wie dies bei der Reichsleitung der KVD der Fall war, sondern die »Hauptstadt der Bewegung«, München. Als nächstes ergibt sich aus der Bekanntmachung, dass für die Zusammenarbeit mit der Reichsstelle der KVD am Dienstsitz der KVD in der Berliner Lindenstr. 42 eigens ein Referat eingerichtet wurde, das all jene Aufgaben der RÄK koordinierte, welche auch für die KVD bzw. die Tätigkeit von Kassenärzten Relevanz besaßen. Und schließlich lässt sich der Bekanntmachung entnehmen, dass Heinrich Grote dieses Referat leitete und damit in Personalunion Amtsleiter der Verwaltungsstelle Berlin der KVD bzw. Stellvertretender Reichsleiter der KVD wie auch Referatsleiter der Geschäftsstelle der RÄK in Berlin wurde.[392]
Grote erhielt damit eine herausgehobene Stellung in der ärztlichen Standespolitik des »Dritten Reiches«, seine Anordnungen waren, sofern er sie nicht ausdrücklich als Amtsleiter der Verwaltungsstelle Berlin der KVD erließ, über Berlin hinaus wirksam.

---

391 Vgl. Ärzteblatt für Berlin 42 (1937), S. 59.

392 Im Haus der Deutschen Ärzte in der Berliner Lindenstraße 42 waren zu dieser Zeit nur noch fünf (statt wie bis 1936 elf) Dienststellen ärztlicher Verbände, Standes- und Parteieinrichtungen untergebracht: Die Geschäftsstelle der Reichsärztekammer unter der Leitung von Heinrich Grote, die Reichsstelle der KVD unter der Leitung des Reichsärzteführers Wagner und dessen Stellvertreter Heinrich Grote, der Beauftragte für das ärztliche Fortbildungswesen Kurt Blome und das Deutsche Ärzteblatt unter dem Schriftleiter Karl Haedenkamp. In seiner Funktion als Referatsleiter der Geschäftsstelle der Reichsärztekammer in Berlin unterstanden Grote sieben Abteilungen: Auslandsangelegenheiten (hierfür war wieder Haedenkamp zuständig); Behandelnde Tätigkeit in der öffentlichen Fürsorge; Private Krankenversicherung; Verrechnungsstellen für die ärztliche Privatpraxis; Stellenvermittlung; Fürsorge, Versicherungs- und Versorgungswesen; Verlag der Deutschen Ärzteschaft; vgl. Berliner Akademie, Führer, 1937, S. 117–119.

Grafik Nr. 9: Institutionelle und personelle Verschränkungen von RÄK und KVD in Berlin 1937

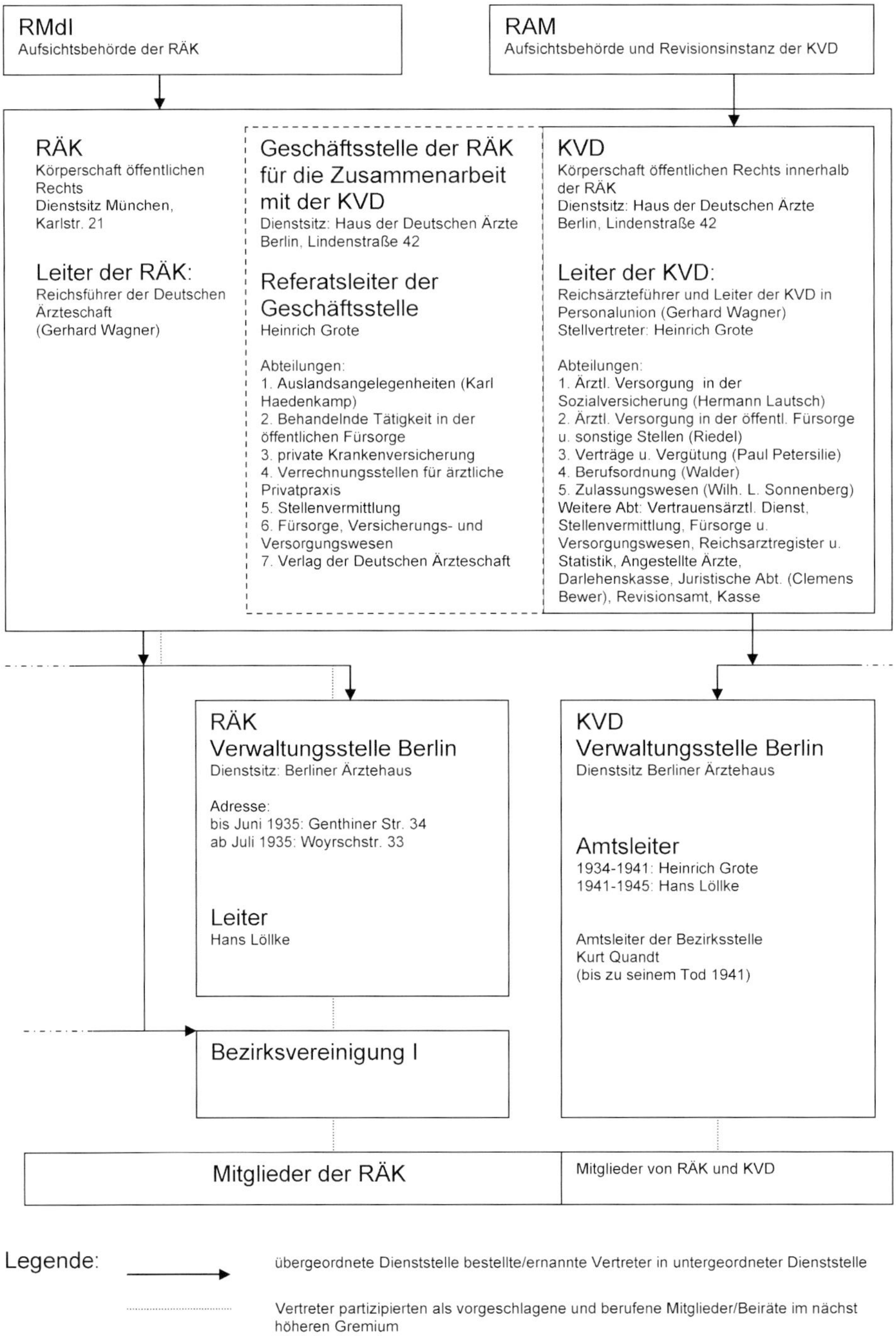

©Grafik Judith Hahn

Angesichts dieses Befundes ist auf ein weiteres Merkmal ärztlicher Standespolitik während der Zeit des Nationalsozialismus einzugehen: Die an einigen Stellen bereits sichtbar gewordene enge Verflechtung von ärztlicher Partei- und Standesorganisation mittels der Personalpolitik. Neben der Zentralisierung über institutionell verankerte Organisationsstrukturen, bot, und für die Berliner Verhältnisse traf dies ebenfalls zu, das Instrument der Personalpolitik ein probates Mittel, um die politische »Gleichschaltung« auch auf untergeordneten Verwaltungsebenen umzusetzen. So finden sich nicht allein mit Grote als engem Mitarbeiter des Reichsärzteführers und Führers des NSDÄB, Wagner, auf Reichs- und Landesebene, sondern auch auf bezirklicher Ebene in Berlin personelle Verschränkungen von Partei- und Standesorganisation, die im Laufe der Zeit verfestigt wurden. Über die Gründung des »Bundes der deutschen Ärzte Berlins«, dessen Führung 1933 der Kommissarische Leiter des Groß-Berliner Ärztebundes und spätere Amtsleiter der Bezirksstelle der Berliner KVD, Kurt Quandt, übernahm, wurde bereits berichtet.[393] Dabei wurde deutlich, dass dieser Verein, der nach 1933 weniger sperrig »Bund deutscher Ärzte Berlins« genannt wurde, sehr eng mit der Ärzteschaft der NSDAP verbunden war. Nun zeigt schon ein einfacher Vergleich der Namen der Leiter ärztlicher Bezirksvereinigungen der RÄK in Berlin mit den führenden Vertretern des »Bundes deutscher Ärzte Berlins« in Veröffentlichungen des Ärzteblattes für Berlin 1935 und 1936, dass allein fünf von zehn Leitern gleichzeitig Gruppenführer ihrer Bezirke beim »Bund deutscher Ärzte Berlins« waren, und ein weiterer Ärztekammervertreter ein aktives Mitglied des Bundes darstellte.[394] Auch die übrigen Leiter der Bezirksvereinigungen gehörten 1936 als einfache Mitglieder dem Bund deutscher Ärzte Berlins an.[395] Daraus wird ersichtlich, dass Angehörige des Bundes auf bezirklicher Ebene bevorzugt standespolitisch relevante Posten erhielten. Einer der genannten Leiter der Bezirksvereinigungen, Anton Nückel, war gleichzeitig auch für die Verwaltungsstelle Berlin der KVD tätig. Seit August 1934 hatte er den Vorsitz über den Zulassungsausschuss für den Arztregisterbezirk Berlin inne.[396] Veröffentlichungen des Ärzteblattes für Berlin zeigen darüber hinaus, dass der Verein auch zu weiteren Berliner Standesvertretern, wie Löllke und Grote, aber auch zu Conti enge Verbindung hielt und diese ihrerseits ebenfalls Mitglieder des Bundes waren.[397]

393 Vgl. Kapitel 5 sowie Ärzteblatt für Berlin, 41 (1936), S. 250.

394 Diekmann war Mitglied im Bund der deutschen Ärzte Berlins und für die Anmeldungen zuständig. Brunck, Ley, Nückel, Ziemssen und Dietrich waren Gruppenführer des Bundes; vgl. Ärzteblatt für Berlin 40 (1935), Anlage nach S. 173; Ärzteblatt für Berlin 40 (1935), Anlage nach S. 166.

395 Dabei handelt es sich um die Leiter der Bezirksvereinigung V für Mitte-Kreuzberg, August Hamann, der Bezirksvereinigung VII für Prenzlauer Berg-Horst-Wessel-Stadt, Kurt Kusche, sowie der Bezirksvereinigung VIII für Pankow-Weißensee, Walter Jerchel; vgl. Ärzteblatt für Berlin 41 (1936), S. 534 sowie Bund Deutscher Ärzte Berlins, Mitgliederverzeichnis, 1936.

396 Vgl. Ärzteblatt für Berlin 39 (1934), S. 253 sowie 366.

397 Vgl. Ärzteblatt für Berlin 42 (1937), S. 131 sowie Bund Deutscher Ärzte Berlins, Mitgliederverzeichnis, 1936.

Die damit beschriebenen informellen wie formellen personellen Vernetzungen und Strukturen blieben, abgesehen von kleineren organisatorischen Veränderungen und dem Ausscheiden einzelner Standesvertreter durch Tod oder andere Gründe aus ihren Ämtern, grundsätzlich bis zum Ende des »Dritten Reiches« erhalten. Dies zeigen auch die Berufungen in die Verwaltungsstellen der RÄK für die zweite Dienstperiode ab 1939. Zwar fanden zum Erstellen einer Vorschlagsliste für die Leiter der Bezirksvereinigungen tatsächlich Wahlen statt. Der Reichsärzteführer erließ im Frühjahr 1939 dafür eigens eine Wahlordnung.[398] Das Ergebnis blieb jedoch dasselbe, denn mit Ausnahme eines Vertreters wurden alle Leiter der Bezirksvereinigungen in ihren Ämtern bestätigt und alle gehörten sie dem Bund deutscher Ärzte Berlins an.[399] Löllke, der weiterhin die Berliner Ärztekammer leitete, wurde am 2. Mai 1939 zusätzlich – nunmehr durch Leonardo Conti, der als »Reichsgesundheitsführer« die Nachfolge des am 25. März 1939 gestorbenen Wagner antrat, – »mit der kommissarischen Leitung des Amtes für Volksgesundheit der Gauleitung Berlin der NSDAP beauftragt und gleichzeitig zum Gauobmann des NSD-Ärztebundes Gau Berlin ernannt.«[400] Damit war die enge Zusammenarbeit von Parteiorganisationen und Ärztekammer in Berlin gesichert bzw. gefestigt. In seiner Funktion als Leiter der RÄK übertrug Conti Löllke wenig später außerdem das Berufungsrecht für die Mitglieder der Berliner Ärztekammer, von dem dieser im Juli 1939 Gebrauch machte.[401] Unter anderem gehörte erneut Kurt Quandt zu den Mitgliedern, mehr noch, Löllke bestimmte ihn zu einem von fünf Beiräten.[402]

398 Abgedruckt unter dem Titel »Wahlordnung. Auf Grund von §§ 90, 26 RÄO erlasse ich [Reichsärzteführer Wagner, d. Verf.] die nachstehende Wahlordnung zu den Wahlen nach §§ 31, II. Satz 1, 33 Satz 3 der Reichsärzteordnung«, vgl. Deutsches Ärzteblatt 69 (1939), S. 94 f.

399 Nach Abschluss der Wahlen, die 1939 stattfanden, berief Kurt Blome Ende 1939 / Anfang 1940 in Vertretung des Reichsärzteführers die Leiter der Ärztlichen Bezirksvereinigungen und ihre Stellvertreter. Im Einzelnen waren dies: 1. Bez. Spandau-Charlottenburg: Leiter: Wilhelm Brunck, Stellvertretender Leiter: Otto Ulmer, Berlin-Spandau. 2. Bez. Wilmersdorf-Zehlendorf: Alfred Ley, Berlin-Wilmersdorf, Kurt Hofmeier, Berlin-Zehlendorf. 3. Bez. Steglitz-Tempelhof: Max Dieckmann, Berlin-Tempelhof, Ulrich Schuchardt, Berlin-Lichterfelde. 4. Bez. Tiergarten-Schöneberg: Anton Nückel, Berlin W 50, Albert Brandes, Berlin. 5. Bez. Mitte-Kreuzberg: August Hamann, Berlin, Alfred Beese, Berlin. 6. Bez. Wedding-Reinickendorf: Karl Dietrich, Berlin, Heinrich Knebel, Berlin. 7. Bez. Prenzlauer Berg - Horst Wessel-Stadt: Kurt Kusche, Berlin-Frohnau, Martin Günther, Berlin NO 55. 8. Bez. Pankow-Weißensee: Walter Jerchel, Berlin-Pankow, Adolf Fricke, Berlin-Weißensee. 9. Bez. Lichtenberg-Köpenick: Hans Ziemssen, Berlin, Werner Bartz, Berlin-Lichtenberg. 10. Bez. Neukölln-Treptow: Julius Stobwasser, Berlin-Neukölln Erich Großkopf, Berlin-Adlershof, Ärzteblatt für Berlin, Mark Brandenburg und Pommern 45 (1940), S. 90. Vgl. auch Bund Deutscher Ärzte Berlins, Mitgliederverzeichnisse 1936 und 1938.

400 Ärzteblatt für Berlin, Mark Brandenburg und Pommern 44 (1939), S. 515. Auch in Thüringen bestand diese enge personelle Verflechtung von Parteiamt und Standesfunktion. Der Leiter der dortigen Ärztekammer Weimar war in Personalunion der Gauamtsleiter des NSDÄB-Thüringen; vgl. den wohl einzigen zusammenhängenden archivalischen Bestand einer KV: ThHStAW, Kassenärztliche Vereinigung Deutschlands, Landesstelle Thüringen, Nr. 191. Diese Verknüpfung scheint reichsweit eingeführt worden zu sein und fand ihren Niederschlag auch auf der untergeordneten Ebene. 1939 und 1941 waren in Berlin und anderswo Kreisamtsleiter der Ämter für Volksgesundheit in Personalunion gleichzeitig Kreisobmänner des NSD-Ärztebundes; vgl. Berliner Akademie, Führer, 1939, S. 70 f. und Berliner Akademie, Führer, 1941, S. 82 f.

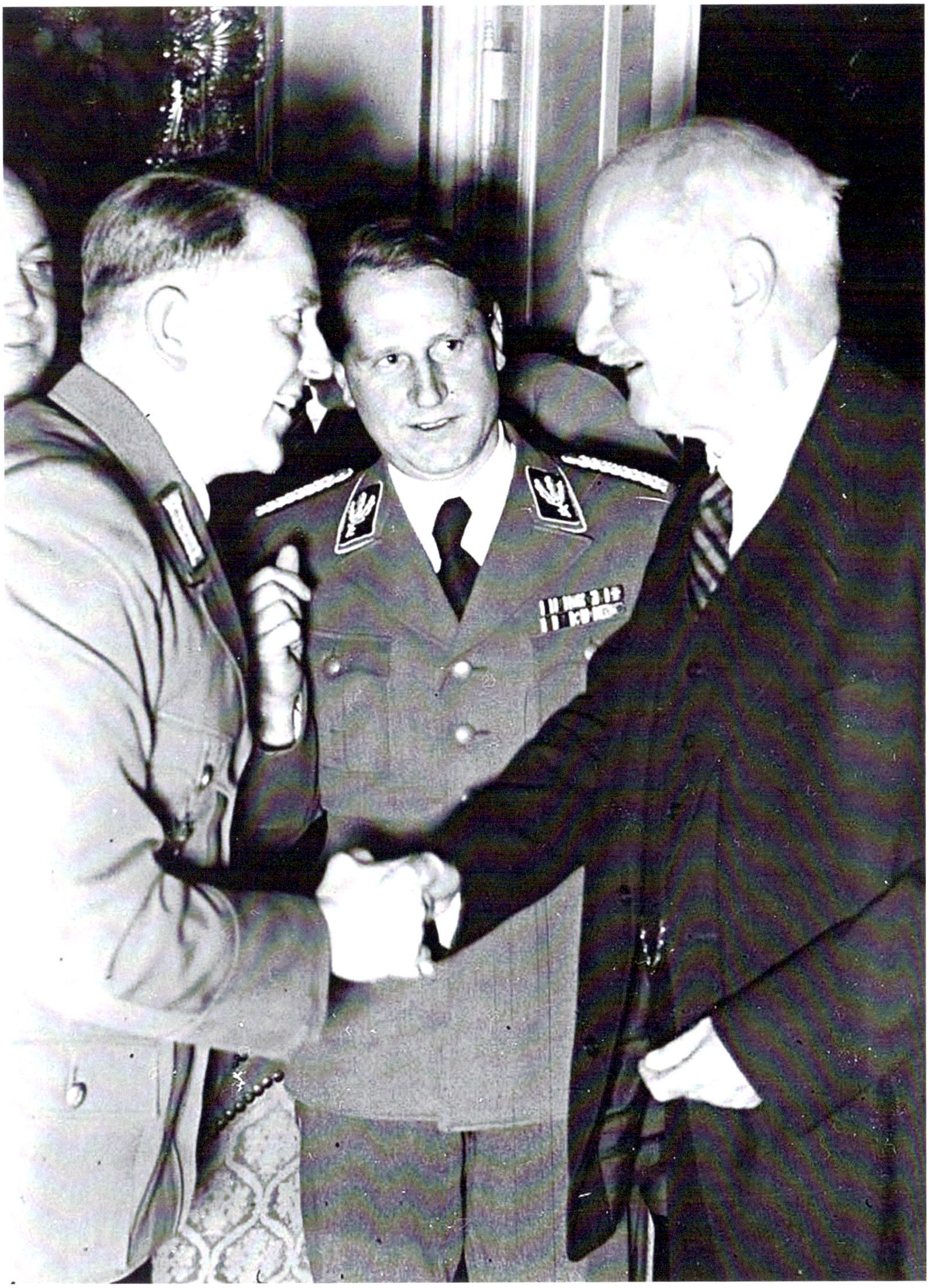

von links nach rechts: Heinrich Grote, Hans Löllke, Leonardo Conti und der Berliner Chirurg Prof. August Bier (1861–1949), o. O., o. J.

Kurt Quandt starb am 18. April 1941 im Alter von 63 Jahren nach »langer Krankheit«, wie es in einem Nachruf hieß.[403] Der Amtsleiter der Landesstelle Berlin der KVD, Grote, der inzwischen vornehmlich als Stellvertretender Leiter der KVD und damit reichsweit agierte, setzte als Nachfolger Quandts Löllke ein. Anders als seinerzeit Quandt, berief Grote ihn aber nicht zum Leiter der Bezirksstelle, sondern der Landesstelle Berlin der KVD – und schied damit selbst aus der Verwaltung der Berliner KVD aus.[404] Mit dieser Ernennung, mit der Löllke in Personalunion sowohl die Berliner Ärztekammer als auch die Berliner Landesstelle der KVD leitete, war in Berlin schließlich die enge Verzahnung von RÄK und KVD erreicht, welche Wagner in der beschriebenen Auseinandersetzung über die Auswahl der preußischen Ärztekammervorsitzenden bereits Ende 1933 von Conti gefordert hatte. Dabei hatte Berlin lange eine Ausnahme gebildet. Denn Grote hatte bereits fünf Jahre zuvor, mit einer Anordnung vom 5. Mai 1936, für alle anderen Länder des Reiches bestimmt, dass die Leiter der Ärztekammern und ärztlichen Bezirksvereinigungen gleichzeitig zu Amtsleitern der Landes- und Bezirksstellen der KVD zu berufen waren.[405] Was den Standort angeht, so waren die Voraussetzungen für die angestrebte Zusammenarbeit schon 1933 vorhanden: Beide Einrichtungen hatten ihren Dienstsitz im »Berliner Ärztehaus«.

401 Löllke berief laut Ärzteblatt für Berlin vom 29.7.1939 als Beiratsmitglieder die Parteigenossen: Friedrich Falkenberg, Berlin-Frohnau, Zeltinger Str. 76, Robert Kaiser, Berlin-Wilmersdorf, Kaiserallee 200, Anna Krasper, Berlin-Friedenau, Hauptstraße 85, Alfred Mielke, Berlin-Wilmersdorf, Prager Platz 1, Kurt Quandt, Berlin-Charlottenburg, Schlüterstr. 26; als Vertreter der Amtsärzte: den Abteilungsdirektor im HGA Theobald Sütterlin, Berlin Steglitz, Humboldtstr. 15; als dessen Stellvertreter: Mag.-Ob.-Med.-Rat Theodor Paulstich, Berlin-Schmargendorf, Franzensbaderstr. 4; als Vertreter der Medizinischen Fakultät der Universität Berlin: Professor Maximinian de Crinis, Berlin NW 7, Nervenklinik der Charité, Schumannstr. 20/21; als dessen Stellvertreter: Professor Richard Siebeck, Berlin NW 7, I. Med. Klinik, Schumannstr. 20/21, Ärzteblatt für Berlin, Mark Brandenburg und Pommern 44 (1939), S. 616; Bund Deutscher Ärzte Berlins, Mitgliederverzeichnis 1938

402 Vgl. Ärzteblatt für Berlin, Mark Brandenburg und Pommern 44 (1939), S. 616.

403 Vgl. Ärzteblatt für Berlin, Mark Brandenburg und Pommern 46 (1941), S. 129.

404 Vgl. Ärzteblatt für Berlin, Mark Brandenburg und Pommern 46 (1941), S. 109.

405 Vgl. Hadrich, Organisationskunde, 1937, S. 18.

Kapitel 7 – Schritte der Ausschaltung – Maßnahmen der Berliner ärztlichen Standesorganisationen bis zum Entzug der Approbationen jüdischer Ärzte 1938

Erfassung jüdischer Ärzte zu ihrer Ausschaltung – Umsetzung der »Nürnberger Gesetze« in der KVD

Die »Nürnberger Rassengesetze« vom 15. September 1935 definierten erstmals exakt, wer im »Dritten Reich« als jüdisch anzusehen war. Sie führten, je nach Anzahl der als jüdisch eingestuften Eltern und Großeltern, verschiedene »Grade« für Jüdischsein ein. Die Kategorisierung reichte vom »Volljuden« über den »Dreiviertel-« und »Halbjuden« bis zum »Vierteljuden« oder »Mischling II. Grades«. Darüber hinaus wurden neben der »Abstammung« weitere Umstände, wie beispielsweise die Zugehörigkeit zu einer jüdischen Gemeinde, ein jüdischer bzw. »deutschblütiger« Ehepartner etc., als Kriterien festgeschrieben, in deren Folge die betroffenen Personen über mehr oder weniger Rechte im »Dritten Reich« verfügten. Die Nürnberger Gesetze verbanden diese Kategorisierung mit einer Verschärfung der ohnehin bereits geltenden zahlreichen Verbote und mit dem Entzug grundlegender Rechte für Juden. Das NS-Regime hob den Gleichheitsgrundsatz für alle Bürger auf, »Juden« galten nurmehr als »Staatsbürger« und wurden damit, im Unterschied zu »deutschblütigen« »Reichsbürgern«, zu Bürgern zweiter Klasse degradiert.[406]
Diese Gesetzgebung fand auch auf Ärzte Anwendung und eröffnete der KVD die Möglichkeit, die Ausschaltung jüdischer und politisch missliebiger Kollegen weiter voranzutreiben. Die Leitung der KVD traf hierzu bereits Anfang Oktober 1935 erste Maßnahmen. In einem von Grote unterzeichneten Rundschreiben der KVD an alle Landes- und Provinzstellen im Reich vom 5. Oktober 1935, wurden die Verwaltungsstellen aufgefordert, binnen zehn Tagen Listen über alle jüdischen Ärzte anzufertigen, die in ihrem Bezirk niedergelassen oder tätig waren.[407] Entsprechend der Definition der »Nürnberger Gesetze« sollten all jene Ärzte detailliert verzeichnet werden, die als »Volljude oder 3/4-Jude (3 jüdische Großeltern)« einzustufen waren. Darüber hinaus war anzugeben, wie viele »Halb-« oder »Vierteljuden« unter den Ärzten – diese galten entsprechend der »Nürnberger Gesetze« als »nichtarisch« – danach im Gebiet einer Landesstelle noch »übrig bl[ie]ben«. Bemerkenswert hierbei ist, dass das Rundschreiben – obwohl es von der Leitung der KVD stammte – ausdrücklich Angaben nicht nur über Kassenärzte, sondern auch über leitende

406 Vgl. Kater, Ärzte, 2000, 315-326; Beate Meyer, »Jüdische Mischlinge« Rassenpolitik und Verfolgungserfahrung 1933–1945, S. 24-31, 96-104. Zu den Verboten gehörte beispielsweise, dass der Geschlechtsverkehrs zwischen »Juden« und »Deutschblütigen« untersagt wurde und als »Rassenschande« ein strafbares Delikt darstellte. »Juden« durften nicht mehr »deutsche« Bedienstete beschäftigen.

407 Vgl. ThHStAW, Kassenärztliche Vereinigung Deutschlands, Landesstelle Thüringen, Nr. 9, Bl. 84–88.

Ärzte von Krankenhäusern bzw. größeren Abteilungen in Krankenhäusern, Vertrauensärzte und sonstige Ärzte forderte.[408] In der Liste der jüdischen Ärzte waren Geburtsdatum, Kriegsteilnehmerschaft, Familienstand und das Jahr der Approbation aufzuführen.[409] Darüber hinaus sollten die Landesstellen der KVD für jeden der jüdischen Ärzte eine Stellungnahme abgeben oder eine solche bei der jeweiligen Ärztekammer einholen. Die Liste und die Stellungnahmen waren an die Reichsstelle der KVD in Berlin zu melden.[410] Die in dem Rundschreiben formulierten Erläuterungen zu diesen Stellungnahmen geben dabei unmissverständlich Auskunft über den zukünftig beabsichtigten Umgang der KVD mit ihren jüdischen Kollegen. So hieß es in dem Rundschreiben wörtlich:

»Zu jedem einzelnen Arzt ist eine Stellungnahme der Landes- oder Provinzstelle bezw. die Mitteilung der Stellungnahme der Ärztekammer erforderlich, und zwar in der Richtung, ob die weitere Beibehaltung dieses Arztes als Arzt tragbar erscheint oder aus welchen Gründen der Arzt möglicherweise für den Fall der Entziehung einer Approbation in Betracht kommen könnte. Hierbei kommt besonders politische oder sonstige (ärztliche, ethische) Unzuverlässigkeit in Betracht. Bei der politischen Unzuverlässigkeit reicht es bei den Ärzten, die seinerzeit von der Kassenpraxis aus politischen Gründen ausgeschlossen wurden, aus, darauf hinzuweisen, dass sie aus diesen Gründen die Kassenpraxis verloren haben. Es sind aber auch eine Reihe von Ärzten in der Kassenpraxis verblieben, weil bei dem seinerzeitigen Ausschluss aus der Kassenpraxis der Reichsarbeitsminister den Nachweis kommunistischer Tätigkeit nicht für erbracht ansah. Wer pazifistischen Organisationen, z. B. der Liga für Menschenrechte, angehört hat oder sich sonst marxistisch betätigt hat, wird entsprechend kenntlich zu machen sein. Wer abgetrieben hat oder sonst sich als unzuverlässig in der Kassenpraxis oder Privatpraxis erwiesen hat, wird ebenfalls mit einer entsprechenden Stellungnahme zu versehen sein. Wo andere Gründe vorliegen, sind sie zu vermerken. Zu beachten ist, dass es sich nicht um die Frage der Entziehung der Zulassung zur Kassenpraxis, sondern um den Verlust der Approbation handeln kann, sodass auch bei den Ärzten, die seinerzeit die Kassenpraxis verloren haben, die entsprechende Stellungnahme nicht fehlen darf.«[411]

Unverblümt wurden damit die Landesstellen der KVD aufgefordert, alle Informationen über jüdische Kollegen, die als Begründungen für den Entzug der Approbation dienen konnten, an die Reichsleitung der KVD zu übermitteln. Indem ausdrücklich betont wurde, dass diese Erfassung nicht zum Zweck des Entzugs der Kassenzulassung, sondern der Approbation dienen sollte, griff das Rundschreiben bereits den

408 Laut einer Anordnung Wagners vom 17. Juli 1934 wurden die Mitglieder der Berufsgemeinschaft angestellter Ärzte und Apotheker bis 1. Oktober 1934 in die KVD überführt und die Berufsgemeinschaft aufgelöst; vgl. Deutsches Ärzteblatt 64 (1934) S. 745 sowie Schwoch, Standespolitik, 2001, S. 128 f.

409 Vgl. ThHStAW, Kassenärztliche Vereinigung Deutschlands, Landesstelle Thüringen, Nr. 9, Bl. 84 f., 87.

410 Vgl. ThHStAW, Kassenärztliche Vereinigung Deutschlands, Landesstelle Thüringen, Nr. 9, Bl. 86 f.

411 ThHStAW, Kassenärztliche Vereinigung Deutschlands, Landesstelle Thüringen, Nr. 9, Bl. 86 f.

Regelungen der erst im Dezember 1935 verabschiedeten RÄO vor. Wie bereits ausgeführt, erhielt die RÄK darin das Recht zuerkannt, Ärzten die »Bestallung« zu entziehen. Die bei dieser Regelung verankerte Möglichkeit, auch rückwirkend Approbationen abzuerkennen und Ärzten damit jede Möglichkeit der ärztlichen Betätigung zu nehmen, war jedoch an den Nachweis bestimmter Berufsvergehen oder eine unerwünschte politische Aktivität gebunden.[412] Vor diesem Hintergrund erhält die zitierte Aufforderung, in den Stellungnahmen minutiös über frühere politische Verfahren oder Betätigungen sowie weitere mögliche Verfehlungen zu berichten, besondere Brisanz. Denn während bereits approbierten jüdischen Ärzten die »Bestallung« 1936 noch nicht auf Grund ihrer »Abstammung« genommen werden konnte, war dies mit der Begründung der marxistischen oder »pazifistischen« Betätigung ohne Weiteres möglich. Damit zeigt sich einmal mehr, dass die KVD jedes Mittel zu nutzen gewillt war, um jüdische Ärzte ihrer Existenz zu berauben.
Wie viele Ärzte die Verwaltungsstelle Berlin letztlich an die Reichsleitung der KVD meldete und wie dabei die einzelnen Stellungnahmen ausfielen, ist nicht überliefert.[413]

Die auf das Rundschreiben der KVD vom 5. Oktober 1935 reichsweit abzugebenden Stellungnahmen der Kassenärztlichen Bezirks- und Landesstellen über jüdische Ärzte konnten im Einzelnen unterschiedlich ausfallen:
Dr. Curt Meyer[1], geboren am 7. März 1891 in Herleshausen, Kreis Eschwege, und approbiert im Mai 1917 in München, hatte sich 1919 als Allgemeinpraktiker im Thüringischen Gotha niedergelassen. Als ein mit Eisernem Kreuz ausgezeichneter Frontkämpfer des Ersten Weltkriegs wurde ihm 1933 die Kassenzulassung nicht entzogen. Meyer selbst galt gemäß der Nürnberger Gesetze als »Volljude«. Er war aber mit einer »Arierin« verheiratet und hatte drei Kinder, lebte also – nach nationalsozialistischen Maßstäben – in einer »privilegierten Mischehe«. Sowohl die Bezirksstelle Gotha als auch die Landesstelle Thüringen haben sich in ihren Stellungnahmen positiv über Meyer geäußert: »Gegen die weitere Tätigkeit sind hier stichhaltige Gründe nicht anzuführen« und: »Es liegen keine Gründe vor[,] die für eine Entziehung der Approbation infrage [sic!] kommen würden«. Dies mag dazu geführt haben, dass Meyer als »Krankenbehandler« zugelassen wurde – allerdings in Berlin. Das weitere Schicksal Curt Meyers ist unbekannt.

Dr. Steffen-Ernst Klein[2], 1905 als Sohn des ersten Lehrstuhlinhabers für Naturheilverfahren, Prof. Emil Klein, geboren, lebte mit seiner nichtjüdischen Frau Thea, geb. Uhlenbruck, ebenfalls in einer »Mischehe«. Über ihn fällte die KV Thüringen jedoch ein vernichtendes Urteil:
»Dr. Klein arbeitet unter Leitung seines Vaters. Es gilt über Dr. Klein dasselbe wie über seinen Vater und zwar: Dr. Klein ist hier als jüdischer Geschäftemachter und außerdem als ein Mann, der sich stets mit allen übrigen Berufskameraden in absolut selbstsüchtiger Weise in Gegensatz gestellt hat, bekannt. – Er scheint, da er meistens in Berlin wohnt, dort und wohl auch noch hier, vielleicht auch noch an anderen Orten, seine Praxis zu betreiben. Ob dies statthaft ist, bleibt dahingestellt. – Über die politische Einstellung eines 100%en Juden ein Wort zu verlieren, erübrigt sich wohl.«
Klein wurde im September 1933 aus der Poliklinik seines Vaters entlassen, versuchte sein Glück noch in Berlin, emigrierte dann aber mit seiner Frau 1936 nach Belgien und Frankreich und lebte nach der Befreiung in Brüssel. Er starb 1995.

1 Vgl. RAR (KVD), Meyer, Curt, 07.03.1891;ThHStAW, Kassenärztliche Vereinigung Deutschlands, Landesstelle Thüringen, Nr. 148/1, Bl. 106 f.
2 ThHStAW, Kassenärztliche Vereinigung Deutschlands, Landesstelle Thüringen, Nr. 148/1, Bl. 88; Schwoch, Kassenärzte, 2009.

412 Vgl. §§ 3 Abs. 2, 5 Abs. 2 der RÄO, Hadrich, Organisationskunde, 1937, S. 407 f.
413 Solche Stellungnahmen sind für einige thüringische Ärzte überliefert; vgl. die Beispiele Curt Meyer aus Gotha und Steffen-Ernst Klein aus Erfurt.

Da der Berliner Amtsleiter Grote als Mitarbeiter der Reichsleitung der KVD dieses Rundschreiben jedoch mit verfasst hatte, ist davon auszugehen, dass die Berliner KV den Handlungsspielraum, der ihr bei der Formulierung der Stellungnahmen zur Verfügung stand, in einer Weise nutzte, die für jüdische Ärzte eher nachteilig ausfiel. Die Grundlage, auf der die Verwaltungsstellen ihre Listen jüdischer Ärzte erstellen sollten, bildeten zunächst einmal die Fragebogen von 1933, in denen bereits die »Abstammung« erhoben worden war.[414] Bei Ärzten, die keine Kassenpraxis ausübten oder ausgeübt hatten und über die ein solcher Fragebogen nicht vorlag, wurden die Verwaltungsstellen aufgefordert, sich an die Ärztekammern zu wenden. Diese waren ihrerseits berechtigt, Auskünfte über die »Abstammung« ihrer Mitglieder einzuholen. Ausdrücklich sollten auch Ärzte überprüft werden, die nur vorübergehend dem Kammerbezirk angehörten, d.h. auch Assistenzärzte und Vertreter. Als erwünschten Nebeneffekt dieser Recherchen bezeichnete das Rundschreiben die Erfassung sämtlicher Ärzte eines Bezirkes.[415] Auch damit griff die Anordnung der KVD 1935 der RÄO vor. Denn laut RÄO hatten alle ärztlichen Bezirksvereinigungen der RÄK 1936 mit dem Aufbau eines Reichsärzteverzeichnisses zu beginnen und eine Erfassungsaktion aller ihrer Mitglieder durchzuführen.

Das Reichsärzteverzeichnis der RÄK und das Reichsarztregister der KVD – Meldebogenaktion unter Berliner Ärzten 1936

Wie alle ärztlichen Bezirksvereinigungen im Reich, so hatten auch die ärztlichen Bezirksvereinigungen der Ärztekammer Berlin laut RÄO ein Ärzteverzeichnis aufzubauen und zu führen. Alle Berliner Ärzte, die der RÄK angehörten, d.h. Kassenärzte, angestellte und beamtete Ärzte sowie Medizinalpraktikanten, mussten daraufhin 1936 erneut Fragebogen ausfüllen und sich erfassen lassen. Die rechtliche Grundlage für ihre Meldepflicht bildete § 41 der RÄO, wonach bei den Ärztekammern und ärztlichen Bezirksvereinigungen Ärzteverzeichnisse und bei der RÄK ein Reichsärzteverzeichnis zu führen waren. Solche Verzeichnisse bestanden auf Länderebene bereits früher, und jeder Arzt hatte sich auch vor 1936 innerhalb von zwei Monaten nach Aufnahme einer ärztlichen Tätigkeit in seinem Ärztekammerbezirk anzumelden.[416] Neu an der Meldebogenaktion von 1936 waren aber – abgesehen von der Tatsache, dass nun ein zentrales Verzeichnis über sämtliche Ärzte im Reich

414 Zur Durchführung der Zulassungsverordnung vom 22.4.1933 war in jedem Arztregisterbezirk bereits im Mai 1933 eine Fragebogenaktion durchgeführt worden; vgl. Kapitel 4.

415 Vgl. ThHStAW, Kassenärztliche Vereinigung Deutschlands, Landesstelle Thüringen, Nr. 9, Bl. 85 f.

416 »Bekanntmachung der Ärztekammer Berlin. Betr. Meldungspflicht der Ärzte. Jeder Arzt, der im Bezirk der Ärztekammer den ärztlichen Beruf oder eine medizinische Tätigkeit aufnimmt, hat beim Vorstand der Kammer binnen 2 Monaten Mitteilung zu machen. Die Mitteilung muss den Vor- und Familiennamen, den Geburtsort und das Geburtsdatum des Arztes sowie seine Anschrift enthalten. Eine gleiche Mitteilungspflicht hat jeder Arzt, der aus dem Bereiche der Kammer verzieht [...]«, in: Ärzteblatt für Berlin 40 (1935), S. 278.

entstand – Art und Umfang der Daten, die erhoben wurden. So hatten Ärzte nicht mehr nur Namen, Geburtsort, Geburtsdatum und Anschrift anzugeben. Vielmehr hatten sie auch umfangreiche Angaben zu ihrer »Bestallung«, der aktuellen Tätigkeit, Parteizugehörigkeit, Heirat bzw. Ehegatten, Anzahl der Kinder und Angaben zu ihrer »Abstammung« zu machen.[417] Diese Daten der Ärzte wurden, anders als bei der beschriebenen Fragebogenaktion von 1933 der Berliner KV bzw. des Groß-Berliner Ärztebundes, nicht ausschließlich zur Ausschaltung »nichtarischer« und »kommunistischer« Kollegen gesammelt, sondern ebenfalls mit der Absicht erhoben, reichsweit aktuelle Informationen – und damit Kontrolle – über alle, d.h. auch »arische« Ärzte, zu gewinnen. Denn die zusätzlich abgefragten Informationen spielten für die Umsetzung standes-, partei- wie bevölkerungspolitischer Ziele des NS-Regimes generell keine geringe Rolle. So wurden auf der Grundlage solcher Daten auf der einen Seite bestimmte Gruppen von Ärzten besonders unterstützt und mit Privilegien versehen, während auf der anderen Seite jüdische Kollegen benachteiligt und systematisch aus ihrer ärztlichen Tätigkeit verdrängt wurden.

Über die konkrete Umsetzung der Meldebogenaktion in Berlin ist aus den Bekanntmachungen der Ärztekammer Berlin im Ärzteblatt für Berlin vom Mai 1936 nur wenig zu erfahren. Demnach wurden etwa Anfang Mai 1936 an alle Berliner Ärzte und Medizinalpraktikanten Fragebogen versandt, die bis zum 31. Mai 1936 ausgefüllt »an die ärztliche Bezirksvereinigung in Berlin W 35, Woyrschstraße 33« zurückzusenden waren.[418] Die genannte Adresse stand für das so genannte »Berliner Ärztehaus«, das sowohl die Ärztekammer und die ärztlichen Bezirksvereinigungen der Ärztekammer Berlin als auch die Landesstelle Berlin der KVD beherbergte. Dabei handelte es sich um dasselbe Ärztehaus, in dem sich bereits die Dienststelle des Groß-Berliner Ärztebund befunden hatte; 1935 war lediglich der Name der Straße von Genthiner in Woyrschstraße umbenannt worden.[419] Wie ein Rundschreiben der RÄK von 1937 deutlich macht, bearbeitete diese Berliner Stelle der RÄK auch die Meldungen all der Ärzte, die dauernd Vertretungen ausübten und damit zu keiner Ärztekammer des Reiches für längere Zeit gehörten. Solche Ärzte unterstanden sämtlich der Ärztlichen Bezirksvereinigung Nr. 4, d.h. dem Bezirk Tiergarten-Schöneberg, in dem

---

417 Vgl. Rundschreiben der RÄK 13/37, ThHStAW, Kassenärztliche Vereinigung Deutschlands, Landesstelle Thüringen, Nr. 2, Bl. 44-50.

418 Ärzteblatt für Berlin 41 (1936), S. 243.

419 Vgl. Berliner Adressbuch 1936: unter Benutzung amtlicher Quellen. - Berlin: Scherl 1936. Die Genthiner Straße, in der vor 1933 der Groß-Berliner Ärztebund und seit 1933 die Berliner Verwaltungsstelle der KVD ihre Geschäftsräume hatte, wurde am 5. Juni 1935 zu Ehren des preußischen Generalfeldmarschalls Remus von Woyrsch (4.2.1847–6.8.1920) in Woyrschstraße umbenannt. Ab dem 31. Juli 1947 hieß sie wieder Genthiner Straße; vgl. www.luise-berlin.de/Strassen/Strassennamen_Lexikon_Stadtbezirke.html, Stand 31.10.2007. Das Berliner Ärztehaus ist dabei nicht zu verwechseln mit dem Haus der Deutschen Ärzte in der Berliner Lindenstr. 42, in dem neben verschiedenen ärztlichen Verbänden und Parteiämtern die Reichsstelle der KVD mit ihren Abteilungen Reichsarztregister, Reichszulassungsausschuss, Revisionsamt, Hauptkasse, Angestellte Ärzte, Stellenvermittlung und Versicherungen ihren Dienstsitz hatte; vgl. Berliner Akademie, Führer, 1936, S. 119 f.

auch die Woyrsch- bzw. Genthiner Straße lag.[420] Die über den Meldebogen erfassten Daten wurden bei den Bezirksvereinigungen auf Karteikarten übertragen und bei Änderungen, die jeder Arzt erneut zu melden hatte, beständig aktualisiert. Alle Anmeldungen und Veränderungen waren danach den Ärztekammern mitzuteilen, die diese Informationen an das Reichsärzteverzeichnis der RÄK übermittelten. Wie dem Rundschreiben der RÄK von 1937 ebenfalls zu entnehmen ist, wurden die Meldungen in der Praxis jedoch nicht überall in einer für die RÄK befriedigenden Weise übertragen und fehlende Daten oftmals nicht extra bei den Ärzten abgefragt. Auch gelangten Meldungen statt an die RÄK in München fälschlicherweise an das RAR der KVD in Berlin. Beide Verzeichnisse wurden parallel geführt und tauschten ihre Informationen auch aus.[421] Im RAR, dem bereits Ende 1931 eingeführten und 1934 von der KVD übernommenen Kassenarztverzeichnis im Reich waren all jene Ärzte registriert, die eine Kassenzulassung besaßen, anstrebten oder sich vorbehalten wollten, eine solche zu erwerben. Dieses Register verwaltete die statistische Abteilung in der Reichsleitung der KVD unter Julius Hadrich, die Verwaltungsstellen der KVD meldeten Veränderungen über einzelne Ärzte dorthin. Wenn sich auch, wie in Berlin, der Sitz von KVD-Verwaltungsstelle und Ärztekammer Berlin an einem Ort befanden, so blieben doch die Bezirksvereinigungen der Ärztekammern in erster Line für den Geschäftsverkehr mit dem Reichsärzteverzeichnis in München zuständig, die KVD-Verwaltungsstellen für die Zuarbeit für das RAR in Berlin.[422]
Auch die Erfassung von Ärzten im RAR diente über den Zweck der Abrechnung von Kassenhonoraren hinaus dem Ziel, statistische Daten zu liefern, auf deren Basis die KVD reichsweit gezielte arbeitsmarktpolitische Maßnahmen ergreifen konnte – unter anderem die genannte Verdrängung jüdischer Ärzte aus ihren Tätigkeiten. Auf der bezirklichen und Landesebene dienten die Daten eines Arztregisterbezirkes den jeweiligen Zulassungsausschüssen bei den Verwaltungsstellen der KVD als Grundlage, um über Zahl und Art der zuzulassenden Kassenärzte zu entscheiden.[423]

420 Vgl. Rundschreiben der RÄK 13/37, ThHStAW, Kassenärztliche Vereinigung Deutschlands, Landesstelle Thüringen, Nr. 2, Bl. 48.

421 Vgl. Rundschreiben der RÄK 13/37, ThHStAW, Kassenärztliche Vereinigung Deutschlands, Landesstelle Thüringen, Nr. 2, Bl. 46 f sowie Schwoch, Standespolitik, 2001, S. 232 f.

422 Vgl. Rundschreiben der RÄK 13/37, ThHStAW, Kassenärztliche Vereinigung Deutschlands, Landesstelle Thüringen, Nr. 2, Bl. 44-50. Sowohl das Reichsärzteverzeichnis (RÄV) als auch das RAR sind erhalten geblieben, wenn auch nicht vollständig. Die Kartei des RÄV befindet sich mit seinen 72.000–79.000 überlieferten Einträgen im Bundesarchiv Berlin. Das mit 97.087 verzeichneten Ärzten umfangreichere RAR liegt in digitalisierter Form auf DVD vor und ist in verschiedenen Archiven und Bibliotheken einsehbar, in Berlin z.B. im Bundesarchiv Berlin, der Bibliothek des Instituts für Geschichte der Medizin, Charité – Universitätsmedizin Berlin, und der Joseph Wulf-Bibliothek der Gedenk- und Bildungsstätte »Haus der Wannsee-Konferenz«. Das RAR wurde, entsprechend dem Verfahren für das Reichsärzteverzeichnis, bei den jeweiligen Bezirks- und Verwaltungsstellen der KVD geführt. Änderungen in den Eintragungen in den Arztregistern hatten die Verwaltungsstellen der KVD ebenfalls einer zentralen Registerstellte, nämlich dem RAR bei der KVD-Leitung in Berlin zu übermitteln. Vgl. Schwoch, Reichsarztregister, in: DVD RAR (KVD); Ärzteblatt für Berlin 39 (1934), S. 229 sowie Schwoch, Standespolitik, 2001, S. 243–246.

423 Vgl. Schwoch/Hahn, Aufgaben, 2008, S. 94–101.

Die Arbeit des Zulassungsausschusses der Verwaltungsstelle Berlin der KVD

Da die Vergabe bzw. der Entzug der Kassenzulassung ein zentrales Mittel der nationalsozialistischen ärztlichen Standesvertretungen darstellte, um ihre bevölkerungspolitischen und »rassischen« Ziele im deutschen Gesundheitswesen umzusetzen, ist es durchaus von Interesse, sich mit der Zusammensetzung und der Tätigkeit des Zulassungsausschusses der KVD in Berlin genauer zu befassen. Über die Mitglieder des Zulassungsausschuss der Landesstelle Berlin der KVD informierte eine amtliche Bekanntmachung im August 1934. Zum Vorsitzenden wurde Anton Nückel, zu seinem Stellvertreter Arno Hermann (1888–1961) berufen.[424]

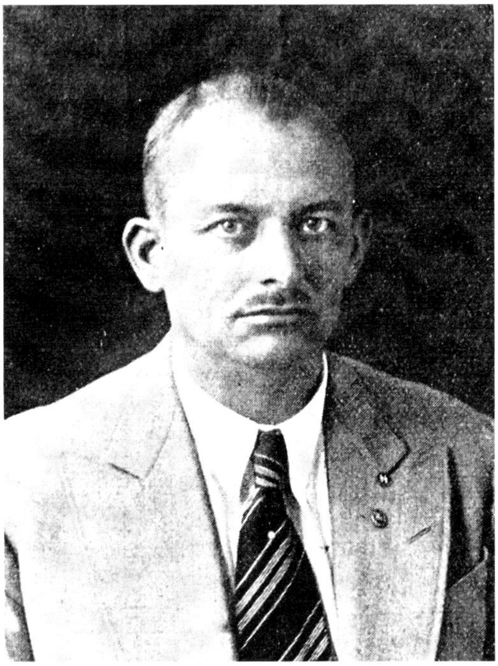

Arno Hermann, 1938

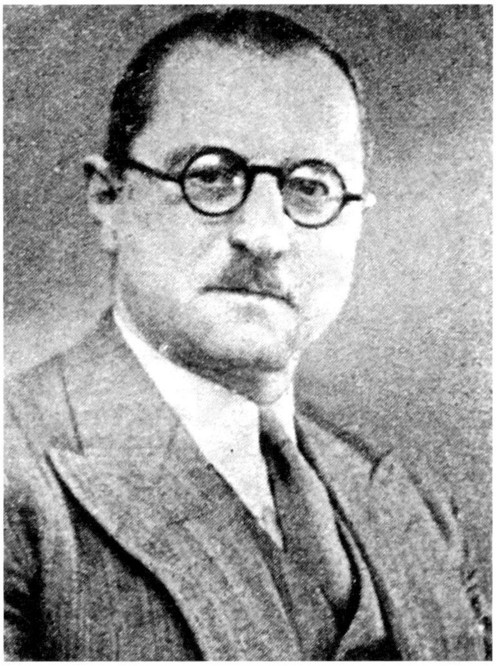

Paul Schäfer, 1940

Bruno Waibel aus Berlin-Lankwitz, Johannes Scherler aus Berlin-Wilmersdorf fungierten als Beisitzer. Zu ihren Stellvertretern wurden Otto Herbeck aus Berlin-Niederschönhausen und Paul Schäfer (1890–1951) ernannt. Dem Zulassungsausschuss hatten auch Ärzte anzugehören, die selbst nicht als Kassenärzte zugelassen, jedoch im Arztregister des Bezirkes eingetragen waren. Als solche wurden in Berlin Ulrich Spiller aus Berlin-Schmargendorf, Hans Joachim Lang und Hellmuth Rößler

424 Vgl. DVD RAR (KVD), Nückel, Anton, geb. 27.10.1898 sowie Hermann, Arno, geb. 1888.

eingesetzt.[425] Die Ernennung der Angehörigen des Zulassungsausschusses erfolgte nach Vorschlägen des Amtsleiters durch Wagner. Dabei sollten bevorzugt ältere Parteigenossen benannt werden sowie Kollegen, die bereits Erfahrung im Zulassungswesen hatten und, wie Grote formulierte, »die auch bereit sind, Zeit und Mühe für diesen besonderen Zweig ärztlicher Organisationsarbeit zu opfern.«[426] Die in Berlin berufenen Ärzte setzten sich mehrheitlich aus aktiven Standesvertretern zusammen. So waren Arno Hermann und Otto Herbeck bereits im Februar 1934 Vorstandsmitglieder der Ärztekammer Berlin.[427] Herbeck gehörte ab Juni 1934 dem ärztlichen Ehrengericht der Berliner Ärztekammer an.[428] Insbesondere über Hermann, der ab Juni 1934 im neu gebildeten Vertragsausschuss der Ärztekammer Berlin vertreten war und 1934 auch zum Vertreter für die Reichsfachschaft der Pharmaindustrie in einen ständigen Ausschuss des Beauftragten des Führers für Wirtschaftsfragen in der Reichskanzlei berufen wurde, ist darüber hinaus bekannt, dass er der SS angehörte und bereits vor der »Machtergreifung« Mitglied des NSDÄB war. Als treuer Nationalsozialist aus der Kampfzeit wurde er 1935 dann zu einem der hauptamtlichen Geschäftsführer der Landesstelle Berlin der KVD ernannt. Nicht zuletzt – darauf wird noch zurückzukommen sein – wurde er zum Beauftragten für »jüdische Behandler« bei der Berliner Ärztekammer erkoren.[429] Im September 1936 berief Grote ihn – neben Quandt – zum Stellvertretenden des Leiters der Gutachterstelle für Schwangerschaftsunterbrechung bei der Landesstelle Berlin der KVD.[430] Die Aufgaben dieser Stelle scheinen innerhalb der Berliner KVD vornehmlich in der Überwachung der »Wirtschaftlichen Verordnungsweise« gelegen zu haben.[431] Zusammen mit Hermann saß ab Juni 1934 auch Ulrich Spiller im Vertragsausschuss der Berliner Ärztekammer. Spiller betätigte sich dort zusätzlich in einem Ausschuss zur Prüfung von Anträgen auf Ausschluss von Ärzten bei Privatversicherungen.[432] Johannes Scherler gehörte zu den ersten nationalsozialistischen Vertretern, die 1933 den damals noch standespolitisch wichtigen Groß-Berliner Ärztebund übernahmen und umformten. Der wohlfahrtsärztliche Vertrag des Groß-Berliner Ärztebundes mit der Stadt Berlin vom 1. November 1933 trug seine Unterschrift. Er wurde bereits 1934 ärztlicher Geschäftsführer in der Berliner

---

425 Vgl. Ärzteblatt für Berlin 39 (1934) S. 253 sowie Rundschreiben Grotes vom 22.5.1934, BArch, R 3901/5093, Bl. 21. Im RAR liegen für einzelne Mitglieder des Zulassungsausschusses Karteikarten vor, vgl. DVD RAR (KVD), Waibel, Bruno, geb. 26.11.1895; Scherler, Johannes, geb. 1894; Schaefer, Paul, geb. 25.02.1890; Lang, Hans-Joachim, geb. 02.08.1903. In den Originaldokumenten wechselt die Schreibweise von »Schaefer« bzw. »Schäfer« bisweilen, es ist jedoch immer dieselbe Person gemeint, weshalb hier einheitlich »Schäfer« verwendet wird.

426 Rundschreiben Grotes vom 22.5.1934, BArch, R 3901/5093, Bl. 22.

427 Vgl. Ärzteblatt für Berlin 39 (1934), S. 59.

428 Vgl. Ärzteblatt für Berlin 39 (1934), S. 212.

429 Vgl. Ärzteblatt für Berlin 39 (1934), S. 212, 138, 41 (1936), S. 411 und 42 (1937), S. 412 f.; Ärzteblatt für Berlin und Kurmark 43 (1938), S. 613.

430 Vgl. Ärzteblatt für Berlin 41 (1936), S. 443.

431 Vgl. Ärzteblatt für Berlin 42 (1937), S. 529.

432 Vgl. Ärzteblatt für Berlin 39 (1934), S. 212.

KV.[433] In der KVD gehörten die Bearbeitung von Fragen zur Stellung des Arztes in der Sozialversicherung, das kommunale Fürsorgewesen und die private Krankenversicherung zu seinen Arbeitsschwerpunkten.[434] Auch Paul Schäfer gehörte zu den frühen aktiven Nationalsozialisten Berlins. Er hatte sich vor der »Machtergreifung« als SA-Arzt hervorgetan und als Standartenarzt den Sanitätsdienst der SA-Brigade 32 geleitet. Er wurde – wann genau ist unklar – zum ärztlichen Geschäftsführer der Ärztekammer Berlin ernannt.[435] Über Anton Nückel, den Vorsitzenden des Zulassungsausschusses, liegen leider nur sehr wenige Informationen vor. Verbürgt ist lediglich, dass er, wie bereits geschildert wurde, im Mai 1935 eine Bezirksgruppe des Bundes deutscher Ärzte Berlins leitete.[436] Die übrigen drei Ärzte, die 1934 in den Zulassungsausschuss der KVD Berlin berufen wurden, scheinen keine weiteren standespolitischen Funktionen übernommen zu haben, jedenfalls war im Rahmen der vorliegenden Untersuchung nur soviel zu ermitteln, dass auch Bruno Waibel und Hans Joachim Lang Mitglieder des Bundes deutscher Ärzte Berlins waren, nicht aber Hellmuth Rößler.[437] Unklar bleibt auch, ob und wann sich die Zusammensetzung des Ausschusses möglicherweise veränderte. Denn sowohl ein Artikel über die Arbeit des Zulassungsausschusses im Ärzteblatt für Berlin 1936 als auch ein 1937 gehaltener Vortrag bei der KVD-Dienststelle Berlin zum Thema »Wie erlange ich die Zulassung zur Kassenpraxis?« legen nahe, dass der Verfasser »H. Hollmann«, der seit 1934 Leiter der Kassenstelle im Ärztehaus und für Honorarauszahlungen, Unterstützungen und Sterbegeld zuständig war, auch beim Zulassungsausschuss eine Funktion ausübte.[438]

Über die Tätigkeit des Zulassungsausschusses gibt eben jener erwähnte Artikel von Hollmann im Berliner Ärzteblatt von 1936 ausführlich Auskunft. Es handelt sich dabei um einen auf Statistiken gestützten Vergleich der zahlenmäßigen Verteilung von Kassenärzten in den unterschiedlichen Berliner Bezirken. Die Veränderungen dieser Verteilung zwischen 1934 und 1936 wurden vor dem Hintergrund der standespolitischen Zielsetzungen, namentlich der Ausschaltung von jüdischen Kollegen, interpretiert. Die Ergebnisse der Bemühungen um eine ausgeglichenere Verteilung der Kassenärzte auf die unterschiedlichen Bezirke wurden als Erfolge herausgestellt. Der Zulassungsausschuss präsentierte sich in diesem Artikel als effektiv agierende Einrichtung nationalsozialistischer ärztlicher Planwirtschaft der

433 Vgl. Berliner Ärzte-Correspondenz 38 (1933), S. 323; Ärzteblatt für Berlin 39 (1934), S. 10.

434 Vgl. Ärzteblatt für Berlin 42 (1937), S. 529.

435 1937 muss er diese Tätigkeit bereits ausgeübt haben; vgl. Ärzteblatt für Berlin 42 (1937), S. 529; Ärzteblatt für Berlin, Mark Brandenburg und Pommern 45 (1940), S. 77.

436 Vgl. Ärzteblatt für Berlin 40 (1935), Anlage nach S. 173.

437 In den Mitgliederverzeichnissen des Bundes deutscher Ärzte Berlins von 1936 und 1938 ist Bruno Waibel als Augenarzt am Hermannplatz 9 in Berlin-Neukölln verzeichnet, Hans Joachim Lang als Assistenzarzt in Berlin NW 21, Turmstraße 21; vgl. Bund Deutscher Ärzte Berlins, Mitgliederverzeichnisse 1936 und 1938.

438 Vgl. Ärzteblatt für Berlin 39 (1934), S. 10; Ärzteblatt für Berlin 41 (1936), S. 516; Ärzteblatt für Berlin 42 (1937), S. 529. Bisher konnten zu den Tätigkeiten Hollmanns keine weiteren Informationen gefunden werden.

KV Berlin. Was den Anteil der »nichtarischen« Ärzte unter den Berliner Kassenärzten angeht, so nannte der Artikel für Juli 1934 eine Zahl von 46 Prozent bei einer Gesamtzahl von 3.052 Kassenärzten in Berlin.[439] Wenn dieser Statistik zu glauben ist, dann bezeichnete der Zulassungsausschuss damit absolut gerechnet 1.404 Ärzte als »nichtarisch«.[440] Über die »nichtarischen« Ärzte im Jahr 1936 lieferte der Artikel keine entsprechenden Zahlen.[441] Solche sind einem anderen Artikel zu entnehmen, den der Amtsleiter der Berliner KVD, Grote, ebenfalls 1936 veröffentlichte. Er führte auf, dass 1936 bei einer Gesamtzahl von 2.968 Kassenärzten in Berlin noch 1.153 »jüdische« Ärzte (bzw. 38,8 %) praktizierten.[442] Anders als Grote, der von »Juden« schrieb, gebrauchte Hollmann in seinem Artikel durchweg den Begriff »nichtarisch«, den er immer im Sinne der Zulassungsordnung nutzte. Die Zulassungsverordnung von 1933 und auch die zweite Verordnung von 1934 betrachteten jeden Arzt und jede Ärztin als »nichtarisch«, sobald ein Großelternteil jüdischer oder der Ehepartner »nichtarischer« Abstammung war. Ein großer Teil dieser Ärztinnen und Ärzte – Ausnahmen galten für jüdische Frontkämpfer –, waren bereits 1933 von der Kassenzulassung ausgeschlossen worden.[443]

Obwohl 1936 veröffentlicht, folgte der Artikel Hollmanns damit nicht der Definition von »jüdisch« nach den »Nürnberger Gesetzen«, sondern hielt an einem weiter gefassten Begriff von »nichtarisch« fest, der in der Statistik die Zahl der unerwünscht in Berlin praktizierenden Kassenärzte hoch erscheinen ließ. Wenn bei aller gebotenen Vorsicht angesichts solch statistischer Zahlen die in dem Artikel angegebene Gesamtzahl von 3.052 Kassenärzten in Berlin für Juni 1934 dennoch als ein Anhaltspunkt genommen wird, so lässt sich daraus immerhin ablesen, dass deutlich

---

439 Hollmann, Jahre, 1936, S. 516–518.

440 Ein Artikel im Ärzteblatt von Berlin aus dem Jahr 1934 weist geringfügig andere Zahlen aus: Die Gesamtzahl der Berliner Kassenärzte wird für den 31. Juli 1934 mit 3041 Ärzten angegeben. Der Anteil der »Nichtarier« beträgt demnach 1401 Ärzte oder 46,05 %; vgl. Ärzteblatt für Berlin, 39 (1934), S. 268.

441 In dem Artikel von Hollmann beschränken sich die Angaben nur auf zwei Gruppen von Bezirken. So wurden die Bezirke Charlottenburg, Wilmersdorf, Schöneberg, Zehlendorf und Steglitz als »überbesetzte Bezirke« zusammengefasst. Die Statistik weist für diese Gruppe insgesamt eine Verringerung des Anteils der »nichtarischen« Ärzte von 1934: 46,3 % auf 1936: 40,5 % aus. Die absolute Zahl der Kassenärzte in diesen Bezirken betrug demnach 1934: 1198 und 1936: 1019 Ärzte. Umgerechnet in absolute Zahlen, verringerte sich die Zahl der »nichtarischen Ärzte« demnach von 1934: 555 auf 1936:413, d.h. um 142 Ärzte in den genannten Bezirken. Die zweite Gruppe umfasste die Bezirke Wedding, Prenzlauer Berg, Horst-Wessel-Stadt, Neukölln und Lichtenberg. Diese Bezirke wurden als »unterbesetzte« Bezirke ausgewiesen. Der Anteil der »nichtarischen« Ärzte verringerte sich für diese Gruppe insgesamt von 1934 : 45,5 % auf 1936 : 35,1 % bei einem Zuwachs an Kassenärzten von 1934: 697 auf 1936: 759. Ebenfalls in absolute Zahlen umgerechnet, verringerte sich demnach die Zahl der »nichtarischen« Ärzte von 1934: 317 auf 1936: 266, d.h. um 51. Vgl. Hollmann: Jahre, 1936.

442 Ein Artikel Grotes, der sich derselben Zahlen bediente, wie auch der Zulassungsausschuss, nennt für Sommer 1936 eine Gesamtzahl jüdischer Kassenärzte von 1153 (bzw. 38,8 %), bei einer Gesamtzahl von 2968 Kassenärzten; vgl. Ärzteblatt für Berlin 41 (1936), S. 479. Vgl. auch Schwoch, Standespolitik, 2001, S. 259.

443 Vgl. Kapitel 4.

weniger Kassenärzte praktizierten, als noch ein knappes Jahr zuvor.[444] Denn ein anderer Artikel, den der Ministerialrat Karstedt aus dem RAM veröffentlichte, geht für Oktober 1933 von einer Gesamtzahl von 3.481 Kassenärzten in Berlin aus.[445] Auch diese Zahl ist jedoch nicht als definitive Gewissheit anzusehen, wenn auch Grote in dem erwähnten Artikel ebenfalls diese Zahl nennt.[446] Dennoch kennzeichnet die errechenbare Differenz von 429 Kassenärzten die grundsätzliche Entwicklung, nämlich einen starken Rückgang bei der Gesamtzahl der Berliner Kassenärzte innerhalb des Zeitraumes von Oktober 1933 bis Juni 1934. Hierzu trug entscheidend der gezielte Ausschluss von »nichtarischen« oder »kommunistischen« Ärzten und auch von Ärztinnen auf Grund eines berufstätigen Ehemannes, bei.
Der Zulassungsausschuss nahm ab August 1934 seine Arbeit auf. Eine Verordnung vom 18. August hatte die Bildung von 20 Arztregisterteilbezirken in Berlin festgelegt. Die Gesamtzahl und die Verteilung der Ärzte auf diese Bezirke bot die datenmäßige Grundlage für die Tätigkeit des Zulassungsausschusses.[447] Als Ausgangslage stellte der Artikel dar, dass im Sommer 1934 einem Sollbestand von 2.250 Kassenärzten ein Istbestand von insgesamt 3.045 Kassenärzten gegenüberstand, Berlin insgesamt also überbesetzt war. Diese Überbesetzung an Kassenärzten konzentrierte sich allerdings auf bestimmte Bezirke, nämlich Charlottenburg, Wilmersdorf, Schöneberg, Zehlendorf und Steglitz. Für diese Bezirke wurde daraufhin eine Zulassungssperre verhängt. Auch der Bezirk Mitte galt als überbesetzt. Da es sich aber um »das hauptsächliche

444 Grundsätzlich zum Problem der Inkonsistenz von Zahlenangaben kassenärztlicher Statistiken; vgl. Schwoch, Standespolitik, 2001, S. 246–278.

445 Grote nennt eine Zahl von 3481 Kassenärzten in Berlin am 1. Oktober 1933, von diesen seien 2077 oder 59,7 % »Juden« gewesen; vgl. Ärzteblatt für Berlin 41 (1936), S. 479 sowie Leibfried/Tennstedt, Berufsverbote, 1981, S. 280 f. Vgl. auch Karstedt, Durchführung, 1934, S. 179-183. Siehe auch BArch, R159/60, Bl. 214-216.

446 Karstedt hatte im Reichsarbeitsministerium die Beschwerdefälle von Ärzten bearbeitet, denen auf Grund der Zulassungsverordnung vom 22. April 1933 die Kassenzulassung entzogen worden waren. Gemäß seines Artikels praktizierten in Berlin im Oktober 1933 insgesamt 3.481 Kassenärzte. Von diesen bezeichnete Karstedt 1.404 als »deutschstämmig« und 1.888 als »fremdstämmig«. Da sich allerdings aus der Addition der beiden letztgenannten Zahlen nur eine Summe von 3.292 Ärzten ergibt, bleibt hier schon die erste Frage offen: Was war mit den übrigen 189 Ärzten? Im weiteren Verlauf des Artikels nennt Karstedt Zahlen über die auf Grund der neuen Zulassungsverordnung in Berlin bis 1934 ausgeschlossenen Kassenärztinnen und Kassenärzte. Hier nennt er eine Zahl von 1.144 Kassenärzten. Karstedt fügt an dieser Stelle hinzu, das Reichsarbeitsministerium habe über 546 Beschwerdefälle entschieden. In 223 Fällen erkannte das Reichsarbeitsministerium die Beschwerde an, in 323 Fällen dagegen nicht. Zu der Zahl von 1.144 Ärzten ist zu bemerken, dass sich unter diesen auch solche befanden, denen auf Grund »kommunistischer« Betätigung ihre Zulassung entzogen wurde. Zu der Gruppe dieser Ärztinnen und Ärzte gehörten sowohl »nichtarische« als auch »deutschstämmige« Ärzte, vgl. Karstedt, Durchführung, 1934, S. 179-183. In allen weiteren Statistiken für Oktober 1933 werden die 189 Kassenärzte, die bei Karstedt noch als undefinierte Differenz auftauchen, kurzerhand zu der von Karstedt genannten Zahl von 1.888 »fremdstämmigen« hinzugezählt, so dass die Zahl von 2.077 »nichtarischen« Kassenärzten zustande kommt; vgl. Zimmermann, Ärzte, 1938, S. 74. Zimmermann beruft sich auf die Quelle: Deutsches Ärzteblatt 1936, Nr. 42, S. 1046. Dieselben Zahlen auch; vgl. Ärzteblatt für Berlin 41 (1936), S. 479–481 sowie Ärzteblatt für Berlin, 39 (1934), S. 75.

447 Vgl. Ärzteblatt für Berlin 41 (1936), S. 516.

Geschäftsviertel Berlins« handelte, wurden dort keine Beschränkungen vorgenommen. Infolge der Zulassungssperre sank in den genannten Bezirken die Zahl der Kassenärzte von 1934 bis 1936 um insgesamt etwa 60 praktische und etwa 100 Fachärzte; als Fachärzte wurden in den Statistiken Augenärzte, Chirurgen, Frauenärzte, Hals-Nasen-Ohrenärzte, Internisten, Kinderärzte, Neurologen und Dermatologen aufgeführt. Auch diese Zahlen können nicht als verlässlich gelten, allein beim Nachrechnen der abgedruckten Ziffern werden bereits Additionsfehler sichtbar.[448] Anders als die genannten Bezirke im Süden und Westen Berlins, galt der Norden und Osten Berlins als ärztlich unterbesetzt. Dort sollten daher zusätzlich Kassenärzte zugelassen werden. Betroffen waren der Wedding sowie die Bezirke Prenzlauer Berg, Horst-Wessel-Stadt, Neukölln und Lichtenberg. Der Zulassungsausschuss präsentierte daher als Erfolg, dass 1936 etwa 42 Praktische Ärzte und etwa 39 Fachärzte mehr als noch 1934 in diesen Bezirken praktizierten. Wie es zu der vorausgegangenen Unterbesetzung gekommen war, wird in dem Artikel nicht erwähnt. Zwei Hervorhebungen in den Statistiken sind allerdings bemerkenswert. Sie betreffen die Gruppe der Kinderärzte. Hollmann stellte zum einen fest, dass 1934 in Charlottenburg unter 12 Kinderärzten nur ein »arischer« Arzt vertreten war. Bis 1936 ging die Zahl an Kinderärzten in diesem Bezirk auf 6 zurück. Eine weitere Anmerkung zu der Zahl der Kinderärzte in den unterbesetzten Bezirken zeigt zum anderen, dass trotz regelmäßiger Ausschreibungen von Kinderarztstellen nicht genügend Meldungen erwünschter »arischer« Ärzte eingegangen waren, um die Anzahl von 1934 zu erhöhen.[449] An diesem Beispiel wird besonders deutlich, wie die nationalsozialistische Zulassungspraxis wirkte: Die zeitgleich erfolgende Ausschaltung von jüdischen bzw. politisch missliebigen Ärzten und die Zulassung von ausschließlich »arischen« Ärzten führte zu einer bleibenden Unterversorgung der Bevölkerung– in diesem Falle von Kinderärzten gerade in den ärmeren nördlichen und östlichen Bezirken Berlins. Zum Erreichen einer »rassischen« »Reinheit« der Berliner Ärzteschaft wurde dies billigend in Kauf genommen. Was die Zulassung »arischer« Bewerber auf einen Kassenarztsitz angeht, so zeigen zwei Rundschreiben der KVD-Reichsleitung von 1937, dass Zulassungsausschüsse im Reich zur Entscheidung über die Vergabe von Kassenarztsitzen systematisch politische »Unbedenklichkeitszeugnisse« über die Anwärter forderten und einholten. Solche Zeugnisse stellten örtliche Parteidienststellen oder der NSDÄB aus. Die Reichsleitung der KVD befand diese Praxis zunächst für unvereinbar mit der Zulassungsordnung, hob ein Verbot dieses Verfahrens jedoch nach kurzer Zeit wieder auf und erklärte es für nicht zwingend vorgeschrieben, aber erlaubt, solche Zeugnisse anzufordern und damit zum Kriterium für die Erteilung einer Kassenzulassung zu machen.[450] Ob auch der Berliner Zulassungsausschuss in dieser Weise verfuhr, ist bislang mangels Quellen nicht festzustellen.

448 Vgl. Ärzteblatt für Berlin 41 (1936), S. 516–518.

449 Insgesamt wird für die unterbesetzten Nord- und Ostbezirke Berlins 1934 und 1936 die Zahl von 13 Kinderärzten genannt; vgl. Ärzteblatt für Berlin 41 (1936), S. 516–518, S. 517.

450 Vgl. Rüther, Standeswesen, 1997, S. 143–193, S. 176.

Mit Wirkung vom 15. Dezember 1936 erließ der Stellvertreter des Reichsärzteführers für die KVD, Grote, eine Zulassungssperre für ganz Berlin. Er verwies dabei auf § 12,2 der Zulassungsverordnung vom 23. Oktober 1934. Zulassungen wurden damit zur Chefsache; jeder Einzelfall musste von Grote persönlich geprüft und genehmigt werden. Diese Maßnahme diente, so die Begründung Grotes laut eines Zeitungsartikels, der weiteren Zurückdrängung jüdischer Ärzte in der Reichshauptstadt.[451] Neben der Absicht, früher oder später alle jüdischen Ärzte aus ihrem Beruf auszuschalten, stellte diese Maßnahme möglicherweise auch eine Reaktion auf die Tatsache dar, dass zwar immer mehr »nichtarische« Ärzte emigrierten, sich gleichzeitig aber auch eine kleine Zahl »nichtarischer« Ärzte neu in Berlin ansiedelte.[452] Über diese Gruppe von Ärzten ist bislang kaum etwas bekannt.[453] Aus den Statistiken der Berliner Standesorganisationen geht noch nicht einmal hervor, ob es sich dabei um Kassenärzte handelte oder um Ärzte, die an anderen Orten bereits von der Kassenpraxis ausgeschlossen worden waren. Über ihre Gründe, sich in Berlin niederzulassen, können nur Vermutungen angestellt werden. Auf jeden Fall ist davon auszugehen, dass sie sich durch einen Umzug nach Berlin eine Verbesserung ihrer Situation erhofften. Insgesamt bewirkte die nationalsozialistische Standespolitik zwischen Oktober 1933 und Juli 1938 einen Rückgang von mehr als 1.200 »nichtarischen« Kassenärzten in Berlin. Gegenüber einer Zahl von etwa 2.077 »nichtarischen« Kassenärzten im Oktober 1933, waren im Juli 1938 in Berlin gerade noch etwa 816 »nichtarische« Ärzte zur Kassenpraxis zugelassen.[454]

---

451 Vgl. LAB, A Rep. 003–03, Nr. 250, Bl. 57, Nr. 14.

452 Zwischen Oktober 1933 und Juli 1934 werden in den Statistiken über Ärzte in Berlin (jedoch nicht spezifisch über Kassenärzte) ein Abgang von 256 und ein Zugang von 44 »nichtarischen« Ärzten ausgewiesen; vgl. Ärzteblatt für Berlin, 39 (1934), S. 268. Zwischen Juli 1934 und Juli 1935 werden die Zahlen der »nichtarischen« Ärzte in Berlin mit 162 Abgängen und 56 Zugängen angegeben; vgl. Ärzteblatt für Berlin 40 (1935), S. 288.

453 In einem propagandistischen und deshalb begrenzt glaubwürdigen Artikel aus dem Jahr 1938 wird über diese Gruppe ausgesagt, es habe sich teilweise um »Rückwanderer« gehandelt, d.h. um Ärzte, die bereits das Land verlassen hatten, dann aber nach Berlin zurückgekehrt seien; vgl. Ärzteblatt für Berlin und Kurmark 43 (1938), S. 811 f. Sicher ist, dass Juden aus verschiedenen Ländern des Reiches in dieser Zeit nach Berlin übersiedelten. Insgesamt ist über diese Personengruppe bekannt, dass es sich häufig um Juden aus kleinen Gemeinden im Reich handelte. Unter ihnen befanden sich häufig ältere Menschen, die sich von der großen Jüdischen Gemeinde in Berlin mehr Sicherheit versprachen und an den Aufbau einer neuen Existenz glaubten. Wieder andere erhofften sich bessere Möglichkeiten bei der Vorbereitung ihrer Auswanderung, denn in Berlin befanden sich die wichtigsten jüdischen Organisationen, die Auswanderer unterstützten. Jugendliche konnten zu diesem Zweck handwerkliche Ausbildungslehrgänge besuchen. Berlin stellte in diesem Sinne sowohl eine Zufluchts- als auch Durchgangsstation für Juden dar. Die Zusammensetzung und die Altersstruktur der jüdischen Bevölkerung in Berlin von 1933 und 1937 veränderte sich durch Zu- und Abwanderung trotz geringer zahlenmäßiger Veränderung (1933: 160.000; 1937: 140.000) deutlich; vgl. Adler-Rudel, Selbsthilfe, 1974, S. 152; Hildesheimer, Selbstverwaltung, 1994, S. 59; Kater, Ärzte, Wien 2000, S. 337 f.

454 Vgl. Zimmermann, Ärzte, 1938, S. 74–75. Zimmermann beruft sich auf die Quelle: Nach dem »Verzeichnis der Kassenärzte in der Reichshauptstadt Berlin«; Berliner Tageblatt, Morgen-Ausgabe, 5.8. 1938, LAB, A Rep. 003–03, Nr. 250, Bl. 57, Nr. 14.

Was aber geschah mit den Ärzten, die aus den Statistiken verschwanden? Viele von ihnen – eine genaue Zahl ist nicht überliefert – sahen sich zur Auswanderung gezwungen. Dies entsprach den Zielen der ärztlichen Standespolitiker. Immer neue Einschränkungen und Verbote hinderten jüdische Kassenärzte daran, mit ihrer ärztlichen Tätigkeit ein Auskommen zu erwirtschaften und erhöhten so den Druck, das Land zu verlassen. Aufmerksame Kollegen konnten diese Abwanderungsbewegung in ihrem Standesorgan, dem Ärzteblatt für Berlin, mit verfolgen. Die Landesstelle Berlin der KVD veröffentlichte regelmäßig Zusammenstellungen der Zu- und Abgänge von Ärzten in Berlin. Jüdische Ärzte wurden dabei zwar nicht gesondert aufgeführt, so dass nicht immer deutlich ist, dass oder ob es sich um solche handelte. Doch wurden oftmals die Reiseziele der Ärzte angezeigt. Wie ein Beispiel aus der Woche vom 11. bis 18. Juli 1936 deutlich macht, häuften sich die Abgänge ins Ausland:

»Dr. Falk, Fritz, Charlottenburg 4, Leibnitzstraße 48; jetzt Paris […]
Dr. Fleischmann, Peter, Siemensstadt, Goebelstr. 98; jetzt Jerusalem […]
Prof. Dr. Fleischmann, Paul, Wilmersdorf, Landhausstraße 9; jetzt London […]
Dr. Hartmann, Walter, Lankwitz, Viktoriastr. 59; auf Reisen abgemeldet […]
Dr. Friedeberger, Walter, NW 97, Siegmundshof 10; unbekannt verzogen.«[455]

Dr. Johannes Karfunkel[1], geboren am 9. Januar 1875 in Berlin, studierte zunächst Veterinärmedizin, dann Humanmedizin in Berlin. Seine Approbation erhielt er 1900. Er eröffnete eine Praxis in der Neuen Schönhauser Str. 16 in Berlin-Mitte.

Karfunkel war verheiratet, seine Ehefrau Elsbeth trat 1924 zum Judentum über. Im selben Jahr wurde Wolfgang, das einzige Kind der Karfunkels, geboren. Elsbeth erkrankte, sie litt an einer Lymphogranulomatosis.

Karfunkel wurde im April 1938 verhaftet und in die Gefängnisse am Alexanderplatz und in Moabit gebracht. Es wurden ihm illegale Abtreibungen vorgeworfen, was jedoch nicht nachzuweisen war. Bei einer Gerichtsverhandlung wurde er freigesprochen. Allerdings musste er unterschreiben, Deutschland so schnell wie möglich zu verlassen. Sohn Wolfgang, er war inzwischen 14 Jahre alt, erinnert sich an die Verhaftung: »Mit einem Schlag brach bei uns alles zusammen. Wir hatten kein Geld mehr, denn mein Vater war Kassenarzt und da er inhaftiert war, hatte er kein Einkommen. […] Während der Untersuchungshaft wurde mein Vater in Begleitung von zwei Beamten einmal zu meiner Mutter ins Krankenhaus geführt. Ich war dabei und habe geheult. Das zweite Mal kam er – auch mit Begleitung – zur Beerdigung meiner Mutter.« Elsbeth war im Oktober 1938 an ihrer schweren Krankheit gestorben; sie wurde auf dem Jüdischen Friedhof Weißensee beerdigt.

Nach seiner Freilassung gelang es Johannes Karfunkel nicht mehr, als Arzt in Berlin zu arbeiten. Vater und Sohn mussten von nun an von der Wohlfahrt leben. Beide kamen bei einer Schwester des Vaters unter, in einer Kellerwohnung in der Pankower Esplanadestr. 1. Emigrationsbemühungen nutzten nicht viel ohne Geld. 1939 bekamen Vater und Sohn dennoch ein Visum nach Zhong-Qin in China. Nach mehreren Ausreiseversuchen, die an der Verweigerung von Einreise- bzw. Transitvisa der Emigrationsländer scheiterten, gelang es schließlich am 1. August 1940, mit dem Zug nach Moskau zu fahren, um von dort per Flugzeug nach Zhong-Qin zu gelangen. Die Reisekosten übernahm der jüdische Hilfsverein.

Karfunkel war in Zhong-Qin unter schwierigen Verhältnissen als Arzt tätig und starb dort am 20. Oktober 1947. Sohn Wolfgang lebte weiter in China und lernte dort seine spätere Ehefrau Su-Lan kennen. Mit ihr emigrierte er 1951 nach Israel.

1 Vgl. Karfunkel, Jahre, 2005; Schwoch, Kassenärzte, 2009.

455 Ärzteblatt für Berlin 41 (1936), S. 383.

Jene Ärzte, die mit und ohne Kassenzulassung in Berlin blieben, weil sie nicht emigrieren konnten oder wollten, mussten ihren Lebensunterhalt mühsam entweder mit immer weniger zahlungsfähigen »nichtarischen« Patienten oder über ganz andere Tätigkeiten bestreiten – oder sie gehörten bald schon zu der stark angewachsenen Zahl völlig mittelloser jüdischer Hilfsbedürftiger in Berlin.[456]

Maßnahmen zur Verdrängung und Vertreibung jüdischer und »nichtarischer« Kassenärzte in Berlin 1934 bis 1938

Zu einer Flut von Erlassen und Anordnungen, die das tägliche Leben von Juden und »Nichtariern« in Berlin immer mehr erschwerten[457], kamen zusätzlich Verordnungen von Krankenversicherungsträgern, städtischen und Reichsbehörden, der Partei bzw. dem Reichsärzteführer und der KVD hinzu, die jüdische und »nichtarische« Kassenärzte Schritt für Schritt in ihrer Berufsausübung sowie in ihrem Leben überhaupt einschränkten. Die wirtschaftliche Existenz der betroffenen Kassenärzte wurde dabei grundsätzlich auf zwei Wegen ausgehöhlt. Zum einen indirekt, indem ihren Patienten gedroht und untersagt wurde, sich von jüdischen Ärzten behandeln zu lassen, und zum anderen direkt, durch Verbote, die jüdischen Ärzten immer weitere Bereiche ihrer Tätigkeiten nahmen.
Was die indirekten Maßnahmen angeht, so wurden beispielsweise die Mitglieder der Städtischen Krankenversicherungsanstalt Berlin – dabei handelte es sich um städtische Angestellte und Beamte – im November 1934 in einem Rundschreiben dringend dazu aufgefordert, nur jene Ärzte aufzusuchen, die in einem eigens erstellten und an alle Mitglieder verteilten »Verzeichnis der für die Städtische Krankenversicherungsanstalt zu Berlin z.Zt. behandlungsberechtigten in Berlin ansässigen arischen Ärzte« aufgeführt waren. Für den Fall, dass sie andere, »nichtarische« Ärzte konsultierten, lehnte die Versicherung die Übernahme der Leistungen für eine Behandlung ab.[458] Wie eine Beschwerde beim Reichsinnenministerium vom Dezember 1933 deutlich macht, gab es eine solche Liste bereits früher schon. Sie war im Auftrag der städtischen Krankenversicherungsanstalt vom Groß-Berliner Ärztebund erstellt worden. Zu den Ärzten, die darin nicht verzeichnet und damit von Patienten nicht mehr zu konsultieren waren, gehörten auch solche Ärztinnen und Ärzte, die mit »nichtarischen« Ehepartnern verheiratet waren. Einige der betroffenen Ärztinnen und Ärzte wehrten sich mit einem Schreiben an das Reichs-

456 Im Jahr 1936 verausgabte der Ärztehilfsfonds der Zentralstelle für jüdische Wirtschaftshilfe etwa 60.000 RM an notleidende Ärzte; vgl. Adler-Rudel, Selbsthilfe, 1974, S. 141; Gruner, Reichshauptstadt, 1995, S. 232, 240. Zu Problemen und Entscheidungen über Emigration oder Verbleib in Deutschland sowie zu statistischen Angaben über emigrierte und getötete jüdische Ärzte, vgl. Kater, Ärzte, 2000, S. 335–359.

457 Einzelheiten zu den behördlichen Maßnahmen gegen Juden in Berlin, vgl. Gruner, Judenverfolgung, 1996.

458 LAB, A Rep. 005-06, Nr. 13, Bl. 37.

innenministerium gegen ihren Ausschluss aus dieser Liste. Sie gaben darin außerdem ihrer Befürchtung Ausdruck, dass »diese Liste die Grundlage zu werden [drohte] für die Zulassung zu Sachleistungen, zu dem ärztlichen Sonntagsdienst, für die Zulässigkeit der gegenseitigen Vertretung, für die Auswahl von Vertrauensärzten und Konsiliarien.«[459] Die beschwerdeführenden Ärztinnen und Ärzte sahen sich damit entscheidend in ihrer wirtschaftlichen Existenz bedroht. 1934 bekamen sie damit noch Recht und wurden in die Liste wieder aufgenommen.[460] Bereits zwei Jahre später sah die Situation für Ärzte mit jüdischen Ehepartnern schon anders aus. Ein Vertrag der KVD mit dem Reichsstudentenwerk zur ärztlichen Versorgung von Studenten und Fachschülern schloss jüdische und auch »jüdisch verheiratete Ärzte« von der Behandlung von Studenten aus. Die daraufhin am 13. Januar 1936 beim RAM eingelegte Beschwerde von fünf Berliner Ärzten wurde abgewiesen.[461] Das RAM übernahm dabei die Begründung der KVD, die Grote wie folgt formuliert hatte:

»Unter Rückgabe der übersandten Akten erwidere ich auf die Beschwerde der klageführenden Ärzte, dass in dem Vertrage mit dem Reichsstudentenwerk nicht die freie Arztwahl zugrunde gelegt ist, sondern dass neben den Hochschulkliniken zur Behandlung von Studenten und Fachschüler[n] diejenigen Ärzte berechtigt sind, die die Kassenärztliche Vereinigung Deutschlands nach Vereinbarung mit dem Amt für Volksgesundheit benennt. In erster Reihe werden diejenigen Ärzte benannt, die beim Amt für Volksgesundheit zugelassen sind, und im übrigen wählt die K.V.D. soviel Ärzte aus, als zur Versorgung der Studenten und Fachschüler nötig sind. Es entspricht dem Verlangen des Reichsstudentenwerks, dass jüdische und jüdisch verheiratete Ärzte zur Behandlung nicht zugelassen werden. Es gibt auch keine reichsgesetzliche Bestimmung, die das verhindern könnte.«[462]

Damit wird deutlich, dass die KVD in einer exklusiven Vertragspolitik, bei der sie das an anderer Stelle immer stark propagierte Prinzip der freien Arztwahl zugunsten rassenpolitischer Ziele ohne Weiteres zurückstellte, ein Mittel gefunden hatte, um jüdische und mit jüdischen Ehepartnern verheiratete Ärzte in der Ausübung ihrer Praxis einzuschränken. Der Vertrag der KVD zeigt außerdem, dass die standespolitischen Bestrebungen zur Ausschaltung jüdischer und »nichtarischer« Ärzte inklusive mit »nichtarischen« Ehepartnern lebenden Ärzten weit über die bereits getroffenen gesetzlichen Maßnahmen hinausgingen und kompromisslos verfolgt wurden.

---

459 BArch, R 1501/126401, Bl. 307.

460 LAB, A Pr. Br. Rep. 057, Nr. 1700, Bl. 45. Nicht nur die Berliner Krankenversicherungsanstalt führte eine solche Liste ein, wie verschiedene weitere solcher Verzeichnisse zeigen, exemplarisch vgl. die abgedruckten Artikel und Listen bei Leibfried/Tennstedt, Berufsverbote, 1981, S. 246–268.

461 Vgl. BArch, R 3901/5096, Film 34767, Bl. 173. Bei den klagenden Ärzten handelte es sich um Dr. Fritz Schattauer, Berlin-Charlottenburg, Noltzendorffstr. 19; Dr. Ludwig Sternberg, Berlin NW., Turmstrasse 76; Dr. Gerhard Gramzow, Berlin-Charlottenburg, Rönnestr. 12; Sanitätsrat Dr. Johannes Röhr, Berlin-Schöneberg, Schwäbische Str. 28; Dr. Max Koebbel, Berlin-Halensee, Kurfürstendamm 100; vgl. BArch, R 3901/5096, Film 34767, Bl. 168.

462 BArch, R 3901/5096, Film 34767, Bl. 171.

Mit ihrem Vorgehen umging die KVD zusätzlich ein Problem, das sich bereits 1934 im Fall des beschriebenen Verzeichnisses »arischer« Ärzte der städtischen Krankenversicherungsanstalt Berlin angedeutet hatte und sich fortsetzen sollte: Listen jüdischer Ärzte zu veröffentlichen, d.h. Verzeichnisse mit Ärzten, die zu konsultieren unerwünscht waren, widersprach den rechtlichen Regelungen der Zulassungsordnung. Denn noch immer waren zur Kassenpraxis zugelassene jüdische und andere Ärzte, die entsprechend der nationalsozialistischen Rasseideologie auszuschließen waren, »arischen« Kollegen formal gleichgestellt. Trotzdem aber sollte der Druck auf »nichtarische« Ärzte erhöht werden; zudem sollten sie für Patienten kenntlich gemacht werden. Um berechtigte Einwände von jüdischen Ärzten zu umgehen, einigten sich daraufhin das RAM, die KVD und die Krankenkassenverbände Anfang 1935 auf folgendes Verfahren: In den Räumen der Krankenkassen und der Ersatzkassen durften nur Listen ausgehängt werden, in denen alle zugelassenen Ärzte unterschiedslos aufgeführt waren. Diese Verzeichnisse sollten den Zusatz enthalten: »Über die Rassezugehörigkeit der Kassenärzte erteilt auf Befragen der Schalterbeamte Auskunft«.[463] Die Krankenkassen verfügten darüber hinaus zusätzlich über eine zweite Version der Verzeichnisse, in denen »nichtarische« Ärzte markiert waren. Diese Listen waren ausschließlich für den »Dienstgebrauch« zu verwenden. Mit Hilfe dieser Verzeichnisse sollten die für die Ausgabe der Krankenscheine zuständigen Mitarbeiter der Krankenkassen den Versicherten auf Anfrage Auskunft über die »Rassezugehörigkeit« erteilen.[464] Soweit die Theorie. Eine Beschwerde des »Reichsverbandes der nichtarischen Christen« vom Juni 1935 macht deutlich, dass diese Regelung in einigen Städten des Reiches – Berlin wurde dabei nicht erwähnt – wesentlich radikaler gehandhabt wurde, als die Vereinbarung vorgab. Kassenmitglieder, die einen »nichtarischen« Arzt verlangten, wurden demnach ausdrücklich darauf aufmerksam gemacht, dass der betreffende Arzt Jude sei und dessen Konsultation unerwünscht.[465] In den Räumen der Ortskrankenkasse Magdeburg wurde 1935 zusätzlich ein Plakat ausgehängt, das dazu aufrief, keine »nichtarischen« Ärzte aufzusuchen.[466] Massiver noch drohte 1936 ein Plakat in den Dienststellen der Deutschen Arbeitsfront damit, Mitgliedern das Zusatzkrankengeld zu streichen, wenn sie jüdische Ärzte aufsuchten.[467] Was das Vorgehen der Krankenkassen in Berlin angeht, so legen verschiedene Beschwerden über Vertrauensärzte der Berliner AOK von 1935 die Vermutung nahe, dass hier ebenfalls systematisch Druck auf die Kassenpatienten ausgeübt wurde. Demnach fragten Vertrauensärzte der AOK Berlin, namentlich Sanitätsrat Ernst Rauert und Fritz Bräutigam, im Berliner Bezirk Wedding (Kasse Lynarstraße) regelmäßig Patienten bei Nachuntersuchungen, weshalb sie zu einem jüdischen Arzt gin-

463 Der Umschlag eines Arztverzeichnisses mit diesem Aufdruck ist abgebildet bei Leibfried/Tennstedt, Berufsverbote, 1981, S. 105.

464 Vgl. BArch, R 3901/5109, Film 34771, Bl. 2–4, R 3901/5095, Film 34767, Bl. 126–128, R 3901/5096, Film 34767, Bl. 29.

465 Vgl. BArch, R 3901/5096, Film 34767, Bl. 24.

466 Vgl. BArch, R 3901/5097, Film 34767, Bl. 1–3.

467 Vgl. BArch, R 3901/5097, Film 34767, Bl. 35–40.

gen und ob sie einer Parteiorganisation oder -gliederung angehörten.[468] Der Vertrauensarzt im Bezirk Mariendorf, Otto Gleiss, ging noch weiter und legte, wenn auf einem Krankenschein der Name eines jüdischen Kollegen auftauchte, den Kassenmitgliedern nahe, den Arzt zu wechseln.[469] Über den jüdischen Kollegen Richard Wolf aus Berlin-Lichtenrade äußerte sich Gleiss laut einer Beschwerde mit den Worten: »Er wolle den Namen dieses Arztes nicht mehr als Unterschrift sehen. Juden hätten hier garnichts [sic!] zu suchen und sollten nach Palestina [sic!] auswandern. Es gäbe genug andere Ärzte in Lichtenrade.«[470] Sowohl die Leitung der Krankenkasse als auch das ärztliche Ehrengericht in Berlin, das auch den Fall Gleiss verhandelte, wiesen die Beschwerden jüdischer Kollegen ab. Ein leitender Angestellter der AOK Berlin, Ernst Roeckl, selbst ein SS-Mann, der 1935 den Dienstrang eines SS-Obersturmführers trug, vertrat den Standpunkt, dass es keinem »arischen« Arzt verboten werden könne, Patienten darüber aufzuklären, dass sie sich in Behandlung eines jüdischen Arztes befänden. Darüber hinaus hätten die Parteiorganisationen immer wieder darauf hingewiesen, dass es ihren Mitgliedern verboten sei, jüdische Ärzte zu konsultieren.[471] Das ärztliche Ehrengericht befand, dass ein Arzt auf Grund der Äußerung seiner politisch weltanschaulichen Auffassung als Nationalsozialist nicht zur Verantwortung gezogen werden könne. Gleiss setzte danach sein Handeln gegenüber jüdischen Ärzten und die Einschüchterung von Kassenpatienten ungehindert fort.[472]

Mit der beschriebenen Regelung über die Verzeichnisse jüdischer Ärzte von Anfang 1935 war, wenig überraschend, das letzte Wort noch nicht gesprochen. Wie eine Beschwerde des »Reichsverbandes der nichtarischen Christen« vom 2. Juni 1936 an das Reichsinnenministerium deutlich macht, verfügte Wagner am 13. Februar 1936, dass »im Verkehr mit den privaten Krankenversicherungen nur noch eine Liste der – nach den Nürnberger Gesetzen – jüdischen Ärzte zu verwenden sei.«[473] Wenig

---

468 Vgl. BArch, R 3901/5096, Film 34767, Bl. 2. Zur Entwicklung des Vertrauensärztlichen Dienstes, der de facto verstaatlicht und überzeugten Nationalsozialisten übertragen wurde; vgl. Süß, »Volkskörper«, 2003, S. 243-254. Zu Organisation und Aufgaben speziell des vertrauensärztlichen Dienstes der AOK Berlin im Nationalsozialismus, vgl. Becken, AOK Berlin, 2008, S. 186–194.

469 Vgl. BArch, R 3901/5096, Film 34767, Bl. 4–7. Otto Gleiss war Mitglied des »Bundes Deutscher Ärzte Berlins«; aus dem Mitgliederverzeichnis von 1936 geht hervor, dass er als Vertrauensarzt in Neu-Tempelhof, Berliner Straße 36 tätig war. Das Verzeichnis von 1938 weist ihn als angestellten Arzt mit Wohnsitz in Berlin-Wilmersdorf, Motzstr. 94 aus; vgl. Bund Deutscher Ärzte Berlins, Mitgliederverzeichnis 1936, S. 15 und derselbe, 1938, S. 19.

470 BArch, R 3901/5096, Film 34767, Bl. 21. Die Praxis des Dr. Richard Wolf lag in der Bahnhofstr. 59 in Berlin-Lichtenrade; vgl. BArch, R 3901/5096, Film 34767, Bl. 4.

471 Vgl. BArch, R 3901/5096, Film 34767, Bl. 15. Vgl. auch BArch, BDC, SSO, Roeckl, Dr. Ernst, 14.12.1900. Neben den Ärzteverzeichnissen der KVD und der Krankenkassen, führte die NSDAP eigene Verzeichnisse über jüdische Gewerbetreibende, Rechtsanwälte und Ärzte in Berliner Bezirken. Im Landesarchiv Berlin sind solche Namenslisten aus dem Jahr 1937 überliefert; vgl. LAB, A Rep. 044-08, Nr. 21 und LAB, A Rep. 244–01, Nr. 100.

472 Vgl. BArch, R 3901/5096, Film 34767, Bl. 14 f.

473 BArch, R 3901/5097, Film 34767, Bl. 49. Vgl. auch den Wortlaut der Anordnung Wagners vom 13. Februar 1936, abgedruckt im Anhang.

Dr. Richard Siegfried Wolf[1] wurde am 26. Mai 1891 als Sohn des praktischen Arztes Dr. Max Wolf in Herford geboren. Nach seinem Studium der Medizin in Heidelberg, Freiburg im Breisgau, München und Berlin wurde er kurz nach Beginn des Ersten Weltkrieges, am 7. September 1914 approbiert. Aufgrund dieses Datums ist anzunehmen, dass es sich dabei um eine »Notapprobation« handelte, wie sie zu Kriegsbeginn an alle examinierten Medizinstudenten erteilt wurde, damit diese ohne Verzögerung für den Militärdienst zur Verfügung standen. Wolf war als Arzt an der Front tätig. 1922 ließ er sich in Berlin als Allgemeinpraktiker nieder.

Als 1933 einer großen Zahl jüdischer Kassenärzte die Zulassung entzogen wurde, gehörte Wolf zu der Gruppe von »nichtarischen« Ärzten, die auf Grund ihrer Tätigkeiten im Krieg als »Frontkämpfer« anerkannt wurden und daher weiter kassenärztlich praktizieren durften. Trotz der zunehmenden Einschränkungen, die er in der Ausübung seines Berufes hinnehmen musste und der Schwierigkeiten, die ihm der Vertrauensarzt der AOK, Otto Gleiss, machte, führte Wolf zunächst seine Praxis weiter. Wie lange er jedoch mit seiner Familie noch in Berlin blieb, ist unklar. Am 1. Oktober 1938 mußte er in jedem Fall seine ärztliche Tätigkeit beenden, da ihm, wie allen jüdischen Ärzten, die Approbation entzogen wurde. Zwar gehörte Wolf keiner jüdischen Glaubensgemeinschaft an, war mit einer »arischen« Frau verheiratet und hatte 1938 drei Kinder, wodurch er eine »privilegierte Mischehe« führte. Doch half ihm dies nur wenig. Wirtschaftlich war seine Existenz als Arzt spätestens 1938 vernichtet.

Zu einem unbekannten Zeitpunkt emigrierte er nach New York. Im Alter von 53 Jahren gelang es ihm dort, eine amerikanische Lizenz zu erlangen; er arbeitete als Arzt im Rochester State Hospital. Am 6. August 1956 starb Wolf in Rochester, New York.

1 Vgl. BArch, R 3901/5096, Bl. 4–7, 21; Schwoch, Kassenärzte, 2009.

später, und dagegen wandten sich die betroffenen Ärzte, ordnete Wagner an, auch die Namen der jüdischen Frontkämpfer auf diese Liste zu setzen. Das Reichsinnenministerium sah keinen Grund, die Anordnung des Reichsärzteführers aufzuheben.[474]

Was dieser Einspruch der betroffenen Ärzte gegen ihren Eintrag in die Liste vor allem deutlich macht, ist die große Bedeutung, die diese Verzeichnisse für die wirtschaftliche Existenz »nichtarischer« Ärzte gewannen. Der Eintrag in einer Liste jüdischer Ärzte bedeutete de facto den Ausschluss von der Behandlung einer bestimmten Gruppe Versicherter. Die rechtliche Voraussetzung, für eine Kasse zugelassen zu sein, stellte angesichts dessen kaum mehr als eine Formalie dar. Das Erstellen von Listen und Verzeichnissen erhielt vor diesem Hintergrund den Stellenwert eines Instruments der Standespolitik zum Ausschluss von »nichtarischen« Kassenärzten, mit dem die Frage der Zulassung zu umgehen war. Die Verfügung Wagners selbst lässt sich gleichzeitig als weiteren Schritt interpretieren, nun auch die jüdischen Ärzte, die als Frontkämpfer in ihrer Berufsausübung noch einen Ausnahmestatus besaßen, entsprechend der Ziele der nationalsozialistischen Rassepolitik nach und nach auszuschalten.

Dieser Politik folgte auch das Reichs- und Preußische Arbeitsministerium mit einem Rundschreiben vom 26. Oktober 1936. Darin wurden die preußischen Oberversicherungsämter angewiesen, Patienten, die jüdische Ärzte in Anspruch

474 Vgl. BArch, R 3901/5097, Film 34767, Bl. 49. Das Reichsarbeitsministerium begründete in seinem Antwortschreiben an den Reichsverband diese Entscheidung nicht.

nahmen, die Notstandsbeihilfen zu versagen.[475] Jüdische Ärzte definierte diese Anordnung gemäß § 5 der Ersten Verordnung zum Reichsbürgergesetz vom 14. November 1935, d.h. gemäß der Nürnberger Gesetze.[476] Die Anordnung galt für alle Versicherten der Kassen, die dem preußischen Oberversicherungsamt unterstanden, d.h. in Berlin für die Orts- und Innungskrankenkassen, die Betriebskrankenkassen der AEG, der BVG, dcr Firma Osram, für die Krankenversicherungsanstalt Berlin sowie die Ersatzkassen.[477]

Das Verzeichnis jüdischer Ärzte in Berlin von 1937 war bereits nur noch strikt nach den »rassischen« Kriterien der Nürnberger Gesetze angelegt. Folgerichtig enthielt es alle jüdischen Ärzte, nicht aber »jüdische Mischlinge« und die »jüdisch Verheirateten«.[478]

Parallel zu dieser indirekten Form der Verdrängung, erließen ärztliche Standesorganisationen, d.h. in Berlin der Groß-Berliner Ärztebund bzw. der Bund Deutscher Ärzte und die Landesstelle Berlin der KVD, direkte Anordnungen zum weiteren Ausschluss jüdischer und mit jüdischen Ehepartnern verheirateter Ärzte von der Kassenpraxis.

So beschwerte sich der Kassenarzt Walter Schiepan aus Berlin-Friedenau bereits im November 1933 beim Führer der Frontkämpferorganisation »Stahlhelm« und Reichsarbeitsminister Seldte darüber, dass er, obwohl rein »arischer« Abstammung und Frontkämpfer, auf Grund seiner Ehe mit einer Jüdin von ärztlichen Fortbildungskursen und vom ärztlichen Bereitschaftsdienst, also Nacht- und Sonntagsdiensten, ausgeschlossen wurde.[479]

Die Organisation eines Bereitschaftsdienstes, den der Groß-Berliner Ärztebund bereits vor 1933 eingeführt hatte, übernahm, wie in Kapitel 5 bereits erwähnt wurde, 1934 der Bund Deutscher Ärzte Berlins, dem satzungsgemäß nur »arische« Ärzte angehören durften. Um in diesem Sinne die Segregation von »Ariern« und »Nichtariern« voranzutreiben, ergriff der Bund Deutscher Ärzte weitere Maßnahmen, wie aus dem Beschwerdeschreiben von Walter Schiepan hervorgeht. Schiepan verwahrte sich gegen ein Schild mit der Bezeichnung »Deutscher Arzt«, das, wie er schrieb, eingeführt werden sollte und teilweise bereits eingeführt worden sei.[480] Zu einer Stellungnahme aufgefordert, gab Grote in einem Schreiben daraufhin zwar an, dass

---

475 Vgl. LAB, A Rep. 005–06, Nr. 9.

476 Vgl. RGBl. I,1935, S. 1333.

477 Vgl. LAB, A Rep. 005-06, Nr. 9.

478 Vgl. LAB, A Rep. 042-08, Nr. 31. Manfred Stürzbecher hat dieses »Verzeichnis der jüdischen Ärzte von Berlin« von 1937 genauer beschrieben. Er zählt insgesamt 1.850 Namen jüdischer Ärzte. 1.005 dieser Ärzte hatten eine RVO-Zulassung (54,3%); vgl. Stürzbecher, Verzeichnis, 1984, S. 157. Vgl. auch Becken, AOK Berlin, 2008, S. 181.

479 Vgl. BArch, R 1501/126402, Bl. 4–5. Walter Schiepan war mit der jüdischen Kassenärztin Käte Schiepan verheiratet. Nach dem Erlass der Nürnberger Gesetze 1935 ließ er sich von ihr scheiden. Für sie bedeutete dies, dass sie den wichtigen Schutz vor der Verfolgung verlor, den eine »Mischehe« während der Zeit des Nationalsozialismus bedeutete. Käte Schiepan wurde nach Theresienstadt deportiert, wo sie am 22. Juli 1943 den Torturen erlag; vgl. Schwoch, Kassenärzte, 2009.

480 Vgl. BArch, R 1501/126402, Bl. 4–5.

weder die KVD noch der Groß-Berliner Ärztebund ein solches Schild eingeführt hätten und auch nicht die Absicht bestünde, dies zu tun.[481] Diese Aussage stellte jedoch nur die halbe Wahrheit dar. Wenn auch nicht feststeht, was genau auf diesen Schildern stand, so geht aus verschiedenen Aufrufen des Bundes hervor, dass ab März 1934 alle Mitglieder des Bundes Deutscher Ärzte Berlin angehalten waren, bis spätestens September 1934 ein spezielles Schild in ihren Praxisräumen anzubringen.[482]
Über die weiteren konkreten Maßnahmen zur Diskriminierung und Ausschaltung »nichtarischer« Kollegen geben die regelmäßig an die Amtsleiter der Landes- und Bezirksstellen versandten Rundschreiben der KVD Aufschluss.
1936 erschwerte die Anordnung der KVD, Vorschüsse an jüdische Ärzte erst nach besonders strenger Prüfung auszuzahlen, die Praxis dieser Ärzte. Begründet wurde die Regelung damit, dass jüdische Ärzte »sich – zum Teil unter Vorspiegelung falscher Tatsachen – besonders hohe Vorschüsse geben lassen, um dann plötzlich nach dem Ausland zu verziehen«.[483] Auf diese Argumentation ist genauer einzugehen, ist sie doch aufschlussreich für das politische Klima, das inzwischen in Deutschland herrschte. Falls es je zu den angedeuteten Fällen gekommen sein sollte, weisen diese vor allem auf die wirtschaftliche Notlage hin, in der sich jüdische Ärzte bereits befanden. Darüber hinaus ist der denunziatorische Aspekt der Begründung nicht zu unterschätzen. Geschickt wurde das antisemitische Klischee vom »geldgierigen und betrügerischen Juden« genutzt, um alle im Reich noch verbliebenen jüdischen Ärzte unter Generalverdacht zu stellen und ihnen das Leben noch schwerer zu machen.[484] Eine zusätzliche Kontrolle gegenüber emigrierenden Ärzten hatte Grote bereits im Dezember 1935 eingeführt. Berliner Ärzte mussten sich Auslandsurlaube von der Landesstelle der KVD genehmigen lassen. Diese wurden nur unter Angabe der genauen Zeit, des Reisegrundes, der genauen Anschrift im Ausland und unter Benennung eines Vertreters gewährt.[485] In derselben Ausgabe des Ärzteblattes für Berlin, in der diese Anordnung erschien, veröffentlichte Grote auch eine Vereinbarung der Berliner KVD mit dem Reichsverband deutscher Privatkliniken. Ab dem 1. Januar 1936 bezahlten Krankenkassen die Behandlung ihrer Mitglieder in Privatkliniken nur noch, wenn »deutschstämmige« Kassenärzte ihre Operationen in »deutschen« Privatkliniken vornahmen. Zwar erklärte sich Grote bereit, auf Antrag »eine entsprechende Regelung für die Behand-

481 Vgl. BArch, R 1501/126402, Bl.7 f.

482 Vgl. Ärzteblatt für Berlin 39 (1934), S. 104 (Anhang S. XI), S. 241 (Anhang S. VI). Vgl. ein vermutlich vergleichbares Schild der »deutschen Ärzte« in Stettin, abgebildet bei Leibfried/Tennstedt, Berufsverbote, 1981, S. 87.

483 Thüringisches Hauptstaatsarchiv Weimar (ThHStAW), Kassenärztliche Vereinigung Deutschlands, Landesstelle Thüringen, Nr. 9, Bl. 113.

484 Ebenfalls 1935 wurden Anweisungen erlassen, jüdischen Ärzten Gutachten für Schwangerschaftsabbrüche nicht zu erstatten und jüdischen Medizinstudenten nur in Ausnahmefällen gynäkologische Untersuchungen zu erlauben. Juden wurde ebenso verboten, »deutschstämmige« Angestellte unter 45 Jahren zu beschäftigen. Diese Verbote sind als Ausdruck des antisemitischen Stereotyps vom triebhaften und unzuverlässigen Juden zu verstehen; vgl. Kümmel, Ausschaltung, 1985, S. 74 f.

485 Vgl. Ärzteblatt für Berlin 40 (1935), S. 403.

lung jüdischer Kassenmitglieder durch jüdische Kassenärzte in jüdischen Privatkliniken« zu ermöglichen,[486] doch bestand die Zielrichtung dieser Regelung klar in der weiteren Ausgrenzung jüdischer Kassenärzte und jüdischer Privatkliniken, wie eine Aussage Grotes belegt. In einem Schreiben vom 24. April 1936 informierte er das RAM, dem eine Beschwerde seitens des Schaper-Sanatoriums in Berlin-Wilmersdorf zugegangen war, darüber, dass das Abkommen mit dem Reichsverband mit seinem Wissen und seiner Zustimmung abgeschlossen worden sei, »um eine privatklinische Behandlung auch der Kassenpatienten in Berlin zu ermöglichen. Voraussetzung dafür war aber, dass sich an diesem Abkommen nur Kliniken ohne jüdischen Einfluss beteiligen konnten«.[487] Ob diese Regelung immer eingehalten wurde, ist nicht bekannt. Jedenfalls wies der Amtsleiter der Bezirksstelle Berlin der KVD, Quandt, im März 1936 noch einmal nachdrücklich darauf hin, dass es »natürlich undenkbar [sei], daß deutsche Ärzte ihre Patienten in jüdische Privatkliniken einweisen« und bat um dringende Beachtung der Vereinbarung Grotes.[488]
Wie der Druck auf »nichtarische« Kassenärzte nicht nur durch die KVD, sondern auch von anderer Seite stieg, zeigt eine Auseinandersetzung Grotes bzw. der KVD mit dem Deutschen Gemeindetag, der Reichsvertretung deutscher Städte und Gemeinden. Aus einem Schreiben des Deutschen Gemeindetages vom 6. August 1936 geht hervor, dass die KVD sich weigerte, eine Bestimmung der Gemeinden zu akzeptieren, in der diese jüdischen Kassenärzten mit Verweis auf die Nürnberger Gesetze untersagten, an der fürsorgeärztlichen Praxis in den Städten und Gemeinden teilzuhaben. Jüdischen Ärzten, die Mitglieder der KVD waren, sollte nur noch die Behandlung hilfsbedürftiger Juden offenstehen.[489] Hiergegen wehrte sich Grote, allerdings nicht aus moralischen Bedenken, sondern aus dem einfachen Grund, dass eine Anordnung Wagners vom 13. Februar 1936 und auch die RÄO von 1935 vorsahen, dass für die behandelnde Tätigkeit in der Fürsorge die gleichen Grundsätze galten, wie für die Kassenpraxis.[490] Jüdischen Ärzten, die ab dem 31. Dezember 1935 als Kassenärzte zugelassen waren und an der ärztlichen Versorgung der Wohlfahrt teilnahmen, war diese Tätigkeit demnach auch weiterhin gestattet. Grote zeigte sich außerdem verärgert, dass die Bestimmungen des Gemeindetages schlicht zu spät kamen, für den Abschluss des gewünschten Vertrages »wäre vor dem genannten Zeitpunkt hinreichend Möglichkeit gewesen«.[491] Um weiteren Missverständnissen vorzubeugen, wies Grote in einer Erklärung an den Deutschen Gemeindetag auch darauf hin, dass es Fälle gab, in denen ein »nichtarischer« Arzt zur Tätigkeit in der

486 Vgl. Ärzteblatt für Berlin 40 (1935), S. 403. Der vollständige Vertrag ist überliefert im BArch, R 3901/5112, Film 34772, Bl. 30 f.
487 BArch, R 3901/5071-5073, Film 34760, Bl. 93.
488 Vgl. Ärzteblatt für Berlin 41 (1936), S. 134.
489 Vgl. BArch, R 36/1126, n.p.
490 Demnach waren jüdische Frontkämpfer und alle Ärzte, die sich auf die Ausnahmeregelungen von 1933 berufen konnten, nach wie vor zur Kassenpraxis zugelassen. Vgl. BArch, R 36/1126, n.p. Grote verwies auf die Veröffentlichung dieser Bestimmung im Deutschen Ärzteblatt 1936, S. 208.
491 BArch, R 36/1126, n.p.

Fürsorge zugelassen, aber kein Kassenarzt war.[492] Als der Deutsche Gemeindetag daraufhin verlangte, diese Ärzte nicht weiter für die fürsorgeärztliche Tätigkeit zuzulassen, reagierte Grote mit der Feststellung, dass es sich dabei um eine verschwindend kleine Gruppe handelte, für die ihm eine besondere Regelung übertrieben erschien. In Berlin handelte es sich dabei um 40 jüdische Kassenärzte.[493] Insgesamt stellte für Grote und die KVD bei dieser Auseinandersetzung vor allem die Tatsache ein Ärgernis dar, dass der Gemeindetag die Hoheit der KVD, allein über die Zulassung von Ärzten zu bestimmen, nicht beachtete. Dabei war der Gemeindetag nicht die einzige Organisation, der der vollständige Ausschluss jüdischer Ärzte nicht schnell genug gehen konnte. Wie aus einer Bekanntmachung des Amtsleiters der Berliner Landesstelle der KVD vom 8. März 1937 hervorgeht, weigerte sich auch die Reichsbahnbeamten-Krankenversorgung Berlin, nach dem 15. März 1937 jüdischen Kassenärzten ihre Rechungen und Verordnungen zu erstatten.[494] Wörtlich hieß es dabei:
»Der [...] Ausschluss der Erstattung von Rechungen und Verordnungen jüdischer Ärzte, Zahnärzte und Dentisten wird auch auf diejenigen ausgedehnt, die zur Tätigkeit bei den gesetzlichen Krankenkassen oder den Ersatzkassen im Sinne der RVO zugelassen [...] sind.«[495]
Den Anspruch, »dass die KVD. allein über den Kreis der zugelassenen Ärzte bestimmt«, ließ Grote noch einmal ausdrücklich in einen Ende 1937 abgeschlossenen Vertrag mit den Angestelltenkrankenkassen aufnehmen.[496] Gleichzeitig bestimmte dieser Vertrag, dass künftig Zulassungen zu Ersatzkassen nur noch gleichzeitig mit der Zulassung zu Pflichtkrankenkassen erfolgten. Schließlich aber, und dies war ein neuer, entscheidender Schritt zur Vertreibung und Verdrängung jüdischer Ärzte aus der Kassenpraxis, legte dieser Vertrag fest, dass allen jüdischen Ärzten vom 1. Januar 1938 an die Zulassung zur Ersatzkassenpraxis entzogen wurde.[497] Der entsprechende Absatz 2 lautete:

---

492 BArch, R 36/1126, n.p.

493 Insgesamt betrug gemäß der Angaben Grotes die Zahl der »nichtarischen« Ärzte, die keine Kassenärzte aber für die wohlfahrtsärztliche Tätigkeit zugelassen waren, 1936 reichsweit 49. Davon praktizierten 40 Ärzte in Berlin, 4 in Köln, ein Arzt in Hamburg. Bei einem ägyptischen und einem weiteren Arzt stand die »Abstammung« nicht fest, zwei weitere Ärzte galten als einzige Ärzte am Ort und damit als unentbehrlich. Einer der letzteren Ärzte praktizierte auf Grund einer besonderen Vereinbarung mit der Stadt Saarbrücken; vgl. BArch, R 36/1126, n.p.

494 Vgl. Ärzteblatt für Berlin 42 (1937), S. 148.

495 Ärzteblatt für Berlin 42 (1937), S. 148.

496 Vgl. Rundschreiben der KVD Nr. 16/37, Thüringisches Hauptstaatsarchiv Weimar (ThHStAW), Kassenärztliche Vereinigung Deutschlands Landesstelle Thüringen, Nr. 2, n.p.

497 Vgl. Rundschreiben der KVD Nr. 16/37, Thüringisches Hauptstaatsarchiv Weimar (ThHStAW), Kassenärztliche Vereinigung Deutschlands Landesstelle Thüringen, Nr. 2, n.p. Das Kassenarztverzeichnis der Angestellten-Krankenkassen von 1937 musste für die Zeit nach dem 1.1.1938 nicht eigens verändert werden, waren darin doch bereits alle jüdischen Ärzte markiert, damit Kassenangestellte die Patienten vor dem Besuch warnen konnten. Ein Aufkleber auf dem Umschlag des Verzeichnisses mit dem Hinweis, dass alle mit Punkt vor dem Namen versehenen jüdischen Ärzte ab 1.1.1938 nicht mehr zugelassen waren, reichte völlig aus; vgl. Leibfried/Tennstedt, Berufsverbote, 1981, S. 105.

»Die Zulassung der im Sinne der Nürnberger Gesetze jüdischen Ärzte, die bisher zur Ersatzkassenpraxis zugelassen waren, erlischt mit dem Tage des Erlasses dieser Bestimmungen, gleichviel, ob diese Ärzte zu den Pflichtkrankenkassen zugelassen sind oder nicht.«[498]

Dieser Vertrag der KVD, der entgegen aller seit 1933 gültigen Zulassungsordnungen der KVD nun dic Nürnberger Gesetze zum Maßstab für die Zulassung nahm, stellte sowohl eine Anpassung der Politik der KVD an die sich insgesamt verschärfende Ausgrenzungspolitik gegenüber Juden im Reich als auch eine Fortsetzung der Ausschaltungspolitik der KVD selbst dar. Wie bereits deutlich wurde, bereitete es der KVD zunehmend Schwierigkeiten, die Ausnahmerechte für jüdische Kassenärzte gemäß der Zulassungsordnung praktisch durchzusetzen. Dies wurde für die KVD umso mehr zum Ärgernis, als ihre Vertreter die Ausschaltung aller jüdischen Ärzte ebenfalls als zentrales standespolitisches Ziel verfolgten.[499] So hatte Wagner Hitler bereits am 14. Juni 1937 vorgeschlagen, nun alle praktizierenden jüdischen Ärzte »auszuschalten«.[500]

Betroffen von dem Ausschluss von der Ersatzkassenpraxis waren insbesondere ältere jüdische Ärzte, die schon vor dem 1. August 1914 niedergelassen waren und damit bereits seit über zwanzig Jahren in Berlin praktizierten, sowie Angehörige der Frontkämpfergeneration unter den jüdischen Kassenärzten. Diese Ärzte hatten bis dahin in ihrer Praxis zwar immer neue Einschränkungen hinnehmen müssen, ihr Status als Kassenarzt war aber grundsätzlich unangetastet geblieben.[501] Dies änderte sich nun. Wie ein Beschwerdeschreiben der Reichsvertretung der Juden in Deutschland deutlich macht, bedeutete der Entzug der Ersatzkassenpraxis für jüdische Ärzte im Durchschnitt wirtschaftliche Einbußen von einem Drittel und mehr ihrer ohnehin bereits seit 1933 stark zurückgegangenen ärztlichen Einnahmen.[502] Insbesondere für Berliner Kassenärzte hatte der Entzug der Zulassung zu den Ersatzkassen noch weitere Folgen. Hier war die Zulassung zu verschiedenen weiteren, nichtgesetzlichen Kassen, namentlich zu der Postbeamtenkrankenkasse, der Polizeikrankenkasse und den Sozialrentnerkassen der Firmen AEG, BVG sowie Siemens, an die Zulassung zu den Ersatzkassen gebunden. Dasselbe galt auch für die wohlfahrtsärztliche Tätigkeit. Folgerichtig wurden, ebenfalls zum 1. Januar 1938, alle jüdischen Ärzte aus den genannten Kassen und der wohlfahrtsärztlichen Tätig-

498 Rundschreiben der KVD Nr. 16/37, Thüringisches Hauptstaatsarchiv Weimar (ThHStAW), Kassenärztliche Vereinigung Deutschlands Landesstelle Thüringen, Nr. 2, n.p. Veröffentlicht wurde dieser Vertrag in der ersten Ausgabe des Ärzteblattes von 1938.

499 Grote gehörte zweifellos zu den Hauptvertretern dieser politischen Zielsetzung. Zu erwähnen ist nur, dass er seit 1935 bereits die Hauptstelle Sozialversicherung im Hauptamt für Volksgesundheit der NSDAP leitete; vgl. Süß, »Volkskörper«, 2003, S. 112.

500 Vgl. Kümmel, Ausschaltung, 1985, S. 75.

501 Wie ein Bericht aus dem Leo Baeck Institut New York über Hilfsmaßnahmen der Reichsvertretung der Juden zeigt, waren 1935 in Berlin 35,9% aller jüdischen Ärzte bereits über 55 Jahre alt; vgl. Leibfried/Tennstedt, Berufsverbote, 1981, S. 289.

502 Vgl. Schreiben der Reichsvertretung der Juden in Deutschland an RAM vom 06.01.1938, BArch, R 3901/5114, Bl. 155–161.

keit für die Stadt Berlin ausgeschlossen.[503] Wie ein Artikel im Ärzteblatt von Berlin deutlich macht, schloss dieser Vertrag insgesamt 991 RVO-Kassenärzte und 21 weitere jüdische Berliner Ärzte aus, die ausschließlich zur Ersatzkassentätigkeit zugelassen waren.[504] Zwar betonte der genannte Artikel im letzten Absatz noch einmal besonders, dass »die Versorgung der Versicherten [...] durch diese Neuregelung in keiner Weise gefährdet [würde], da deutsche Ärzte in genügender Zahl zur Verfügung stehen. Die deutschen Ärzte werden eingedenk ihrer Pflicht verantwortungsbewusst die erhöhten Ansprüche erfüllen.« Diese Aussage muss jedoch eher als Wunsch denn als Wirklichkeit angesehen werden. Bei insgesamt über 1.000 Ärzten, die von einem Tag auf den anderen von der Ersatzkassentätigkeit ausgeschlossen wurden, muss in Berlin von einer – zumindest vorübergehenden – Unterversorgung der Ersatzkassenmitglieder ab Januar 1938 ausgegangen werden. Dies erscheint auch vor dem Hintergrund plausibel, dass seit Sommer 1937 wieder Neuzulassungen von Kassenärzten in Berlin beantragt werden konnten, die Zulassungssperre vom Dezember 1936 demnach aufgehoben worden war.[505] Daneben stützt ein Rundschreiben, mit dem sich die Landesstelle Berlin der KVD bereits am 2. Juni 1937 an alle Landesstellen der KVD wandte, diese Deutung. Darin stellte sie die Notwendigkeit fest, die »Hinzuziehung deutscher Ärzte nach Berlin zu betreiben« und bat die Landesstellen, in ihren Bezirken aktiv um umzugswillige Landärzte zu werben. Zur Begründung für diese Maßnahme wies das Rundschreiben auf das Zahlenverhältnis von »arischen« zu »nichtarischen« Kassenärzten in Berlin hin. Demgemäß praktizierten in Berlin, wie bereits erörtert wurde, am 21. Mai 1937 noch 1.049 nach der Zulassungsordnung »nichtarische« und 1.813 »arische« Kassenärzte.[506] Neben diesen Angaben aus dem Jahr 1937, ist schließlich dem Ärzteblatt für Berlin vom 19. Februar 1938 ein weiterer Hinweis auf einen Mangel an »arischen« Kassenärzten in Berlin zu entnehmen. So legte der Amtsleiter der Berliner Verwaltungsstelle der KVD in einem Aufruf all jenen Ärzten, die in Berlin bereits seit längerem niedergelassen, aber noch nicht zur Kassenpraxis zugelassen waren, nahe »jetzt Anträge auf Zulassung zu stellen«.[507]

Im Nachgang zu dem Ausschluss jüdischer Ärzte von der fürsorgeärztlichen Tätigkeit ließ die Stadt Berlin im April und Mai 1938 für die nunmehr durch »arische«

---

503 Vgl. Dienstblatt, Teil VII (=Allgemeine Wohlfahrt, Jugendwohlfahrt, Gesundheitswesen, Leibesübungen), Ausgegeben 12.1.1938, S. 8, LAB, A Rep. 044–08, Nr. 21.

504 Gemäß dieses Artikels betrug die Zahl der ausgeschlossenen jüdischen Ärzte bei der Postbeamtenkrankenkasse 298, bei der Polizeikrankenkasse 250, bei der Sozialrentnerkasse der Firma AEG 40, der BVG 52 und der Firma Siemens 104; vgl. Ärzteblatt für Berlin 43 (1938), S 19 f.

505 Eine Bekanntmachung des Zulassungsausschusses der Landesstelle Berlin der KVD vom 14. Mai 1937 besagt, dass die Einreichungsfrist für Anträge auf Zulassung bis zum 2. Juni 1937 verlängert worden sei; vgl. Ärzteblatt für Berlin, 42 (1937), S. 267.

506 Vgl. ThHStAW, Kassenärztliche Vereinigung Deutschlands, Landesstelle Thüringen, Nr. 149, n.p. sowie Rundschreiben der KV-Landesstelle Thüringen an die Leiter der Bezirksstellen in Thüringen, 29.7.1937, ThHStAW, Kassenärztliche Vereinigung Deutschlands, Landesstelle Thüringen, Nr. 3, n.p.

507 Ärzteblatt für Berlin und Kurmark 43 (1938), S. 113.

Ärzte zu versorgenden hilfsbedürftigen Juden in Berlin eine Gruppe von 20 jüdischen Allgemein- und 35 Fachärzten wieder zu. Diese im Einvernehmen mit der Landesstelle Berlin der KVD benannten Ärzte durften ausschließlich jüdische Hilfsbedürftige behandeln.[508]

Insgesamt ist damit festzuhalten, dass die KVD mit dem Abschluss des neuen Ersatzkassenvertrages von 1937 umsetzte, was der Deutsche Gemeindetag bereits 1936 gefordert hatte. Die Art und Weise des dabei gewählten Vorgehens, nämlich jüdische Ärzte zunächst gänzlich auszuschließen, um danach dann Einzelne widerruflich erneut zuzulassen, sollte wenig später im großen Maßstab praktiziert werden. Mit Wirkung vom 30. September 1938 wurde allen jüdischen Ärzten im Reich die Approbation entzogen. Nur eine kleine Zahl von jüdischen »Krankenbehandlern« erhielt danach unter gänzlich anderen Voraussetzungen die Versorgung der jüdischen Bevölkerung übertragen.

Dr. Berthold Alexander[1], geboren 1889, ließ sich 1919 als Allgemeinpraktiker in Berlin nieder und arbeitete ab 1920 als Röntgenologe. Als Standespolitiker der »Freien Vereinigung«, einer Fraktion innerhalb des Groß-Berliner Ärztebundes, setzte er sich für höhere Honorare und die Abschaffung der Ambulatorien ein. 1931 wurde er in die Berliner Ärztekammer gewählt. Auf Grund seiner Teilnahme am Ersten Weltkrieg wurde ihm 1933 die Kassenzulassung nicht entzogen. Allerdings lehnten sowohl der Berliner Zulassungsausschuss 1934 als auch der Reichszulassungsausschuss, bei dem er Revision eingelegt hatte, 1935 seinen Antrag auf Umstellung bzw. Anerkennung seiner Praxis als Fachpraxis für Röntgen- und Lichtheilkunde ab. Die Röntgenologie hatte lange nicht als ausgewiesene Fachdisziplin gegolten, so dass Röntgenologen einen Kassenarztsitz als Allgemeinpraktiker hatten, nicht aber als Fachärzte. Die Begründung für Alexanders Ablehnung war kompliziert, da der Prozess der Etablierung der Röntgenologie als Facharzttätigkeit einerseits und die Entwicklung der Zulassungsverordnungen für die Kassenpraxis andererseits parallel verliefen, für das Urteil aber zusammengeführt wurden. Im Ergebnis lautete das Urteil des Reichszulassungsausschusses: Röntgenärzten hätte es im Zeitraum zwischen dem 24. April 1928 und dem 26. April 1932 freigestanden, die Umstellung vom praktischen zum Röntgenfacharzt zu erreichen. Diese Frist habe Alexander ungenutzt verstreichen lassen. Die neuen Regelungen machten die Umstellung für »nichtarische« Ärzte unmöglich.

Nachdem allen jüdischen Ärzten in Berlin mit Wirkung vom 1. Januar 1938 die Zulassung zu den Ersatzkassen entzogen worden war, gehörte Alexander zu der kleinen Gruppe von nur 55 Ärzten, die vorübergehend zur Versorgung der jüdischen Ersatzkassen- und Wohlfahrtspatienten wieder zugelassen wurden. Nach dem Entzug der Approbation für jüdische Ärzte am 30. September 1938 erhielt Alexander eine Zulassung als »Röntgen-Krankenbehandler«.

1943 wurde Alexander zusammen mit seiner Ehefrau Berta deportiert. Die beiden Töchter konnten mit »Kindertransporten« gerettet werden. Berta starb in Auschwitz. Berthold Alexander, abgemagert auf 49 kg, erlebte seine Befreiung in einem Außenlager Dachaus im Tiroler Ötztal. 1947 emigrierte er in die USA, erwarb dort die ärztliche Lizenz und arbeitete im Mount Sinai Hospital in Chicago als Röntgenologe. Er ist 1985 gestorben.

1 Vgl. Berliner Ärzte-Correspondenz 36 (1931), S. 432, 436 und 37 (1932), S. 89; BArch, R 159/53, Streitsache Berthold Alexander; LAB, A Rep. 003-03, Nr. 250, Bl. 1; Schwoch, Kassenärzte, 2009.

508 Vgl. Dienstblatt, Teil VII, ausgegeben 4.5.1938, S. 148, LAB, A Rep. 044-08, Nr. 21. Vgl. auch Gruner, Reichshauptstadt, 1995, S. 235–238.

Der Entzug der Approbationen jüdischer Ärzte in Berlin 1938

Auf Grund der Vierten Verordnung zum Reichsbürgergesetz vom 25. Juli 1938 erloschen am 30. September 1938 die Approbationen aller jüdischen Ärzte im Reich.[509] Den betroffenen Ärzten war danach jede ärztliche Tätigkeit untersagt, sie durften sich nicht einmal mehr »Arzt« nennen. Nur eine kleine Zahl von so genannten Krankenbehandlern, mit deren Hilfe die ärztliche Versorgung der jüdischen Bevölkerung sichergestellt werden sollte, erhielt danach eine jederzeit widerrufliche Genehmigung, weiter zu praktizieren.

Bereits im August 1938, d.h. unmittelbar nach dem Erlass dieser Verordnung, begannen die Berliner Verwaltungsstelle der KVD, die Stadt Berlin und das Gesundheitsministerium damit, Vorkehrungen für die zu erwartenden Folgen dieser Verordnung zu treffen.[510] Denn schon zu diesem Zeitpunkt war abzusehen, dass mit dem Entzug der Approbationen aller jüdischen Ärzte in Berlin zu dem genannten Zeitpunkt, erhebliche Engpässe bei der ärztlichen Versorgung der Bevölkerung zu erwarten waren. Die Verantwortlichen in den Gesundheitsbehörden schätzten die Probleme, die mit diesem Erlass auf sie zukamen, als sehr groß ein. Dies macht insbesondere ein Maßnahmenkatalog deutlich, den der Staatsrat Conti, der 1936 Stadtmedizinalrat und Leiter des Berliner Hauptgesundheitsamtes (HGA) geworden war[511], zusammen mit Vertretern des Gesundheitsamtes bei einer Besprechung am 5. August 1938 verfasste:

»Das Erlöschen der Bestallungen der jüdischen Ärzte am 30. September macht Maßnahmen zur Sicherstellung der ärztlichen Versorgung der Kassenpatienten erforderlich. Es wird in Aussicht genommen, zu diesem Zwecke

a) in den städtischen Krankenanstalten Sprechstunden der Kassenpatienten usw. unter stärkerer Heranziehung des ärztlichen Personals und unter Benutzung der vorhandenen städtischen Einrichtungen, wie Ambulatorien, Polikliniken und Stellen für Erste Hilfe einzurichten,

b) die Rettungsstellen verstärkt mit Ärzten zu besetzen, um auch dort die Möglichkeit zur Abhaltung kassenärztlicher Sprechstunden zu geben.

Zu a) werden Mehrkosten bei der ersten Zielrichtung voraussichtlich nicht entstehen.

Zu b) wird mit der KVD. zu verhandeln sein, den bisher für die Benutzung der Rettungsstellen durch Kassenpatienten ausgesetzten Pauschbetrag von 70.000 RM zu erhöhen.

Bei der demnächst stattfinden Besprechung mit der KVD. werden ferner noch folgende Punkte zu erörtern sein:

1) Zulassung jüdischer Ärzte zur Ausübung des Ärzteberufs in Berlin für Juden im allgemeinen und für jüdische Wohlfahrtspatienten,

509 Vgl. RGBl. I, 1938, S. 969.

510 Hierzu vgl. auch Stürzbecher, Arzt, 1988, S. 685–687.

511 Zum Amtsantritt Contis und der Bedeutung der Position des Stadtmedizinalrates vgl. Stürzbecher, Klein, 1991, S. 99–109.

2) Ausschluß der Juden von der Benutzung von Säuglings- und Kleinkinderfürsorgestellen u. anderen Fürsorgestellen.«[512]

Wie aus diesem Dokument hervorgeht, sollte der akute Versorgungsmangel in Berlin im wesentlichen durch zwei Maßnahmen aufgefangen werden. Zum einen wurde die Verpflichtung von Ärzten zur Mehrarbeit beschlossen. Zusätzlich zu ihren sonstigen Tätigkeiten sollten Krankenhausärzte Sprechstunden für Kassenpatienten abhalten. Kassenärzte sollten besondere Sprechstunden in den städtischen Rettungsstellen anbieten. In Verbindung damit wurde zum anderen die Einrichtung zusätzlicher Anlaufstellen für die »arische« Berliner Bevölkerung geplant. Wie das Dokument zeigt, sollten diese Aufgaben poliklinische Behandlungsstellen und Erste Hilfe-Stellen übernehmen. Über die Umsetzung dieser Planungen gibt eine Bekanntmachung des Oberbürgermeisters von Berlin im Berliner Ärzteblatt vom 1. und 8. Oktober 1938 Auskunft, in der die Adressen und Sprechstunden für Kassen- und Wohlfahrtspatienten in 17 städtischen Krankenhäusern und 14 Rettungsstellen aufgelistet waren.[513] Die Behandlungsstellen eröffneten zum 1. Oktober 1938. Als »zwischenzeitliche Regelungen« gedacht, sollten sie befristet bis zum 31. März 1939 betrieben werden. In der Bekanntmachung sind weiterhin auch die genauen Aufgaben beschrieben, die die poliklinischen Beratungs- und die Rettungsstellen übernehmen sollten. So waren die Polikliniken an den Krankenhäusern »ausschließlich für Kassen- und Wohlfahrtskranke bestimmt« und konnten von solchen nur mit einem Überweisungsschein durch einen »freiberuflich tätigen deutschen Kassen- oder Wohlfahrtsarzt [...] in Anspruch genommen werden«. Sie sollten nur »ambulante ärztliche Tätigkeit verrichten«, nicht aber Hausbesuche übernehmen. Waren Hausbesuche notwendig, so galt es, die Kranken an die Kassen- oder Wohlfahrtsärzte zurück zu verweisen. Die vorrangige Aufgabe der Polikliniken bestand darin, Kassen- und Wohlfahrtsärzte mit fachärztlichen Tätigkeiten zu unterstützen. Auch die städtischen Rettungsstellen dienten der »Entlastung der frei-

512 LAB, A Rep. 003-03, Nr. 250, Bl. 28.

513 Im Einzelnen handelte es sich um folgende Krankenanstalten, in denen poliklinische Behandlungsstellen eingerichtet wurden: Robert-Koch-Krankenhaus, Turmstr. 21; Rudolf Virchow-Krankenhaus, Augustenburger Platz 1; Kaiser und Kaiserin Friedrich-Kinderkrankenhaus, Reinickendorfer Str. 61; Horst Wessel-Krankenhaus im Friedrichshain, Landsberger Allee 159; Krankenhaus am Urban, Am Urban 12-18; Krankenhaus Westend, Spandauer Chaussee 1; Frauenklinik Charlottenburg, Pulsstr. 4-14; Krankenhaus Spandau, Lynarstr. 12; Krankenhaus Wilmersdorf, Achenbachstr. 16; Auguste Viktoria-Krankenhaus, Canovastraße Ecke Rubensstraße; Krankenhaus Neukölln, Rudower Str. 56; Krankenhaus Britz, Böwedamm 32-46; Krankenhaus Köpenick, Achenbachstr. 2-8; Oskar Ziehten-Krankenhaus, Hubertusstr. 4-13; Krankenhaus Weißensee, Schönstr. 87-90; Krankenhaus Pankow, Galenusstr. 60; Erwin Liek-Krankenhaus, Teichstr. 65. Als Rettungsstellen mit verstärktem Einsatz nennt die Liste folgende Rettungsstellen des Rettungsamtes der Stadt Berlin: Berlin N 54, Lothringer Str. 42; Neukölln, Weichselstr. 69; Berlin N 58, Cantianstraße (Sportplatz); Berlin W 62, Budapester Str. 32 (Zoo); Berlin O 34, Kadiner Str. 20; Berlin N 20, Badstr. 10; Berlin NO 55, Marienburger Str. 41/46; Berlin S 14, Alexandrinenstr. 43; Berlin W 8, Kronenstr. 3; Berlin NO 43, Keibelstr. 35 (Karstadthaus); Berlin N 39, Lindower Str. 18/19; Charlottenburg, Stuttgarter Platz (Bahnhof); Schöneberg, Vorbergstr. 15; Friedenau, Moselstr. 3; vgl. Ärzteblatt für Berlin und Kurmark 43 (1938), S. 658 f., 678 f.

beruflich tätigen deutschen Kassen- und Wohlfahrtsärzte« und sollten ab dem 1. Oktober 1938 »durch Neueinstellung von Ärzten wesentlich verstärkt« werden. Sie waren Tag und Nacht durchgehend geöffnet und übernahmen neben Erster Hilfe-Leistungen auch, und besonders nachts, Hausbesuche. Eine weitergehende ambulante Behandlung sollte dort aber nicht stattfinden; zu diesem Zweck hatte wieder eine Überweisung an die freiberuflich tätigen Ärzte zu erfolgen.[514]
Anders als ursprünglich geplant, wurden diese Einrichtungen bereits zum 16. November 1938 wieder geschlossen. Die entsprechende Bekanntmachung der Landesstelle Berlin der KVD begründete dies damit, dass die poliklinischen Behandlungsstellen und der verstärkte Einsatz der städtischen Rettungsstellen ihren Zweck erfüllt hätten und »kein unmittelbares Bedürfnis mehr zur Aufrechterhaltung dieser Maßnahmen« bestünde.[515]
Warum diese Einrichtungen tatsächlich bereits im November 1938 wieder geschlossen wurden, bleibt unklar. Denn sicher ist, dass nach wie vor ein Ärztemangel in Berlin herrschte. Dies belegen Aktivitäten und Aussagen Contis vom Dezember 1938. In einem Schreiben an die Berliner Bezirksbürgermeister betonte Conti die Notwendigkeit einer Besprechung zwischen Vertretern städtischer Behörden, der Ärztekammer und der KVD; dabei bezifferte er das Defizit an Kassenärzten infolge des Ausschaltens der jüdischen Ärzte für Berlin auf 500 bis 600. Der handschriftlich von Conti beigefügte Zusatz: »Diese Mitteilung bitte ich, vertraulich zu behandeln«, macht überdies deutlich, dass diese Angaben von Conti für so brisant erachtet wurden, dass sie nicht öffentlich bekannt werden sollten. »Gewisse Notmassnahmen«, die die Ärztekammer angesichts dieser Situation ergreifen wollte, erläutert das Schreiben nicht näher.[516] Eine seitens der KVD getroffene Maßnahme, die bei der Durchsicht des »Ärzteblattes für Berlin und Kurmark« zu Tage tritt, hat sicherlich in einer vermehrten Zulassung neuer Kassenärzte ab Oktober 1938 bestanden.[517] Darauf weist auch ein Rundschreiben Grotes an alle Landes- und Bezirksstellen der KVD vom 6. September 1938 hin, aus dem hervorgeht, dass die Übersiedlung von Landärzten nach Berlin weiterhin sehr erwünscht war. Der ausdrückliche Hinweis, dass »die ärztliche Versorgung des Landes dadurch nicht gefährdet werden« dürfe, zeigt gleichzeitig aber auch die Grenzen der Anwerbung von »arischen« Ärzten in den Ländern des Reiches.[518] Bemühungen, den Mangel an Ärzten in Berlin zu beheben, wurden zusätzlich durch einen gravierenden Mangel an geeigneten Wohn-

514 Vgl. Ärzteblatt für Berlin und Kurmark 43 (1938), S. 659.
515 Vgl. Ärzteblatt für Berlin und Kurmark 43 (1938), S. 781.
516 Vgl. LAB, A Rep. 003-03, Nr. 250, Bl. 73. Vgl. Schwoch, Standespolitik, 2001, S. 261.
517 Während die wöchentlichen Bekanntmachungen der Landesstelle Berlin der KVD im Ärzteblatt für Berlin und Kurmark zwischen Mai und September 1938 durchschnittlich zwischen 1 und 7 Neuzulassungen verzeichneten, wurden ab Oktober 1938 durchschnittlich mehr Kassenärzte neu zugelassen. Spitzenwerte erreichten die verzeichneten Neuzulassungen in den Ausgaben vom 1.10.1938 mit 21 Neuzulassungen und vom 5.11.1938 mit 14 Neuzulassungen; vgl. Ärzteblatt für Berlin und Kurmark 45 (1938), S. 320 f., 359, 386, 407, 461, 488, 502, 588, 619, 638, 660, 721, 760, 801, 885.
518 Wörtlich hieß es in der Bekanntmachung zur »Zulassung von Landärzten bei dem Ausfall von jüdischen Ärzten in Großstädten«: »Infolge der Ausschaltung der jüdischen Ärzte zum 1.10.d.Js. ist

und Praxisräumen in Berlin erschwert.[519] Um »arischen« Ärzten solche Räumlichkeiten anbieten zu können, erfolgte die Vertreibung der jüdischen Ärzte aus ihren Praxiswohnungen. Die Vierte Verordnung zum Reichsbürgergesetz vom 25. Juli 1938 entzog jüdischen Ärzten nicht nur die Approbation, sondern ermöglichte gemäß § 7 auch die Kündigung der Mietverhältnisse seitens der Hauseigentümer.[520] Von dieser Möglichkeit machte die Ärztekammer Berlin in Absprache mit dem »Bund der Berliner Haus- und Grundbesitzer Vereine e.V.« Gebrauch. So konnte das Hauptgesundheitsamt Berlin Conti in einem Schreiben am 27. Dezember 1938 mit dem Satz beruhigen:

»Gelegentlich der Kündigung der von jüdischen Ärzten bewohnten Wohnungen hat im übrigen der Bund der Berliner Haus- und Grundbesitzer Vereine eV. der Reichsärztekammer (Dr. Herrmann) [sic!] bereits die gesamten gekündigten Wohnungen überlassen, der über diese Wohnungen zwecks Unterbringung arischer Ärzte verfügt hat. [...]

Eine Gelegenheit, den Ärzten angemessenen Wohnraum bereitzustellen, wird sich alsbald bei der Aufhebung des Mieterschutzes für von Juden in arischem Hausbesitz bewohnten Wohnungen bieten.«[521]

Neben der Ärztekammer Berlin, die demnach dafür sorgte, dass die Praxisräume von gekündigten jüdischen Ärzten nun »arischen« Ärzten zur Verfügung gestellt wurden, befasste sich auch die Landesstelle Berlin der KVD mit dem Problem des Wohnungsmangels unter »arischen« Ärzten. Bereits seit Februar 1938 stand die KVD mit dem Planungsamt und der Gemeinnützigen Siedlungs- und Wohnungsbaugesellschaft Berlin mbH in Verbindung, um die Unterbringung von Ärzten in Neubauwohnungen zu erreichen.[522]

Auch im weiteren Umgang mit jüdischen Ärzten traf die KVD bereits frühzeitig Vorkehrungen. Sie zielten zu einem großen Teil darauf ab, jüdische Ärzte materiell zu schädigen. Bereits im August 1938 empfahl ein Rundschreiben der KVD, jüdischen

---

damit zu rechnen, daß zahlreiche Gesuche von Landärzten gemäß § 21 ZulO. zwecks Übersiedlung in Städte gestellt werden. Grundsätzlich soll Landärzten, besonders kinderreichen, die Übersiedlung in Städte ermöglicht werden; jedoch darf die ärztliche Versorgung des Landes dadurch nicht gefährdet werden, besonders gilt das für Grenzgebiete. Bevor daher der Leiter einer Landesstelle nach § 21 ZulO. die Genehmigung erteilt, hat er sich durch Rückfrage bei der betr. Dienststelle der KVD zu vergewissern, daß die ärztliche Versorgung auf dem Lande nicht gefährdet ist, bzw. durch Neuzulassung Ersatz geschaffen ist.«, Rundschreiben der KVD 11/1938, in: ThHStAW, Kassenärztliche Vereinigung Deutschlands, Landesstelle Thüringen, Nr. 2, n. p.

519 Vgl. LAB, A Rep. 003-03, Nr. 250, Bl. 73.

520 Vgl. RGBl. I, 1938, S. 969.

521 LAB, A Rep. 003--03, Nr. 250, Bl. 82. Bei dem Vertreter der Reichsärztekammer, Ärztekammer Berlin, muss es sich um Arno Hermann gehandelt haben, der Geschäftsführer der KVD-Landesstelle Berlin und seit 1934 Mitglied des Vertragsausschusses der Ärztekammer Berlin war; vgl. Ärzteblatt für Berlin 39 (1934), S. 212 f.

522 Vgl. LAB, A Rep. 003-03, Nr. 250, Bl. 82. Die Zahl der tatsächlich realisierten Neubauten reichte allerdings nicht an die Zielvorgaben für 1938 heran. Zum Wohnungsbau der Gemeinnützigen Siedlungs- und Wohnungsbaugesellschaft Berlin, zum Mangel an Wohnraum und der Wohnungsmarktpolitik in Berlin 1938; vgl. Willems, Jude, 2000, bes. S. 48–53.

Ärzten angesichts des anstehenden Entzugs der Approbation, nur noch unter »größte[r] Vorsicht« Vorschüsse auszuzahlen.[523] Des Weiteren drohten jüdischen Ärzten nicht nur die beschriebene Kündigung der Wohn- und Praxisräume, sondern auch finanzielle Einbußen bei der Übergabe ihrer Praxis an nachfolgende »arische« Ärzte. Denn grundsätzlich galt die Regelung, dass Ärzte, die Praxen von jüdischen Kollegen übernahmen, nicht als deren Nachfolger galten. Vielmehr handelte es sich dabei gemäß eines Schreibens der Reichsführung der KVD um »Neuniederlassungen«.[524] Für jüdische Ärzte ergab sich daraus, dass sie keine Übernahmebedingungen, beispielsweise für ärztliche Einrichtungsgegenstände, stellen konnten und gezwungen waren, ihr Inventar zu Schleuderpreisen an die Nachfolger abzugeben.
Einen sichtbaren Ausdruck und Endpunkt bei der Ausschaltung jüdischer Kollegen seitens der ärztlichen Standesvertretungen, stellte ein neues Kassenarztverzeichnis dar, das anzufertigen sich die Berliner KVD ab November 1938 genötigt sah.[525] Es erschien 1939 und sollte bis Kriegsende das letzte veröffentlichte Verzeichnis sein. »Krankenbehandler« und jüdische Ärzte, denen die Approbation genommen worden war, waren nicht mehr enthalten.[526]

Sanitätsrat **Dr. Felix Opfer**[1], geboren 1865, war 1933 ein alteingesessener Arzt in Berlin-Mitte. Als gebürtiger Berliner hatte er hier auch sein Studium absolviert. Seit 1905 wohnte und praktizierte er in der Friedrichstr. 109. Zunächst als Allgemeinpraktiker tätig, spezialisierte er sich bald in der Urologie. Mit seiner Ehefrau Doris, geborene Freund (geb. 1882), und den beiden Kindern Erwin und Margot, führte Opfer ein bürgerliches Familienleben. 1929 wurde die Enkelin Eva geboren und wohnte mit ihrer Mutter Margot ebenfalls in der Wohnung Friedrichstr. 109. Ein großes Unglück ereilte die Familie 1931: Erwin starb im Alter von 26 Jahren, kurz nachdem er seine medizinische Approbation erhalten hatte, an Kinderlähmung.
Die Opfers praktizierten ihren jüdischen Glauben, wenn auch aus Chanukka, dem Tempelweihfest, das oft in die christliche Weihnachtszeit fällt, »Weihnukah« wurde. Neben Menorah und Trendel, zwei typischen Chanukka-Symbolen, stand dann im Nachbarzimmer der Weihnachtsbaum.
Weil Felix Opfer Teilnehmer des Ersten Weltkrieges und bereits vor 1914 in Berlin niedergelassener Arzt war, konnte er seine Kassenpraxis nach 1933 zunächst einigermaßen unbehelligt weiterführen – bis zum Approbationsentzug 1938. Von nun an durfte sich der Sanitätsrat nicht mehr Arzt nennen, es war ihm verboten, »arische« Patienten zu behandeln. Kurz darauf musste er auch die große Wohnung in der Friedrichstr. 109 aufgeben. Ihm wurde eine kleinere Wohnung im »jüdischen Viertel« in Schöneberg, in der Barbarossastr. 57, zugewiesen. Als er eine jederzeit widerrufbare Genehmigung erhielt, als »Krankenbehandler« zu arbeiten, schöpfte er Hoffnung. So baute er sich in der neuen Wohnung erneut eine Praxis auf – die alte hatte er für wenig Geld verkaufen müssen. Als Urologe war er in der neuen Gegend ein gefragter Arzt – für jüdische Patienten. Als Tochter Margot mit Enkelin Eva – jedoch ohne den geschiedenen, nichtjüdischen Ehemann und Vater, der noch 1945 im Bombenhagel ums Leben kam – im Februar 1939 nach London emigrieren konnten, war sich Felix Opfer im klaren, dass es kein Wiedersehen geben würde. So erinnert sich die Enkelin an die Abschiedsworte des Großvaters auf dem Bahnhof: »Liebes Kind, wir werden uns nicht wieder sehen.« Im September 1942 schrieb Opfer nach London: »Dienstag erhielten wir die Nachricht, dass wir fort müssen.« Die Eheleute Opfer wurden im Oktober 1942 nach Theresienstadt deportiert. Sowohl der 77-jährige Felix Opfer als auch seine 60-jährige Ehefrau Doris starben dort.

1 Vgl. Tucker, Berlin, 2005; Tucker, English, 2009; Schwoch, Kassenärzte, 2009.

523 Vgl. ThHStAW, Kassenärztliche Vereinigung Deutschlands, Landesstelle Thüringen, Nr. 9, Bl. 225.
524 Vgl. Schreiben der Reichsführung der KVD, Abteilung Stellenvermittlung vom 20.8.1938, ThHStAW, Kassenärztliche Vereinigung Deutschlands, Landesstelle Thüringen, Nr. 149, n.p. Zum

Kapitel 8 – »Krankenbehandler« in Berlin – Bedingungen und Gefahren angesichts des Holocaust 1938 bis 1945

Die Zulassung von »Krankenbehandlern« zur Versorgung der jüdischen Bevölkerung Berlins 1938

Da »arische« Ärzte ausschließlich »arische« Patienten behandeln sollten, waren für die Zeit nach dem Approbationsentzug für jüdische Ärzte auch Vorkehrungen zur weiteren Versorgung des jüdischen Teils der Berliner Bevölkerung zu treffen. Hierzu fand, wie das im vorangehenden Kapitel angeführte Zitat bereits andeutete, eine Besprechung zwischen Vertretern der Gesundheitsbehörden, der Ärztekammer und der Berliner Verwaltungsstelle der KVD statt. Dabei sollte über die »Zulassung jüdischer Ärzte zur Ausübung des Ärzteberufs in Berlin für Juden im allgemeinen und für jüdische Wohlfahrtspatienten«, wie auch über den »Ausschluß der Juden von der Benutzung von Säuglings- und Kleinkinderfürsorgestellen u[nd] anderen Fürsorgestellen« gesprochen werden.[527] Am 8. August 1938 trafen sich Conti, der Obermedizinalrat Konrad Hellriegel und Magistratsrat Heinrich Schulze als Vertreter des Hauptgesundheitsamtes Berlin mit Heinrich Grote für die KVD und den Vertretern der Berliner Ärztekammer Hans Löllke und Paul Schäfer in den Räumen der KVD.[528] Sie kamen zu folgendem Ergebnis:
»Nach eingehender Aussprache kam man überein, für rd. 1200 Juden in Berlin einen jüdischen Arzt zuzulassen, insgesamt also rd. 175 jüdische Ärzte einschließlich Fachärzte.

Umgang mit jüdischen Mietern in Berlin 1938, vgl. auch Gruner, Reichshauptstadt, 1995, S. 229–266, S. 238, 241 f.

525 Vgl. Ärzteblatt für Berlin und Kurmark 43 (1938), S. 747.

526 Vgl. Verzeichnis der Kassenärzte in der Reichshauptstadt Berlin, Berlin 1939.

527 Vgl. LAB, A Rep. 003–03, Nr. 250, Bl. 28. Juden sollte die Nutzung von Einrichtungen des städtischen Gesundheitswesens, wie Säuglings- und Kinderfürsorgestellen, verboten werden. Ausdrücklich ausgenommen waren davon die Beratungsstellen für Tuberkulose und Geschlechtskrankheiten. Begründet wurden die Ausnahmen mit dem öffentlichen Interesse, das an einer »restlose[n] Erfassung« bestünde. Jüdische Ärzte wurden jedoch durch eine Verfügung des Oberbürgermeisters ab dem 1. März 1938 von der Durchführung des Gesetzes zur Bekämpfung von Geschlechtskrankheiten ausgeschlossen; vgl. LAB, A Rep. 003-03, Nr. 250, Bl. 24, Gruner, Judenverfolgung, 1996, S. 46; Stürzbecher, Arzt, 1988, S. 685f. Per Verordnung vom 19. 11. 1938 wurde die Finanzierung und Organisation der sozialen und gesundheitlichen Fürsorge für bedürftige Juden grundsätzlich der jüdischen Wohlfahrtspflege bei den Jüdischen Gemeinden übertragen. Nur in Fällen, in denen diese nicht in der Lage waren, zu helfen, sollte die allgemeine öffentliche, d.h. städtische, Fürsorge in Anspruch genommen werden können. Juden stand dann nur eine minimale Unterstützung zu; vgl. RGBl. I, 1938, S. 1649; LAB, A Rep. 044-08, Nr. 21 sowie Hildesheimer, Selbstverwaltung, 1994, S. 83.

528 Vgl. LAB, A Rep. 003–03, Nr. 250, Bl. 29. Hellriegel gehörte als juristischer Dezernent, Schulze als Leiter der Abteilung für Wirtschafts- und Finanzangelegenheiten dem HGA an; vgl. Berliner Akademie, Führer, 1938, Berliner Adressbuch 1938 und 1939.

Diese Ärzte sollen auch die Betreuung der Insassen der jüdischen Hospitäler, Altersheime usw. übernehmen, für das jüdische Krankenhaus sollen außerdem die erforderlichen Ärzte zugelassen werden. Bei der Zulassung soll die Jüdische Gemeinde gehört werden.
Die K.V.D. wird dem H.G.A. [Hauptgesundheitsamt, d. Verf.] eine Liste über die Verteilung der jüdischen Ärzte in den einzelnen Verwaltungsbezirken Berlins umgehend zusenden.«[529]
Damit wird zunächst einmal die Absicht deutlich, den Versorgungsschlüssel mit einem Verhältnis von einem Arzt auf 1.200 jüdische Bewohner auf die Hälfte dessen zu senken, was nichtjüdischen Berlinern zustand, denn das reguläre Verhältnis betrug einen Arzt auf 600 Bewohner.[530] Da die genannte Zahl von 175 zuzulassenden jüdischen »Behandlern« aber auch die Versorgung von Patienten jüdischer Einrichtungen und Anstalten sowie alle fachärztlichen Leistungen abdecken sollte, muss das angestrebte Verhältnis als noch schlechter angesehen werden. So wundert es nicht, dass sich die Jüdische Gemeinde, die für die Zulassung von »Behandlern« Vorschläge machen sollte, am 9. August 1938 mit einer Eingabe darum bemühte, zusätzlich zu den 175 »Krankenbehandlern« die Zulassung für eine Anzahl weiterer Ärzte, die in unterschiedlichen jüdischen Anstalten und Einrichtungen praktizierten, zu erwirken.[531] Diese Ärzte sollten nach dem Wunsch der Jüdischen Gemeinde entweder parallel zu ihren Aufgaben in jüdischen Anstalten auch zur freien ärztlichen Betreuung der jüdischen Bevölkerung in Privatpraxis oder wenigstens für die Ausübung eng umgrenzter Tätigkeiten in den Anstalten der Jüdischen Gemeinde eine Sondergenehmigung erhalten.[532] Im Einzelnen handelte es sich dabei um Ärzte, die im Krankenhaus der Jüdischen Gemeinde in der Iranischen Str. 2 als dirigierende Ärzte tätig waren, um Ärzte des jüdischen Säuglingsheims Niederschönhausen, um Assistenz- und Hilfsärzte im Krankenhaus und in der Krankenhilfe der Jüdischen Gemeinde, um Ärzte des Israelitischen Krankenheims, der jüdischen Kinderhilfe, des Hospitals bzw. des Siechenhauses der Jüdischen Gemeinde in der Schulstraße sowie um Ärzte, die für die Betreuung der Bewohner in 14 Altersheimen, drei Waisenhäusern, zwei Anstalten für Taubstumme, einer Blindenanstalt und in einem Heim für »erwachsene jüdische Schwachsinnige« zuständig waren. Daneben bemühte sich die Jüdische Gemeinde um die Zulassung eines Sportarztes und einer Reihe von Schulärzten. Auch ersuchte sie um die Genehmigung, Ärzte weiterhin in ihren Tätigkeiten als Gesundheitshelfer des Wohlfahrtsamtes sowie als Betreuer der sieben Kinderhorte der Jüdischen Gemeinde und der Lehrwerkstätten, die Jugendliche auf die Auswanderung vorbereiteten, zu belassen. Einige

529 LAB, A Rep. 003-03, Nr. 250, Bl. 29.
530 Vgl. § 11, Ziff. 1, Zulassungsordnung vom 17.5.1934, RGBl. I, 1934, S. 1066 sowie Hadrich, Organisationskunde, 1937, S. 691.
531 Vgl. LAB, A Rep. 003-03, Nr. 250, Bl. 35; 44–52. Zu Zielen, Zuständigkeiten und Handeln der jüdischen Gemeinden, der Reichsvertretung und der Reichsvereinigung der Juden in Deutschland während des »Dritten Reiches«; vgl. Hildesheimer, Selbstverwaltung, 1994.
532 Vgl. LAB, A Rep. 003-03, Nr. 250, Bl. 35, 44–52.

ausgewiesene Kapazitäten unter den Berliner jüdischen Ärzten schlug sie zur fachärztlichen Konsiliartätigkeit vor. Und schließlich versuchte die Jüdische Gemeinde, 13 jüdische Privatkliniken zu erhalten, um den Bettenbedarf der jüdischen Bevölkerung, insbesondere auch die Unterbringung von Wohlfahrts- und Kassenpatienten, zu sichern.[533] Wieviel Erfolg die Jüdische Gemeinde mit ihren Bemühungen um die gesonderte oder zusätzliche Zulassung jüdischer Ärzte zur Versorgung der jüdischen Bevölkerung hatte, ist auf Grund der schlechten Quellenlage nur schwer einzuschätzen. Eine Aufstellung der Reichsvertretung der Juden in Deutschland für das Jahr 1938 weist in Berlin für den 1. Oktober 1938 eine Zahl von 424 »Krankenbehandlern« aus. Diese setzten sich aus 203 Allgemeinpraktikern, 43 Internisten, 28 Chirurgen, 27 Frauen-, 38 Haut-, 14 HNO-, 22 Nerven- und 17 Augenärzten sowie 7 Röntgenologen, 9 Krankenhausassistenten, 6 Urologen und 10 Kinderärzten zusammen.[534] Leider bleibt unklar, auf welcher Grundlage diese Zahlen zustande kamen. Möglicherweise handelte es sich um die Aufstellung der von der jüdischen Gemeinde Berlin zur Zulassung beantragten jüdischen »Behandler« für Berlin. Ob alle diese jüdischen »Behandler« wirklich jemals zugelassen wurden und praktizierten ist nicht zuletzt vor dem Hintergrund fraglich, als Unterlagen der Berliner Ärztekammer deutlich machen, dass eine unbekannte Zahl von »Krankenbehandlern« bereits im November 1938 verhaftet wurde oder Meldeauflagen nicht erfüllte, die zur Ausübung der Tätigkeit als »Behandler« erforderlich waren. Zu den Juden, die nach dem Novemberpogrom aus Deutschland fliehen mussten oder nun Vorbereitungen trafen, um möglichst bald das Land verlassen zu können, gehörten auch viele Berliner »Behandler«. Die Fluktuation unter den zugelassenen »Krankenbehandlern« scheint bis zum Emigrationsverbot 1941 hoch gewesen zu sein. Bisweilen praktizierten jüdische Ärzte nur für kurze Zeit als »Behandler«.[535] Auf eine geringere Zahl zugelassener »Behandler« in Berlin weisen darüber hinaus Quellen aus dem Jahr 1942 hin, die ca. 200 »Behandler« angeben. Laut einer Aufstellung der Ärztekammer Berlin vom April 1942 wurden nach dem Entzug der Approbation für jüdische Ärzte 200 »Krankenbehandler« zugelassen.[536] Daneben enthält die einzige überlieferte Liste der in Berlin zugelassenen »Krankenbehandler«, die ebenfalls aus dem Jahr 1942 stammt, Namen von 178 jüdischen Ärz-

533 Vgl. LAB, A Rep. 003-03, Nr. 250, Bl. 31-36, 44-52. Um den Umgang mit jüdischen Ärzten und ihrem Eigentum zu verdeutlichen, hebt Stürzbecher das Beispiel der von dem Berliner Gynäkologen Paul Strassmann 1900 gegründeten und geleitete privaten Frauenklinik in der Schumannstraße hervor; vgl. Stürzbecher, Arzt, 1988, S. 685. Daneben liegt eine Familiengeschichte vor, in der ausführlich beschrieben wird, wie die Einrichtungsgegenstände der Klinik 1936 zu niedrigsten Preise verkauft werden mussten; vgl. Strassmann, Strassmanns, 2006, S. 188 f.

534 Vgl. Abdruck aus einem im Leo Baeck Institut New York archivierten Arbeitsbericht der Reichsvertretung der Juden in Deutschland für das Jahr 1938, S. 70-73, in: Leibfried/Tennstedt, Berufsverbote, 1981, S. 301 f.

535 Vgl. Stein, Ortsteil, 1995, S. 37–68, S. 61 f. sowie Hartung-von Doetinchem, Fortschritte, 1989, S. 196–173.

536 Vgl. Stand der ärztlichen Versorgung am 1. April 1942, Schreiben der ÄK an das HGA Berlin vom 15.4.1942, LAB, A Rep. 003–03, Magistrat v. Berlin, n.p.

ten.[537] Insgesamt lässt sich angesichts der Aufstellung immerhin konstatieren, dass die seitens der KVD und des Hauptgesundheitsamtes angestrebte Zahl von 175 »Behandlern« im Vergleich zu den 424, die die Jüdische Gemeinde für nötig erachtete, erheblich differierte.[538] Darüber hinaus steht nur soviel fest: 1938 sah sich die Jüdische Gemeinde dem Verdacht ausgesetzt, die Zahl der zuzulassenden jüdischen Ärzte »über Gebühr« erhöhen zu wollen und betonte daraufhin gegenüber dem Hauptgesundheitsamt der Stadt Berlin, dass nicht die Absicht bestehe, »auch nur einen Arzt mehr für die Bestellung als jüdischen Behandlungsarzt vorzuschlagen als zur Sicherstellung der ärztlichen Versorgung der Juden Berlins notwendig ist«.[539] Sicher ist außerdem, dass das Jüdische Krankenhaus in der Iranischen Str. 2 erhalten und die gesamte Kriegszeit über, bis zum Ende des »Dritten Reiches«, in Betrieb blieb. Obzwar auch hier die Zahl der Ärzte mit dem 30. September 1938 reduziert wurde, räumten die Gesundheitsbehörden diesem Krankenhaus eine Sonderrolle bei der Versorgung der jüdischen Bevölkerung Berlins ein.[540] Auf eine Anordnung des Oberbürgermeisters im Rahmen der »Neuordnung der ärztlichen Versorgung der Juden in Berlin« hin, wurden bereits ab Mai 1938 alle nichtjüdischen Patienten entlassen und alle jüdischen Patienten aus anderen Krankenhäusern dorthin verlegt.[541] Dasselbe galt für Juden, die in städtischen Anstalten, wie Altersheimen,

537 Zu der Liste selbst ist ein Anschreiben Philipp Kozowers von der Jüdischen Kultusvereinigung Berlin e.V. vom 19.11.1942 an die Geheime Staatspolizei Berlin, Abteilung IV D 1, überliefert. Aus diesem Schreiben geht hervor, dass der Gestapo neben der Liste der zugelassenen »Krankenbehandler« auch eine Liste der zugelassenen »Zahnbehandler« und Dentisten zugesandt wurde. Das Schreiben scheint auch an die Reichsvereinigung der Juden in Deutschland gegangen zu sein, jedenfalls ist der Name Dr. Eppstein darin vermerkt. Paul Eppstein und auch der Rechtsberater der Jüdischen Gemeinde Berlin, Philipp Kozower, gehörten zu den Leitern der Reichsvereinigung der Juden in Deutschland, beide wurden Ende Januar 1943 nach Theresienstadt deportiert und starben dort. Die genaue Herkunft der Namensliste ist unklar, eine Kopie des Aktenstückes befindet sich in der Bibliothek des Institutes für Geschichte der Medizin der Charité – Universitätsmedizin Berlin. Die Liste ist ebenfalls erwähnt bei Elkin, Krankenhaus, 1993, S. 102 (Dort wird als Quelle angegeben: Colection Kulka/Hildesheimer, Jerusalem). Vgl. auch Hildesheimer, Selbstverwaltung, 1994, S. 37, 87, 108, 124.

538 Eine weitere Überlegung wäre, dass es sich bei der Zahl 175 um die avisierte Anzahl der »Krankenbehandler« handelte, die als Kassenärzte arbeiten sollten, während die Zahl 424 die Anzahl aller jüdischen »Behandler« in Berlin umfasste. Auch diese Erklärung bleibt jedoch eine Vermutung.

539 Vgl. LAB, A Rep. 003-03, Nr. 250, Bl. 44.

540 In den letzten Kriegsjahren beherbergte das Jüdische Krankenhaus zusätzlich die Reste der 1943 offiziell aufgelösten »Reichsvereinigung der Juden in Deutschland«, der seit 1939 alle Juden in Deutschland angehören mussten; vgl. Hildesheimer, Selbstverwaltung, 1994, S. VIII f., 76–79, 119, 233 f. sowie Hartung-von Doetinchem, Fortschritte, 1989, S. 191–197. Vgl. auch Elkin, Krankenhaus, 1993. Recherchen Manfred Stürzbechers zufolge blieb das Berliner Israelische Krankenheim der Synagogengemeinde Adass Jisroel noch bis Ende September 1941 in Betrieb; vgl. Stürzbecher, Krankenheim, 1986, S. 133–138.

541 Vgl. LAB, A Rep. 003-03, Nr. 250, Bl. 56. Bereits im Mai 1938 wurde die Krankenanstaltsversorgung von Juden in Berlin, egal ob es sich um Wohlfahrts-, Kassenpatienten oder Selbstzahler handelte, »in erster Linie den in Berlin vorhandenen jüdischen Krankenhäusern, Kliniken, Hospitälern und Heilanstalten« überlassen. Nur in Ausnahmefällen sollten Juden noch in anderen Krankenhäusern Aufnahme und Behandlung finden; vgl. Ärzteblatt für Berlin und Kurmark 43 (1938), S. 337 sowie Hartung-von Doetinchem, Fortschritte, 1989, S. 157.

Waisenhäusern etc. untergebracht waren. Sie alle sollten gemäß einer Vereinbarung der Jüdischen Gemeinde mit der Stadt Berlin nur noch in jüdischen Einrichtungen betreut werden.[542]
Bezüglich der Frage nach Auswahlverfahren und -kriterien für die Zulassung der »Krankenbehandler« in Berlin nach dem 30. September 1938, ist die Quellenlage wieder äußerst dürftig. Denn wenn die Jüdische Gemeinde auch aufgefordert war, Vorschläge einzureichen – und sie dies Anfang August 1938 in der beschriebenen Form auch tat[543] –, so bleibt doch unklar, nach welchen Gesichtspunkten die ärztlichen Standesvertreter bzw. die Gesundheitsbehörden sich letztlich einigten. Einen Anhaltspunkt stellt die zitierte Aussage dar, dass die KVD dem Hauptgesundheitsamt eine »Liste über die Verteilung der jüdischen Ärzte in den einzelnen Verwaltungsbezirken Berlins« zukommen lassen wollte.[544] Möglicherweise spielte also der Ort der Praxis bei der Zulassung von »Behandlern« eine Rolle. Ein weiterer Hinweis ist dem Augenzeugenbericht des 1939 emigrierten jüdischen Arztes Siegfried Ostrowski zu entnehmen. Ostrowski wurde als »Krankenbehandler« zugelassen, im November 1938 übernahm er die Leitung der Chirurgischen Abteilung des Jüdischen Krankenhauses Berlin. Zu den Auswahlkriterien für »Behandler« führte er aus: »›Berücksichtigt‹ wurden hierbei von der zuständigen Nazibehörde nur Anträge von jüdischen Ärzten, die mit nichtjüdischen Frauen verheiratet oder, besonders unsinnig und zynisch, in besonders hohem Alter (zwischen 70 und 80 Jahren) standen. Viele jüngere und qualifiziertere Fachärzte blieben ausgeschlossen.«[545]
Einen ähnlich gelagerten Bericht liefern die Erinnerungen des Juristen Fritz Goldschmidt, der bei der Reichsvertretung der Juden arbeitete und ebenfalls 1939 emigrierte. Seinen Angaben zufolge wurden bei der Auswahl der »Krankenbehandler« seitens der RÄK zunächst Vorschläge der örtlichen Ärztekammern berücksichtigt, bei denen er den Eindruck hatte, dass als Auswahlkriterien vor allem Kriegsauszeichnungen des Ersten Weltkrieges eine Rolle spielten. Zu diesem – nicht näher ausgeführten – Zeitpunkt seien keine jüdischen Organisationen an der Auswahl der Ärzte beteiligt worden. Goldschmidt gab weiter an, dass die Reichsvertretung der Juden daraufhin bei der RÄK intervenierte. Er begründete diesen Schritt damit, dass die Reichsvertretung um die Qualität der ärztlichen Versorgung der jüdischen Bevölkerung besorgt war und die genannten Auswahlkriterien für gänzlich ungeeignet hielt. Nachdem er einen Fall benennen konnte, in dem ein Arzt, der wegen Morphinismus seine Praxis vor Jahren aufgegeben hatte, von einer Ärztekammer zum »Behandler« vorgeschlagen worden sei, habe die RÄK eingelenkt und – zumindest bis zur Emigration Goldschmidts im

542 Vgl. LAB, A Rep. 003-03, Nr. 250, Bl. 35. Mit dem Gesetz vom 19. November 1938, durch das der Jüdischen Gemeinde ab dem 1. Januar 1939 die Fürsorge für hilfsbedürftige Juden in Berlin übertragen wurde, stiegen die Lasten, die die Jüdische Gemeinde zu tragen hatte, stark an; vgl. Hartung-von Doetinchem, Fortschritte, 1989, S. 172.
543 Leider ist diese Vorschlagsliste nicht überliefert; vgl. LAB, A Rep. 003-03, Nr. 250, Bl. 31, 44.
544 Vgl. LAB, A Rep. 003-03, Nr. 250, Bl. 29.
545 Ostrowski, Schicksal, 1963, S. 336. Vgl. auch Hartung-von Doetinchem, Fortschritte, 1989, S. 160.

Mai 1939 – die Reichsvertretung der Juden bei der Auswahl von Ärzten hinzugezogen.[546]

Das Recht auf Zulassung und damit auf die Entscheidung, welche Ärzte praktizieren durften, lag dem Wortlaut der Vierten Verordnung zum Reichsbürgergesetz vom 25. Juli 1938 nach beim Reichsinnenminister. Die RÄK reichte hierzu ihre Vorschläge ein.[547] Eine Verordnung des RAM vom 6. Oktober 1938 legte darüber hinaus fest, in welcher Weise »Krankenbehandler« an der kassenärztlichen Versorgung jüdischer Versicherter beteiligt werden konnten. Hierzu bedurfte es zusätzlich der ausdrücklichen Genehmigung der KVD. Alle von der KVD zur Kassenpraxis für Juden zugelassenen »Krankenbehandler« unterstanden danach weiterhin auch der KVD: »Solange Juden auf Grund einer Genehmigung [...] behandelnde Tätigkeit ausüben, unterstehen sie der Kassenärztlichen Vereinigung Deutschlands in gleicher Weise wie Ärzte. Die Kassenärztliche Vereinigung Deutschlands kann ihre Rechte und Pflichten abweichend von den allgemeinen Vorschriften regeln, soweit die besonderen Verhältnisse dies erfordern.«[548] Kassenärztlich tätige »Krankenbehandler« hatten damit de facto zwar allen Pflichten nachzukommen, die die KVD ihnen, wie »arischen« Ärzten auch, auferlegte. Sie verfügten jedoch nicht über die Rechte von Ärzten und waren als »Krankenbehandler« vollkommen der Willkür ihrer Standesorganisation ausgeliefert. Die genannte Verordnung legte auch die Streichung aller jüdischen Ärzte aus dem RAR fest.[549] Die Karteikarten jüdischer Ärzte erhielten in der Regel einen Stempel mit dem Vermerk: »Bestallung erloschen 30.9.38«. Da für jene Ärzte, die als »Krankenbehandler« zugelassen wurden, keine gesonderten Vermerke auf den Karteikarten des RAR eingetragen wurden, ist heute allerdings auch anhand dieser Quelle nicht festzustellen, welche der jüdischen Ärzte Berlins eine Ausnahmegenehmigung zur ärztlichen Kassenpraxis erhielten.

Bei der weiteren Beurteilung der Maßnahmen der Berliner Ärztekammer, der Berliner Verwaltungsstelle der KVD und der städtischen Gesundheitsbehörden ab Sommer 1938 darf nicht vergessen werden, dass die Situation in Berlin, verglichen mit der in anderen Städten und Ländern des Reiches, allein deshalb als Sonderfall gelten muss, als hier auch 1938 noch eine verhältnismäßig große Zahl von Menschen lebte, die sich selbst als jüdisch betrachteten oder nach nationalsozialistischer Vorstellung als Juden galten.[550]

546 Vgl. Leibfried, Entwurf, in: Sozialpolitisches Archiv, S. 40.

547 § 2 der Vierten Verordnung zum Reichbürgergesetz vom 25. Juli 1938 lautete: »Der Reichsminister des Innern oder die von ihm ermächtigte Stelle kann auf Vorschlag der Reichsärztekammer Ärzten, deren Bestallung auf Grund des § 1 erloschen ist, die Ausübung des Ärzteberufes widerruflich gestatten. Die Genehmigung kann unter Auflagen erteilt werden.«, RGBl. I, 1938, S. 969.

548 RGBl. I, 1938, S. 1391

549 Vgl. RGBl. I, 1938, S. 1391 sowie Ärzteblatt für Berlin und Kurmark 43 (1938), S. 699.

550 Die Jüdische Gemeinde Berlin nannte im August 1938 selbst die Zahl von 140.000 jüdischen Gemeindemitgliedern, die es zu versorgen galt, wobei gemäß dieser Angaben eine nicht bezifferte Anzahl »Rassejuden«, die nicht der jüdischen Religionsgemeinschaft angehörten, nach den Nürnberger Rassegesetzen aber als Juden galten, noch hinzu kam; vgl. LAB, A Rep. 003-03, Nr. 250, Bl. 44. Zur Orientierung über die zahlenmäßigen Veränderungen der jüdischen Bevölkerung in Berlin; vgl. auch Gruner, Judenverfolgung, 1996, S. 93 ff.

Name und Vornamen (Rufname unterstreichen): Opfer, Felix 4512/58

Titel: (bzw. Dienstbezeichnung) San.Rat Dr.med.

Bezirksstelle: Berlin

Landesstelle: Berlin

Ständige Anschrift: Berlin NW 7, Friedrichstr. 109

Geburtsdatum: 15.7.65

Geburtsort: Berlin

Austritt am:

Grund: Bestallung erloschen 30. 9

Datum der Bestallung: 1889

Derzeitige Anschrift bei angestellten Ärzten (wechselnde Anschriften Rückseite):

Konfession:

Tod am:

Abstammung: Jude

~~verh.~~ ledig verwitwet geschieden

Zahl der Kinder: 1 (38)

Mitglied der NSDAP.:

SA.: SS.: NSKK.:

NS.-Frauenschaft:

Kriegsteilnehmer:

Kriegsbeschädigter:

Sanitätsoffizier

a) im alten Heer:

b) im neuen Heer:

c) sonst. Dienstgrade:

Niedergelassen als	am:	am:	am:	am:	am:
Allgemeinpraktiker	~~1906~~				
Facharzt	1906				
für	Urologe				
Beamteter Arzt tätig am					
als (Dienstbezeichnung)					
Angestellter Arzt tätig am					
als (Dienstbezeichnung)	Chef-A./Ober-A./Ass.-A./Vol.-A./Med.-Prakt./				
Sonstige ärztl. Tätigkeit					
Vertreter					
Ohne ärztl. Tätigkeit					

KVD.-Aufnahmeantrag vo

Karteikarte aus dem RAR von Felix Opfer

Gemäß einer Aussage Grotes, sah die Haltung der ärztlichen Standesvertretungen dazu wie folgt aus:
»Nur dort, wo jüdische Bevölkerung in besonders starkem Masse zusammengeballt ist, wird dazu übergegangen werden, für diese jüdische Bevölkerung bisherige jüdische Ärzte abzustellen. Dies mag etwa für Berlin zutreffen, wird aber immer eine auf Grund örtlicher Gegebenheit erfolgende Ausnahmeregelung bleiben.«[551]
Damit wird deutlich, dass in kleineren Städten und Gemeinden eine entsprechende Versorgung der jüdischen Bevölkerung, wie sie in Berlin geplant wurde, nicht vorgesehen war. Vor diesem Hintergrund wird erklärlich, weshalb die Jüdische Gemeinde Berlins in ihrer Eingabe vom August 1938 darauf aufmerksam machte, dass die Berliner medizinischen Versorgungseinrichtungen auch für Juden der weiteren und näheren Umgebung Berlins oftmals die einzigen Krankenanstalten darstellten: »Wir bemerken, dass in den Provinzen Brandenburg, Pommern, Grenzmark Westpreussen und Ostpreussen jüdische Krankenanstalten nicht vorhanden sind«.[552] Wenn auch keine verlässlichen Zahlen vorliegen, so findet sich doch in der genannten Aufstellung der Reichsvertretung der Juden die Angabe, dass 1938 reichsweit insgesamt nur noch 709 »Krankenbehandler« zur ärztlichen Tätigkeit zugelassen waren.[553] Regional war der jeweilige Anteil von »Behandlern« sehr ungleich verteilt, mehrheitlich praktizierten sie in größeren Städten, wie Berlin, Frankfurt am Main oder München. Insbesondere was die Zulassung von Fachärzten unter den »Behandlern« angeht, so weist die genannte Aufstellung der Reichsvertretung der Juden von 1938 nur für Berlin Vertreter aller Fachrichtungen aus. In anderen Ländern standen der jüdischen Bevölkerung bisweilen ausschließlich Allgemeinpraktiker zur Verfügung.[554]

»Krankenbehandler« und die Zuständigkeiten der KVD

Jüdische Ärzte, die in Berlin nach dem 30. September 1938 von der KVD als frei praktizierende »Krankenbehandler« zugelassen wurden, hatten zunächst, wie alle jüdischen Ärzte, ihre Nummernstempel bei der Geschäftsstelle des »Verbandes der Krankenkassen im Bezirk des Oberversicherungsamts Berlin« abzugeben. Gegen Quittung mussten sie sich danach bei der Geschäftsstelle der Landesstelle Berlin der KVD einen »von der bisherigen Form abweichenden Nummernstempel« abholen. Anders als ihre jüdischen Kollegen, die nicht weiter praktizieren durften, konnten die »Krankenbehandler« aber ihre Bestände an Sprechstundenartikel und Rezeptvordrucke behalten und benutzten diese weiter.[555] Die Bedingungen, unter

551 Berliner Tageblatt, Morgen-Ausgabe, 5.8.1938, in: LAB, A Rep. 003-03, Nr. 250, Bl. 57.
552 LAB, A Rep. 003-03, Nr. 250, Bl. 44 f.
553 Dass selbst diese Zahl möglicherweise als zu hoch gegriffen betrachtet werden muss, wurde bereits ausgeführt; vgl. Leibfried/Tennstedt, Berufsverbote, 1981, S. 301.
554 Dass sich unter diesen Allgemeinpraktikern möglicherweise auch ehemalige Fachärzte befanden, ist anzunehmen; vgl. Leibfried/Tennstedt, Berufsverbote, 1981, S. 301 f.
555 Vgl. Ärzteblatt für Berlin und Kurmark 43 (1938), S. 638.

denen »Krankenbehandler« arbeiten sollten, regelten eine Verordnung des Reichsinnenministerium vom 1. Oktober 1938 und darüber hinaus fünf Anordnungen, die »der Beauftragte für Jüdische Behandler« bei der Ärztekammer Berlin zwischen dem 12. Oktober 1938 und dem 6. April 1939 herausgab.[556] Unterschrieben waren diese Anordnungen mit »Dr. Hermann«. Dabei handelte es sich um den schon erwähnten Arno Hermann, der bereits 1934 dem Vorstand der Ärztekammer Berlin angehörte, den Zulassungsausschuss der Landesstelle Berlin der KVD leitete und 1935 zum hauptamtlichen Geschäftsführer der Berliner KVD ernannt worden war.[557]

In Durchführung der genannten Verordnung des Reichsinnenministeriums vom 1. Oktober 1938 wurden alle »Krankenbehandler«, die auf Vorschlag der RÄK zugelassen wurden – also sowohl kassenärztlich wie an Krankenanstalten etc. tätige »Behandler« –, dem örtlichen Gesundheitsamt unterstellt und hatten daneben in allen Fragen hinsichtlich der Ausübung ihrer ärztlichen Tätigkeit den Weisungen des eigens von der RÄK bestellten »Beauftragten für Juden« Folge zu leisten. Um in Berlin überhaupt als »Krankenbehandler« zugelassen zu werden oder zu bleiben, mussten jüdische Ärzte ihren Wohnsitz in Berlin haben und jeden Wohnungswechsel sowohl beim Gesundheitsamt als auch beim »Beauftragten« der Ärztekammer anzeigen. Zwar durften sie sich weder »Arzt« nennen noch eine »arztähnliche Bezeichnung«, wie beispielsweise »Sanitätsrat« führen, doch hatten sie sich »nach den für Ärzte geltenden Vorschriften zu richten.« Grundsätzlich galt, dass »Krankenbehandler«, die als Fachärzte arbeiteten, auch auf »einem anderen Gebiet für Heilkunde« tätig sein konnten. Verboten wurde ihnen jedoch das Züchten von Krankheitserregern, das Herstellen von Sera und Impfstoffen und die Durchführung von syphilisdiagnostischen Blutuntersuchungen.[558] Für jene »Krankenbehandler«, die als Kassen- und Wohlfahrtsärzte arbeiteten, galt zusätzlich, dass sie ihre Praxis in besonderer Weise zu kennzeichnen hatten: »Sie haben ein Schild zu führen, das auf blauem Grund einen gelben Kreis mit blauem Davidstern zeigt. Dieses Zeichen ist auch auf Rezepten, Briefbogen usw. zu führen, auf dem Schild und den genannten Papieren ist außerdem der Vermerk: ›Zur ärztlichen Behandlung ausschließlich von

556 Vgl. LAB, A Rep. 003–03, Nr. 250, Bl. 8–12, 60–80.

557 Vgl. Kapitel 7. Der Führer durch das Medizinische Berlin von 1941 weist Arno Hermann neben Johannes Scherler als ärztlichen Geschäftsführer der Landesstelle Berlin der KVD aus; vgl. Berliner Akademie, Führer, 1941, S. 121. Dass es sich um Arno Hermann handelte, der als Beauftragter eingesetzt wurde, bestätigt der Augenzeugenbericht des jüdischen Berliner Arztes Siegfried Ostrowskis, vgl. Ostrowski, Schicksal, 1963, S. 318.

558 Vgl. LAB, A Rep. 003-03, Nr. 250, Bl. 71. Was die Bestimmung über die Tätigkeit von Behandlern auf »anderen Gebieten für Heilkunde« angeht, so führte die 5. Anordnung für Juden des »Beauftragten für jüdische Behandler« der ÄK Berlin vom 6. April 1939 präzisierend aus: »Der Absatz ›Eine Fachbezeichnung schliesst die Betätigung auf einem anderen Gebiet für Heilkunde nicht aus‹ (Ziffer 7 im Schreiben des Reichsministeriums des Innern) ist hier so zu verstehen, dass der Behandler verpflichtet ist, in Notfällen, die mit Lebensgefahr verbunden sind, wie jedermann Hilfe zu leisten. In der Regel ist Beschränkung auf das gewählte Fach geboten entpsrechend dem § 33 der Berufsordnung für die deutschen Ärzte«, LAB, A Rep. 003–03, Nr. 250, Bl. 11, S. 4.

Juden berechtigt‹ deutlich sichtbar anzubringen.«[559] Diese Behandler unterstanden neben der Aufsicht durch das städtische Gesundheitsamt und den »Beauftragten« der Ärztekammer, wie beschrieben wurde, außerdem noch der KVD Landesstelle Berlin, die nach wie vor die Abrechnungen durchführte.

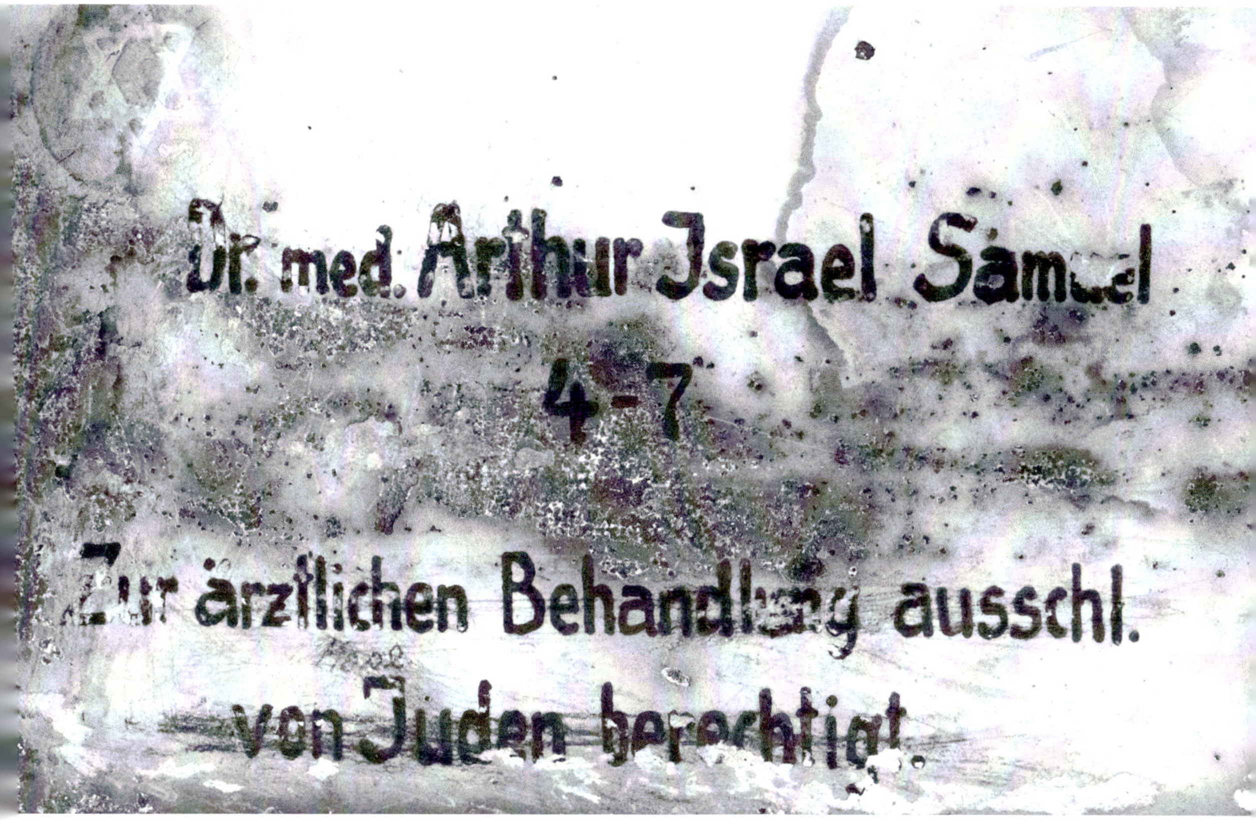

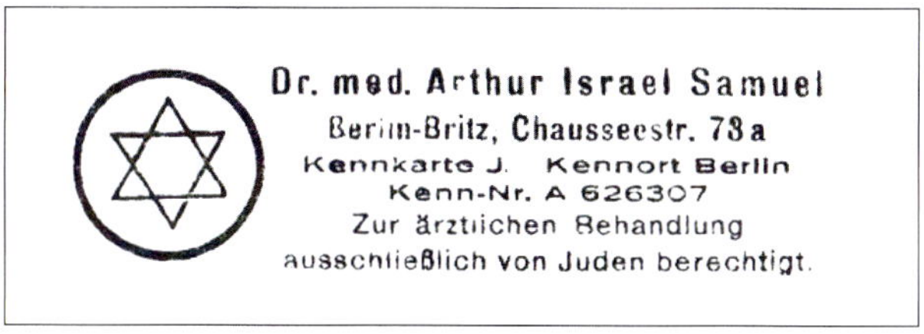

559 LAB, A Rep. 003-03, Nr. 250, Bl. 71. Ob und in welcher Weise das Gesundheitsamt auf die Tätigkeit der »Behandler« Einfluss nahm, bleibt unklar. Bis zur Übertragung der gesamten Fürsorge für Juden auf die jüdische Wohlfahrt ab dem 1. Januar 1939 war für die soziale und gesundheitliche Versorgung jüdischer Hilfsbedürftiger in Berlin die Stadt zuständig. Da die Jüdische Gemeinde nicht in der Lage war, alle anfallenden Kosten zu übernehmen, wurden Teile der Verfügung zeitweise aufgehoben; vgl. Hildesheimer, Selbstverwaltung, 1994, S. 83; Gruner, Judenverfolgung, 1996, S. 63; RGBl. I, 1938, S. 1649.

Was die unmittelbaren Konsequenzen dieser Verordnung angeht, so seien nur zwei Punkte erwähnt: Weil jüdische »Behandler« ausschließlich berechtigt waren, jüdische Patienten zu behandeln, galt zum einen für alle nichtjüdischen Kassenpatienten, die bis zum 30. September 1938 noch jüdische Ärzte konsultiert hatten, dass sie sich nun neue Krankenscheine ausstellen lassen und endgültig den Arzt wechseln mussten.[560] Daneben führte das Verbot, Krankheitserreger zu züchten etc., noch im Oktober 1938 zu einer Anfrage des Berliner Bakteriologen Fritz von Gutfeld, der im jüdischen Krankenhaus als »Behandler« zugelassen war, beim »Beauftragten für Juden« der Ärztekammer Berlin: Gutfeld sah sich im Zweifel, ob er überhaupt noch als Bakteriologe arbeiten durfte.[561] Der Beauftragte leitete die Anfrage an das Berliner Hauptgesundheitsamt weiter, wo sich Conti mit einem internen Vermerk zu dem Fall äußerte. Contis Notizen zufolge blieb Gutfeld nicht der einzige Bakteriologe, der diese Frage stellte. »Aus Zweckmäßigkeitsgründen« wurde den anderen Fällen stattgegeben, so dass es möglich ist – genaueres ist nicht überliefert –, dass auch Gutfeld weiter als Bakteriologe praktizieren konnte.[562]

Das Verbot selbst muss in seiner rassistisch-diffamierenden Absicht näher erläutert werden. Es zeigt in besonderer Weise, in welcher Art antisemitische Stereotype, die sich in der deutschen Ärzteschaft bereits über lange Zeit verfestigt hatten, während der Zeit des Nationalsozialismus als Argumente für Gesetzgebungen oder Anordnungen der Standesvertretungen dienten. So lag dem Verbot, Krankheitserreger zu züchten, die seit Ende des 19. Jahrhunderts propagierte und verbreitete antisemitische Unterstellung zugrunde, Juden erprobten an Nichtjuden Impfstoffe und Arzneimittel, bevor sie sie jüdischen Patienten verabreichten. Mehr noch, wurde Juden vorgeworfen, aus Profitgier Krankheitserreger herzustellen und christliche Patienten damit anzustecken. In der nationalsozialistischen Wendung galten Juden schließlich selbst als die Krankheitserreger im deutschen »Volkskörper«.[563]

Die überlieferten fünf Anordnungen des »Beauftragten für Jüdische Behandler« bei der Ärztekammer Berlin, präzisierten die Verordnung des Reichsinnenministeriums und legten minutiös fest, wie sich jüdische »Behandler« zu verhalten und welche Tätigkeiten sie auszuüben hatten. Für »Behandler«, die von der KVD zugelassen wurden, galt grundsätzlich, dass sie sowohl Kassen- als auch Wohlfahrtspatienten

560 Vgl. Ärzteblatt für Berlin und Kurmark 43 (1938), S. 638.

561 Vgl. LAB, A Rep. 003-03, Nr. 250, Bl. 64.

562 Vgl. LAB, A Rep. 003-03, Nr. 250, Bl. 65.

563 Erkenntnisse der Bakteriologie waren bereits früh Gegenstand rassenhygienischen Denkens geworden. Körperanalogien, die den gesunden Staat und das gesunde Volk beschrieben, spielten dabei eine große Rolle. Sanitäre Maßnahmen und Hygiene als Mittel gegen Ansteckung und Epidemien wurden in diesem Kontext seit dem 19. Jahrhundert zunehmend rassisch gedeutet und als Charaktermerkmal von Bevölkerungsgruppen begriffen. Juden, insbesondere »Ostjuden«, und daneben alle Bevölkerungen Osteuropas, wurden in diesem Zusammenhang als kulturell zurückgeblieben, schmutzig und als Überträger von Krankheiten beschrieben, der Kontakt war zu vermeiden. Statt die Krankheitserreger zu bekämpfen wurden die Träger der Krankheiten Ziel der Isolierung und Ausrottung; vgl. Weindling, Epidemics, 2000, S. 19-48; Kümmel, Polemik, 1998, S. 41; Efron, Medicine, 2001, S. 257 sowie Kater, Ärzte, 2000, S. 292 f.

Dr. Fritz J. von Gutfeld[1] wurde am 14. November 1888 als Sohn des Ingenieurs Jakob von Gutfeld und der Bettina, geb. Burchardt, in Berlin geboren. Sein Medizinstudium absolvierte er in Berlin, Freiburg im Breisgau, Rostock und München. Im Januar 1913 wurde er approbiert. In Berlin promovierte er über »Die regionären Lymphdrüsen bei Carcinoma uteri mit besonderer Berücksichtigung der epithelialen Einschlüsse«. Er spezialisierte sich und arbeitete als angestellter Arzt und Leiter der bakteriologischen Abteilung im Krankenhaus Am Urban in Kreuzberg. Wie alle anderen »nichtarischen« Kollegen auch, wurde er dort 1933 entlassen. Er muss versucht haben, eine Kassenzulassung zu bekommen, da er sich in das Reichsarztregister hat eintragen lassen. Bekannt ist jedoch nur, dass er nach dem Entzug seiner Approbation 1938 als »Krankenbehandler« zugelassen wurde und er als solcher die Leitung der Bakteriologischen Abteilung des Jüdischen Krankenhauses in der Iranischen Straße übernahm. Am 21. Januar 1939 emigrierte von Gutfeld über Stockholm nach New York. Ob er dort noch einmal ärztlich tätig war, ist nicht bekannt. Am 23. März 1947 starb Fritz J. von Gutfeld im Alter von 58 Jahren in New York.

1 Vgl. Schwoch, Kassenärzte, 2009.

behandelten und ein spezielles Schild an ihrer Wohnung bzw. ihrer Praxis anzubringen hatten.[564] Wie detailliert die Vorschriften waren, soll am Beispiel dieses Schildes illustriert werden. So hieß es in der ersten Anordnung vom 12. Oktober 1938:

»Das […] genannte Schild ist ausschliesslich in der Grösse 30 mal 25 cm anzufertigen. Die Grundfarbe ist himmelblau. Das Schild führt in schwarzer Schrift den Namen, darunter etwaige Fachbezeichnungen […], darunter die Sprechstundenzeiten, darunter der […] genannte Zusatz:

›Zur ärztlichen Behandlung ausschliesslich von Juden berechtigt.‹

In der linken oberen Ecke ist eine zitronengelbe kreisförmige Fläche mit einem Durchmesse[r] von 5 cm anzubringen, in der der blaue Davidstern mit einer Dreieckhöhe von 3 1/2 cm erscheint.

[…]

Dieses Schild darf an dem Hause nur einmal angebracht werden. Andere Schilder sind ausser an der Wohnungstüre nich[t] gestattet. Auf dem Wohnungsschild darf nur der Name ohne jede weitere Angabe erscheinen.

[…]

Soweit Sie nicht gemäss § 1 der 2. Verordnung zur Durchführung des Gesetzes über die Änderung von Familiennamen und Vornamen vom 17. August 1938 einen jüdischen Vornamen führen, ist es empfehlenswert, schon jetzt den gemäss § 2 der genannten Verordnung geforderte vorzusetzenden Vornamen Israel bzw. Sara auf dem Schild zur Vermeidung späterer Unkosten zu vermerken. Diese Vornamen sind selbstverständlich auszuschreiben.« [Sperrungen im Original, d. Verf.][565]

Diese Schildervorschrift, die in den folgenden Anordnungen noch um weitere Einzelheiten ergänzt wurde, lässt sich in ihrer geradezu absurden Detailgenauigkeit

564 Vgl. LAB, A Rep. 003-03, Nr. 250, Bl. 70.
565 LAB, A Rep. 003-03, Nr. 250, Bl. 60 f.

als Kennzeichen dafür lesen, in welchem Maße jüdische »Behandler« und die jüdische Bevölkerung überhaupt zu diesem Zeitpunkt bereits in ihrer Bewegungs- und Handlungsfreiheit eingeschränkt waren. Die Kennzeichnung mit dem Namen »Israel« oder »Sara« ab dem 1. Januar 1939, die nur als eine Vorstufe dessen anzusehen ist, was nach den Pogromen vom 9. November 1938 an Maßnahmen zur sichtbaren Stigmatisierung von Juden noch folgen sollte, tat dazu ein Übriges.[566] Zunehmend entrechtet und überwacht, mussten sich jüdische »Behandler« nahezu jeden Schritt, den sie in Ausübung ihrer ärztlichen Tätigkeit zu gehen beabsichtigten, von dem »Beauftragten für Jüdische Behandler« der Ärztekammer genehmigen lassen. So hatten gemäß der ersten Anordnung alle kassen- und wohlfahrtsärztlich tätigen »Behandler« dem »Beauftragten« der Ärztekammer Berlin bis zum 1. November 1938 schriftlich zu bestätigen, dass sie nicht nur das Schild angebracht hatten, sondern auch alle anderen Auflagen erfüllten. Dazu gehörte, dass sie bis zu diesem Termin ihre Schilder »Freie Arztwahl« und das dreieckige »T«-Schild, das für »Tarifkasse«, also die Tätigkeit für die Ersatzkassen, stand, abgegeben hatten. Des Weiteren verpflichteten sich Berliner »Behandler« mit ihrer Unterschrift, sich zu vergewissern, dass ihre Patienten tatsächlich Juden waren. Umzüge waren vom »Beauftragten« zu genehmigen, jede berufliche Veränderung zu melden. Wenn »Behandler« ab dem 1. Oktober 1938 an einer neuen Stelle tätig wurden, war ihnen gestattet, in einer oder mehreren jüdischen Zeitungen je drei Mal ihre neue Wohnung anzuzeigen. »Behandler«, die in Berlin als Fachärzte arbeiteten, wurden darauf verpflichtet, zwar in Notfällen und bei Lebensgefahr jedermann Hilfe zu leisten, darüber hinaus aber sollte ihre Tätigkeit auf das gewählte Fach beschränkt bleiben.[567]

Die darauffolgenden vier Anordnungen des »Beauftragten« der Ärztekammer Berlin enthalten nicht nur neuerliche Reglementierungen jüdischer »Behandler«, sondern geben auch Aufschluss über die weitere Organisation der ärztlichen Versorgung der jüdischen Bevölkerung Berlins und über die Folgen von Gewalt- und Zwangsmaßnahmen gegenüber Berliner Juden.[568] Sie wurden begleitet von zusätzlichen Verboten für Juden, wie etwa dem Verbot Himmlers vom Oktober 1938, wonach kein Jude mehr Auto fahren durfte. Damit wurden gerade »Krankenbehandler« in ihrer Arbeit sehr behindert.[569]

In der zweiten Anordnung des »Beauftragten« vom 25. Oktober 1938 sind insbesondere die letzten drei Abschnitte erwähnenswert. Zunächst stellte der »Beauf-

566 Zu den einzelnen Maßnahmen und deren Folgen in Berlin; vgl. Meirer, Entrechtung, 2000, S. 89-106 sowie Hildesheimer, Selbstverwaltung, 1994, S. 203-207.

567 Vgl. LAB, A Rep. 003-03, Nr. 250, Bl. 60 f.

568 Einen Eindruck davon, wie die Zwangs- und Gewaltmaßnahmen gegenüber jüdischen Ärzten in Berlin von diesen selbst wahrgenommen wurden und welchen permanenten Demütigungen und Gefahren sie ausgesetzt waren, vermittelt ein Augenzeugenbericht des Berliner »Behandlers« Siegfried Ostrowski, der im November 1938 die Leitung der Chirurgischen Abteilung des Jüdischen Krankenhauses in Berlin übernahm und kurz vor Kriegsbeginn 1939 mit seiner Frau nach Palästina emigrierte; vgl. Ostrowski, Schicksal, 1963, S. 313–351.

569 Vgl. Kater, Ärzte, 2000, S. 328.

tragte« darin fest, dass eine große Anzahl jüdischer »Behandler« bis zum 1. Oktober 1938 in die westlichen Stadtteile Berlins umgezogen sei. Er drohte daher eine »zwangsweise Umsiedlung« jüdischer »Behandler« an, sollte die Versorgung der jüdischen Bevölkerung in einigen Bezirken nicht mehr gewährleistet sein. Des Weiteren sah die Ärztekammer die Notwendigkeit, einen »jüdischen Nacht- und Sonntagsdienst« einzurichten und forderte: »Aus den Kreisen der jüdischen Behandler sind deshalb für die Leitung dieses Nacht- und Sonntagsdienstes geeignete Personen vorzuschlagen«. In diesem Zusammenhang forderte der »Beauftragte« die jüdischen »Behandler« insgesamt dazu auf, »aus den Kreisen der jüdischen Behandler ein oder zwei Sprecher zu bestimmen, an die sich die jüdischen Behandler in erster Linie mit ihren Fragen zu wenden haben und die ihrerseits Fühlung mit mir aufrecht erhalten. Vorschläge sind mir umgehend zu machen. Die Bestätigung behalte ich mir vor.«[570] Die Namen dieser Sprecher sind bekannt. Die fünfte Anordnung des »Beauftragten für Jüdische Behandler« der Ärztekammer Berlin vom 6. April 1939 nennt die beiden Ärzte »Dr. Felix Viktor Caro, Berlin W 62, Kurfürstenstr. 99 und Dr. Israel Adolf Metz, Berlin-Halensee, Joachim-Friedrich-Str. 46«.[571]

Dr. Adolf Metz[1] wurde am 2. Juni 1899 im schlesischen Oppeln geboren. In Berlin war er seit 1924 als niedergelassener Allgemeinpraktiker tätig. Seine Praxis und/oder seine Wohnung befand sich in der Joachim-Friedrich-Str. 46 in Halensee. Nach dem Entzug der Approbation 1938 wurde er als »Krankenbehandler« für Berlin zugelassen. Er war außerdem »ehrenamtlicher« Mitarbeiter der Reichsvereinigung der Juden in Deutschland und wurde von der Reichsärztekammer zum Leiter der »Abteilung Krankenbehandler der Kassenverrechnungsstelle« und Sprecher der Berliner »Krankenbehandler« bestimmt. Am 30. Juni 1943 wurde er aus dem »Sammellager« in der Großen Hamburger Str. 26 mit dem 93. Alterstransport nach Theresienstadt deportiert. Adolf Metz überlebte. Nach der Befreiung emigrierte er nach New York. Dort erwarb er 1954 die ärztliche Lizenz – er war mittlerweile 55 Jahre alt. Am 13. Mai 1978 ist er in North Bellmore im Staate New York gestorben.

Dr. Felix Viktor Caro[2] wurde am 18. Juni 1881 als Sohn eines Kaufmanns in Berlin geboren. Die ersten acht Lebensjahre verbrachte er in St. Petersburg, wo der Vater arbeitete, danach zog die Familie wieder zurück nach Berlin. Nach dem Ende seiner Schulzeit begann Caro zunächst ein Studium der Zahnheilkunde, wechselte dann aber zur Medizin über und wurde nach einem Studium in Berlin und München 1908 approbiert. Am Ersten Weltkrieg nahm er als Truppenarzt teil und arbeitete als Chirurg und Oberarzt in verschiedenen Lazaretten. 1933 war er niedergelassener Allgemeinpraktiker und Chirurg in Berlin und war als Chefarzt des Unfallklinik-Ambulatoriums der nordöstlichen Eisen- und Stahl-Berufsgenossenschaft in der Kurfürstenstr. 99 tätig. Er scheint 1933 aus dieser Stellung nicht entlassen worden zu sein, denn noch im Reichsmedizinalkalender von 1937 ist er unter dieser Adresse verzeichnet. Aufgrund seiner Tätigkeiten während des Ersten Weltkrieges wurde ihm 1933 die Kassenzulassung belassen. Nach dem Entzug der Approbation wurde er in Berlin als »Krankenbehandler« zugelassen. Zusammen mit seinem Kollegen Adolf Metz ernannte ihn die Reichsärztekammer zum Sprecher der Berliner »Krankenbehandler«. Felix Viktor Caro starb am 15. Juni 1940 in der Berliner Kurfürstenstr. 99, kurz vor seinem 59. Geburtstag.

1 Vgl. LAB, A Rep. 003-03, Nr. 250, Bl. 12; Jäckel/Simon, Juden, 2007; Schwoch, Kassenärzte, 2009.
2 Vgl. Schwoch, Kassenärzte, 2009.

570 Vgl. LAB, A Rep. 003–03, Nr. 250, Bl. 66.
571 Vgl. LAB, A Rep. 003–03, Nr. 250, Bl. 12. Bei dem ersten Vornamen von »Israel« Adolf Metz handelte es sich sehr wahrscheinlich bereits um den ab 1. Januar 1939 zu tragenden Zwangsnamen für Juden, der, wie oben zitiert, auf die Schilder der Behandler zu drucken war.

Über die genannte Umzugswelle der »Behandler« in die Berliner Westbezirke konnten bislang keine weiteren Quellen gefunden werden. Als möglicher Grund, bei den im Oktober 1938 oftmals erzwungenen Wohnungswechseln westliche Stadtteile zu bevorzugen, lässt sich die Erwartung größeren Schutzes vor antisemitischen Übergriffen anführen. Denn in den westlichen Bezirken Charlottenburg, Wilmersdorf, aber auch in Mitte wohnten bereits vor dem »Dritten Reich« vergleichsweise viele Juden.[572] Grundsätzlich lebten Juden in Berlin bevorzugt zentrumsnah, in den entlegeneren Bezirken hatten jüdische Gemeinden oftmals nur wenige hundert Mitglieder.[573] Dass auch »Krankenbehandler« von den zunehmenden, gewalttätigen Übergriffen auf Juden in Berlin betroffen waren, macht nicht zuletzt die dritte Anordnung des »Beauftragten« vom 15. November 1938 deutlich. Daraus geht hervor, dass bei der Verhaftungswelle, die auf die von der Parteiführung reichsweit organisierten Pogrome vom 9. und 10. November 1938 folgte, in Berlin auch jüdische »Behandler« in Konzentrationslager verschleppt wurden.[574]

572 Eine mögliche Erklärung könnte sein, dass jüdische »Behandler«, denen zum 1. Oktober die Praxis gekündigt worden war, angesichts der Erfahrungen der so genannten Juni-Aktion 1938, während der SA-Truppen besonders in den östlichen Bezirken mit großer Brutalität gegen Juden vorgingen, diese Stadtteile verließen und in westliche Bezirke umzogen, in denen traditionell viele Juden wohnten. Dabei handelte es sich um die Bezirke Charlottenburg, Wilmersdorf, Schöneberg und Tiergarten, die neben Mitte und Prenzlauer Berg die größte jüdische Wohnbevölkerung in Berlin aufwiesen. Anfang Mai 1938 häuften sich in verschiedenen Berliner Bezirken antisemitische Übergriffe. Über besonders schlimme Ausschreitungen berichteten Augenzeugen aus Tegel und Lichtenberg. Im Juni folgten weitere, organisierte Aktionen, wie Boykottmaßnahmen jüdischer Geschäfte auf dem Kurfürstendamm und am Bayrischen Platz in Wilmersdorf sowie Razzien in Cafés. Am 16. Juni wurden in einer großen Verhaftungswelle mehrere tausend Berliner Juden im Polizeipräsidium am Alexanderplatz festgesetzt. Der »Daily Telegraph« berichtete am 17. Juni 1938, dass im Osten der Stadt SA-Trupps von Laden zu Laden gegangen seien, Käufer aus jüdischen Geschäften getrieben und die Inhaber misshandelt hätten. Infolge dieser Aktionen wurden 824 Berliner Juden in das Konzentrationslager Sachsenhausen verschleppt, ihr Besitz an »deutsche« Interessenten verkauft. Beinahe gleichzeitig zu den Umzügen der »Behandler« gingen seit September 1938 die Bestrebungen der Generalbauinspektion in Berlin, die unter der Leitung von Albert Speer die Neugestaltung der Reichshauptstadt umsetzen sollte, dahin, gerade in den genannten westlichen Bezirken »judenreine Gebiete« zu schaffen und Juden aus ihren Wohnungen zu vertreiben, um Mietern aus den in der Stadtplanung vorgesehenen Abbruchbereichen Ersatzwohnraum zur Verfügung zu stellen. Vgl. Dirks, »Juni-Aktion«, 2000, S. 34 ff.; Gruner, Judenverfolgung, 1996, S. 94; Gruner, Reichshauptstadt, 1995, S. 238-242; Willems, Jude, 2000, S. 134-145.

573 Vgl. Alexander, Bevölkerung, 1995, S. 120 f. sowie Engeli/Ribbe, Berlin, 2002, S. 953.

574 Ziel der von der Parteiführung organisierten Pogrome vom 9./10. November 1938, bei denen im ganzen Reich Synagogen in Brand gesetzt, jüdische Geschäfte geplündert und verwüstet, Juden misshandelt, getötet und jüdische Männer verhaftet und in Konzentrationslager gebracht wurden, war es, Juden verstärkt zur Auswanderung zu zwingen. Zu den unmittelbaren Folgen dieser Gewalt-Aktionen gehörten auch die endgültige »Arisierung« bzw. Enteignung von Juden in Deutschland. Darüber hinaus sorgten eine neue Flut von Erlassen und Verboten sowie eine von den Juden des Reiches aufzubringende »Sühneleistung« von 1 Mrd. Reichmark dafür, dass sich der Druck für die jüdische Bevölkerung, zu emigrieren, enorm erhöhte. Zu den Ereignissen in Berlin; vgl. Schäbitz, Flucht, 2000, S. 56-63 sowie Gruner, Judenverfolgung, 1996.

Wörtlich heißt es bereits im ersten Absatz der Anordnung:
»Sämtliche Behandler, die in Schutzhaft genommen sind oder waren, haben dies bis zum 18. Nov. 1938 schriftlich zu melden. Im Falle der Abwesenheit des Behandlers ist die Meldung durch einen Angehörigen oder Angestellten zu erstatten.
Bei dieser Gelegenheit ist mitzuteilen, in welcher Form die Vertretung geregelt ist oder war.«[575]
Wie viele jüdische Berliner Ärzte während des Jahres 1938 bei Gewaltaktionen der NSDAP und ihrer Gliederungen misshandelt und getötet wurden bzw. als »Schutzhäftlinge« in das Konzentrationslager Sachsenhausen verschleppt wurden, bleibt unklar. Jedoch ist davon auszugehen, dass von den Ärzten unter den mehr als 12.000 Berliner Männern, die nach dem Novemberpogrom ins KZ verbracht wurden, nach der Haftentlassung keiner mehr als »Behandler« praktizierte. Denn die Entlassung erfolgte unter der Bedingung, dass die Betroffenen bzw. ihre Angehörigen nachweisen konnten, innerhalb kürzester Zeit das Land zu verlassen.[576]
Wie viele ehemalige und als »Behandler« vorgesehene Berliner jüdische Ärzte nach den Pogromen 1938 die Flucht aus Deutschland ergriffen, ist ebenfalls nicht überlie-

Der Allgemeinpraktiker **Dr. Fritz David Weiler**[1] wurde am 31. Mai 1888 in Berlin geboren. Im März 1919 heiratete er die Kindergärtnerin Elisabeth Leibholz; Tochter Ulla, später Ilana, wurde 1920 geboren. In der Lichterfelder Schmidtstr. 37 befand sich die Wohnung mit den Praxisräumen. Weil er als Sanitätsoffizier am Ersten Weltkrieg teilgenommen hatte, wurde Weiler 1933 die Kassenzulassung nicht entzogen. Dennoch wirkten sich die nationalsozialistischen Verordnungen und Gesetze bald schon auf sein Arbeits- und Familienleben aus. 1938 verlegte Weiler seine Praxis zu der seines Kollegen Otto Juliusburger in die Meineckestr. 3 nach Charlottenburg.
Wie allen jüdischen Ärzten wurde auch Weiler die Approbation entzogen. Er erhielt allerdings die Zulassung als »Krankenbehandler«. Doch schon am Nachmittag des 10. November 1938 kamen zwei nicht uniformierte Männer und nahmen Weiler fest. Acht Tage später erhielten Frau und Tochter Nachricht – eine Karte aus dem Konzentrationslager Sachsenhausen bei Oranienburg. Fritz David Weiler gehörte damit zu den etwa 12.000 Berliner Männern, die nach dem Novemberpogrom verhaftet und in das Lager verschleppt worden waren. Auf der Karte hatte Weiler die Bedingungen für seine Entlassung festgehalten: Er musste nachweisen, binnen 14 Tagen Deutschland zu verlassen. Frau und Tochter setzten daraufhin alle Hebel in Bewegung, um ein Ausreisevisum zu erhalten, erledigten Behördengänge und bereiteten die Emigration vor. Dennoch konnten sie erst nach fünf Wochen die Entlassung Weilers erreichen. Tochter Ulla erinnert sich: »Mit seinem kahl geschorenen Kopf und einem elenden Aussehen war er kaum wieder zu erkennen. Als wir im Fahrstuhl zur Wohnung hinauf fuhren, sagte er zu mir: Jetzt bin ich bereit, jede Arbeit zu übernehmen, die man mir in Palästina gibt. «Weiler und seine Frau verließen Berlin am 9. Januar 1939 – ohne ihre 18-jährige Tochter. Über Triest emigrierten sie nach Palästina. Der Tochter gelang es erst im Juni 1939 über Großbritannien nachzukommen. Weiler konnte in Palästina erst ab 1942 wieder als Arzt tätig sein. Zusammen mit seiner Frau lebte er in dem von deutschen Immigranten aufgebauten, südlich Haifas gelegenen Kibbuz Hasorea, wo er zunächst als Tischler arbeitete. Seit 1947 litt er an einer halbseitigen Lähmung, welche die Tochter als Spätfolge der Schläge auf den Kopf beschreibt, die ihm während der Lagerhaft in Sachsenhausen beigebracht worden waren. Fritz David Weiler starb am 28. März 1956.

1 Vgl. Michaeli/Klönne, Gut Winkel, 2007; Schwoch, Kassenärzte, 2009.

575 LAB, A Rep. 003-03, Nr. 250, Bl. 70.
576 Vgl. Schäbitz, Flucht, 2000, S. 62 sowie Kater, Ärzte, 2000, S. 328-330.

fert. Statistiken gehen davon aus, dass allein in den letzten zwei Jahren vor Kriegsbeginn insgesamt etwa 32.000 Berliner Juden das Land verließen. Die seit 1933 kontinuierlich anwachsende Auswanderungsbewegung, die dazu geführt hatte, dass bis einschließlich 1937 etwa 48.000 Berliner Juden emigrierten, steigerte sich 1938 zu einer Massenflucht.[577] Wenn auch eine eingehende Erörterung an dieser Stelle unterbleiben muss, so ist doch zumindest zu erwähnen, dass allein die Vorbereitung der Emigration für die Betroffenen immer schwieriger wurde. Ende Oktober 1941 wurde die Auswanderung für Juden verboten. Danach blieb Vielen nur noch, unterzutauchen und zu versuchen, in der Illegalität zu überleben.[578]

Dr. Ilse Kassel[1], geboren am 9. Juni 1902 in Berlin-Wittenau, erhielt ihre Approbation im September 1927. Wann und wo genau sie sich anschließend als Allgemeinpraktikerin niedergelassen hat, ist nicht bekannt. Mit Sicherheit hat sie jedoch am 31. August 1933 die Praxis ihres Vaters, Dr. Woldemar Kassel, in Berlin-Hermsdorf übernommen.
Ilse Kassel wurde am 1. Juli 1933 die Kassenzulassung entzogen. Auf ihrer RAR-Karteikarte steht der Vermerk: »wegen Vorbereitg. eines hochverräter. Unternehmens Zuchthausstrafe von 3 J. Verlust bürgerl. Ehrenrechte 3 Jahre«.
Sie war Mitglied der SPD. Schon früh hat sie sich einer kommunistischen Widerstandsgruppe angeschlossen, die im Jahre 1936 »aufflog«. Kassel wurde zu einer mehrjährigen Haftstrafe verurteilt. Im Gefängnis gebar sie am 9. Mai 1937 ihre Tochter Edith.
Nach ihrer Freilassung im Jahre 1940 hätte sie allein nach Großbritannien fliehen können, wollte aber ihre Tochter nicht in Deutschland zurücklassen. So blieb sie, wurde zunächst als Krankenschwester im Jüdischen Krankenhaus angestellt, dann als Arbeiterin bei der Firma Erich & Grätz zwangsverpflichtet. Um der Deportation zu entgehen, tauchte sie 1942 in der Neumark, südlich von Leipzig, unter und versteckte sich mit ihrem Kind auf dem Bauernhof einer ehemaligen Patientin. 1943 wurde sie denunziert. In ihrer Verzweiflung versuchte Kassel ihre Tochter zu vergiften und suchte selbst den Tod durch Ertrinken. Aber Edith überlebte. Das Kind wurde am 15. Oktober 1943 nach Theresienstadt, 1944 dann weiter nach Auschwitz deportiert und gilt als »verschollen«. Ilse Kassel starb am 20. September 1943 im Gefängnis Landsberg.

1 Pomerance, Zwangsarbeiter, 2003, S. 195, 256; Buchin, Dokumentation; Leibfried/Tennstedt, Berufsverbote 1981; Schwoch, Kassenärzte, 2009.

Was die weiteren Auflagen für »Behandler«, die Berlin nicht verließen, betrifft, so geht aus der dritten Anordnung vom 15. November 1938 hervor, dass sich der »Beauftragte für jüdische Behandler« das Recht vorbehielt, zu bestimmen, welche und wie viele der zugelassenen »Behandler« in freier Praxis jüdische Kassen- und

577 Über die Auswanderungsziele der Berliner Juden gibt eine Aufstellung für das Jahr 1938 Auskunft, die einem wirtschaftlichen Lagebericht des Stadtpräsidenten von Berlin entnommen ist. Unter den europäischen Ländern, in die Berliner Juden flohen, stellten dieser Liste zufolge Großbritannien und Polen die wichtigsten Emigrationsziele dar. Dabei ist jedoch zu berücksichtigen, dass diese Länder auch nur Zwischenstationen auf einer weiteren Flucht darstellen konnten. Weitere Fluchtziele außerhalb Europas, waren der Aufstellung zufolge vor allem die USA und Palästina; vgl. Gruner, Judenverfolgung, 1996, S. 95 ff. sowie Kröner, Emigration, 1988, S. 83–97.

578 Hierzu vgl. Schäbitz, Flucht, 2000, S. 51–74. Die Schwierigkeiten bei einer Emigration nach 1938 aus Berlin schildert beispielsweise die Berliner Ärztin Hertha Nathorff eindrücklich; vgl. Benz, Tagebuch, 1988. In Berlin überlebten etwa 1.500 Juden in der Illegalität, weil sie von nichtjüdischen Berlinerinnen und Berlinern versteckt und versorgt wurden. So beispielsweise die Familien Arndt, Lewinsky und Gumpel, deren Verfolgungsgeschichte nachzulesen ist bei Lovenheim, Überleben, 2002.

Wohlfahrtspatienten zu behandeln hatten.[579] Die Regelung betraf vorwiegend »Behandler«, die auch klinisch tätig waren und nicht zusätzlich auch noch Sprechstunden abhalten konnten oder wollten. Diese »Behandler« mussten beim »Beauftragten« einen Antrag auf Befreiung stellen und begründen, weshalb sie keine Sprechstunden für Kassen- und Wohlfahrtspatienten abhalten konnten.[580]
Wie ist diese Maßnahme zu bewerten? Vor dem Hintergrund des beschriebenen Versorgungsschlüssels zur Sicherung der ärztlichen Betreuung der jüdischen Bevölkerung in Berlin, nach dem seitens der ärztlichen Standesvertretungen von vornherein eine medizinische Unterversorgung kalkuliert wurde, lässt sich die Anordnung als Zwangsmaßnahme zur Mehrarbeit für »Behandler« lesen. Zwar blieb den »Behandlern« dadurch, dass sie überhaupt noch praktizieren durften, der unmittelbare, völlige Ruin und die Emigration – vorerst – erspart. Allerdings zu einem hohen Preis. Sie gerieten in eine bürokratisch immer enger bemessene Zwangssituation, die dem Ziel diente, den Druck zur Auswanderung zu erhöhen. Den verordneten Mangel aufzufangen, die Patienten und Hilfesuchenden nicht im Stich zu lassen und für eine möglichst angemessene ärztliche Betreuung zu sorgen, verlangte von den wenigen »Behandlern«, bis zur Erschöpfung zu arbeiten.[581]
Aus der vierten Anordnung des »Beauftragten für jüdische Behandler« vom 23. Dezember 1938 geht hervor, auf welche Weise die Berliner Landesstelle der KVD in die Organisation des verwalteten Mangels in dieser Phase der Ausschaltungspolitik einbezogen war: Nach wie vor erfolgten Prüfung, Abrechnung und Auszahlung der Leistungen, die »Behandler« in ihrer Tätigkeit bei Krankenkassen und in der Wohlfahrt erbracht hatten, über die Landesstelle der KVD.[582] Die fünfte und letzte überlieferte Anordnung vom 6. April 1939, in der zu großen Teilen die Vorschriften der vorherigen Anordnungen noch einmal wiederholt wurden, legte dazu fest, »dass die einzelnen Behandlungsscheine nach Kassen, und innerhalb der Kassen alphabetisch, geordnet gebündelt an die Abrechnungsstelle der Kassenärztlichen Vereinigung Deutschlands, Landesstelle Berlin, […] bis spätestens zum 10. des 1. Monats jeden neuen Kalenderquartals einzusenden« waren.[583]

579 Zusätzlich wurde bestimmt, dass kein frei praktizierender jüdischer »Behandler« mehr Angestellte »deutschen oder artverwandten Blutes« beschäftigten durfte; vgl. LAB, A Rep. 003-03, Nr. 250, Bl. 70.

580 Vgl. LAB, A Rep. 003-03, Nr. 250, Bl. 70.

581 Wie ein Schreiben der Jüdischen Gemeinde Berlin an die Angestellten der Berliner Krankenanstalten vom Juni 1939 deutlich macht, führte die Auswanderung vieler Ärzte, die sich nach dem Novemberpogrom zur Emigration gezwungen sahen, dazu, dass tatsächlich immer weniger »Behandler« zur Versorgung der jüdischen Bevölkerung zur Verfügung standen. Die Jüdische Gemeinde, die bis dahin zur Auswanderung auch von Ärzten aufgerufen hatte, appellierte nun an diese, im Land zu bleiben, damit die ärztliche Versorgung der jüdischen Bevölkerung aufrecht erhalten blieb. Dies zeigt, dass »Krankenbehandler«, wie alle jüdischen Organisationen überhaupt, sich in einem unlösbaren moralischen Dilemma befanden; vgl. Hartung-von Doetinchem, Fortschritte, 1989, S. 171. Zu Arbeit und Gefahren für »jüdische Behandler«; vgl. Kater, Ärzte, 2000, S. 330--335.

582 Vgl. LAB, A Rep. 003-03, Nr. 250, Bl. 79.

583 LAB, A Rep. 003-03, Nr. 250, Bl. 10.

Weiter ist dieser Anordnung zu entnehmen, dass jüdische »Behandler« auch nach dem Erlass der zweiten Anordnung vermehrt in westliche Stadtteile Berlins gezogen waren. Der »Beauftragte« wiederholte nicht nur seine Drohung, »zwangsweise Umsiedlungen« vorzunehmen, »sollte sich ergeben, dass die Versorgung der jüdischen Bevölkerung einzelner Stadtgebiete durch Fortzug von jüdischen Behandlern gefährdet erscheint«, sondern legte gleichzeitig fest, »dass weitere Umzugsgenehmigungen dorthin nicht mehr erteilt werden können«.[584] Schließlich macht diese Anordnung noch einmal deutlich, in welchem Maße die jüdischen »Behandler« seitens des »Beauftragten« kontrolliert wurden. Wie schon in der zweiten Anordnung formuliert, unterlagen alle Verträge, die jüdische »Behandler« in Ausübung ihrer ärztlichen Tätigkeiten schlossen, der Genehmigung des »Beauftragten«, Arno Hermann. Auch war es jüdischen »Behandlern« unter Androhung »weitere[r] Schritte« untersagt, sich in Verzeichnisse aufnehmen zu lassen, die nicht ausdrücklich vom »Beauftragten« genehmigt waren. In der Absicht, selbst ein solches Verzeichnis der jüdischen »Behandler« in Berlin zu erstellen, gab der »Beauftragte« gleichzeitig mit der fünften Anordnung einen Fragebogen aus, der bis zum 15. April 1939 auszufüllen und zurückzusenden war.[585] Dass die Forderung, Vertretungen in der Regel nur durch Kollegen des gleichen Faches vornehmen zu lassen, in den letzten beiden Anordnungen, d.h. nach dem 15. November 1938, nicht wiederholt wurde, kann möglicherweise ein Hinweis darauf sein, dass es immer weniger Kollegen einer Fachrichtung in Berlin gab und eine solche Forderung daher zunehmend schwerer durchzuführen war.[586]

Opfer und Überlebende der Vernichtungspolitik des »Dritten Reiches« in Berlin bis Kriegsende

Über die ausgeführten fünf Anordnungen hinaus konnten im Rahmen der vorliegenden Untersuchung bislang keine weiteren Unterlagen gefunden werden, die den behördlichen bzw. standespolitischen Umgang mit »Krankenbehandlern« in Berlin beschreiben. Weitere Maßnahmen sind allenfalls anhand meist spärlicher, biografischer Überlieferungen der »Behandler« und damit zunächst vornehmlich für Einzelfälle zu erfassen. So liegen Informationen vor, die, ähnlich der Entwicklungen bei der Belegschaft des Jüdischen Krankenhauses, zunehmende Verhaftungen, Misshandlungen und Deportationen unter den niedergelassenen »Krankenbehandlern« in Kassen- und Wohlfahrtspraxis belegen. »Krankenbehandler« hatten demnach ab Kriegsbeginn weniger die Maßnahmen ärztlicher Standesorganisationen zu fürchten, als vielmehr und gemeinsam mit allen übrigen Juden in Berlin, solche der mit der Umsetzung der Verfolgungs- und Vernichtungspolitik befassten Institutionen,

584 Vgl. LAB, A Rep. 003-03, Nr. 250, Bl. 10.
585 Vgl. LAB, A Rep. 003-03, Nr. 250, Bl. 11 f., 68.
586 Vgl. LAB, A Rep. 003-03, Nr. 250, Bl. 74rs, 79, 8-12.

wie der städtischen Behörden oder des Reichssicherheitshauptamts mit Polizei, Geheimer Staatspolizei und SS.[587] Die Frage, ob oder in welcher Weise ärztliche Standesorganisationen bzw. der »Beauftragte für Jüdische Behandler« der Ärztekammer bei den in Berlin ab Oktober 1941 einsetzenden Deportationen möglicherweise Einfluss auf die Auswahl von niedergelassenen »Behandlern« nahmen oder nehmen konnten, ist vor diesem Hintergrund zwar zu stellen, kann aber nicht beantwortet werden. Wie für »Krankenbehandler« des Jüdischen Krankenhauses verbürgt, scheinen auch niedergelassene »Krankenbehandler« zeitweise – und bis zu ihrer eigenen Deportation – zur ärztlichen Betreuung in Berliner Sammellagern herangezogen worden zu sein.[588] Sowohl der Facharzt für Nervenleiden, Alfons E. M. Kempner, der nach Theresienstadt deportiert wurde, wo er am 11. November 1942 starb, als auch der Allgemeinpraktiker Walter Rudolf Kristeller, der am

Dr. Paula Heyman[1], geboren am 3. Juni 1890 in Berlin, studierte zunächst Philosophie in Berlin, dann Medizin in Berlin und Freiburg im Breisgau. Im Mai 1916 erwarb sie ihre Approbation und arbeitete von 1922 bis 1933 als Fürsorgeärztin in der Säuglingsfürsorge in Berlin-Gesundbrunnen. Gleichzeitig war sie beamtete Schulärztin in Mitte. 1928 wurde sie zusätzlich als Vertrauensärztin im Berliner Studentenwerk tätig, untersuchte hilfsbedürftige Studentinnen, stellte Gutachten aus und beantragte Erholungskuren.
Als engagierte Ärztin war Heyman Mitglied im Verein Sozialistischer Ärzte, saß im Ausschuss für Soziale Hygiene der Berliner Ärztekammer und war im Bund Deutscher Ärztinnen aktiv, wo sie 1930 die Leitung des Berufsberatungsausschusses übernahm.
1933 wurde sie fristlos aus allen Ämtern und auch aus ihrem Beamtenverhältnis entlassen. Danach arbeitete sie als Vertrauensärztin der Berliner Jüdischen Gemeinde, 1935 ließ sie sich als Kinderärztin nieder. Nach dem Approbationsentzug erhielt sie eine Genehmigung zur Praxis als »Krankenbehandlerin«. Eine Liste mitarbeitender Ärzte und Ärztinnen der Jüdischen Kinderhilfe in der Berliner Blumenstr. 97, die der Vorstand der Jüdischen Gemeinde im August 1938 erstellte, führt auch den Namen Paula Heymans auf. Ein Vermerk darin besagt, dass Heyman für ihre Tätigkeit bei der Kinderhilfe keine Aufwandsentschädigung erhielt, aber eine Nebenpraxis in der Blumenstr. 100 führte. Dort befand sich nicht nur die Praxis, sondern auch die Wohnung Heymans, in der sie zusammen mit ihrer Mutter (gest. Februar 1943) wohnte.
Bis zu ihrer eigenen Deportation betreute Paula Heyman in Sammellagern Internierte. Am 17. Mai 1943 wurde sie von zu Hause abgeholt und als »Transportärztin« deportiert; zunächst nach Kattowitz, dann nach Auschwitz-Birkenau. Mit demselben Transport wie Heyman wurden auch die Berliner Kinderärztinnen Lucie Adelsberger (1895–1971) und Erna Davidsohn (1897; in Auschwitz »verschollen«) deportiert. Im Juli 1943 kam die letzte Nachricht von Heyman aus Birkenau. Demnach war sie dort als Arbeiterin beschäftigt. Ihr Todesdatum ist unbekannt.

1 Buchin, Dokumentation; Bleker/Schleiermacher, Ärztinnen, 2000; Seidler, Kinderärzte, 2007; Jäckel/Simon, Juden, 2007; Schwoch, Kassenärzte, 2009.

587 Vgl. Hartung-von Doetinchem, Fortschritte, 1989, S. 172–213 sowie Gruner, Judenverfolgung, 1996, S.63-91. Zu solchen Maßnahmen gehörten u.a. die zwangsweise Räumung der Wohnung, die oftmals, begleitet mit der Verpflichtung zur Abgabe einer Vermögenserklärung, direkt in die Deportation führte, teilweise zunächst den Umzug in so genannte »Judenhäuser« verlangte. Wohnungslos gewordene Berliner Juden versuchte die Jüdische Kultusvereinigung in Wohnungen von anderen Juden als Untermieter einzuquartieren; vgl. Willems, Jude, 2000, S. 180-374 sowie 376-418. Einen Überblick über die Verfolgungsmaßnahmen der Juden in Berlin liefert auch Engeli/Ribbe, Berlin, 2002, S. 1001–1009.

588 Ärzte und Schwestern des Jüdischen Krankenhauses mussten im Sammellager in der Levetzowstraße arbeiten, wo sie alte und kranke Menschen auf die Deportation vorzubereiten hatten; vgl. Hartung-von Doetinchem, Fortschritte, 1989, S. 178.

29. November 1942 nach Auschwitz deportiert wurde und als »verschollen« gilt, waren beispielsweise bis zur eigenen Deportation im Sammellager in der Großen Hamburger Str. 26 als »Krankenbehandler« tätig.[589] Wie die meisten Juden, die sich noch in der Stadt befanden, wurden »jüdische Krankenbehandler« Opfer des bürokratisch vorbereiteten und durchgeführten nationalsozialistischen Programms des Massenmordes an den europäischen Juden.

Wenn sich auch aus Statistiken nur ein ungefähres Bild über das ganze Ausmaß der Verschleppung und Tötung von Berliner Juden ergibt, so seien hierzu dennoch einige Zahlen genannt: Gemäß einer Aufstellung der Reichsvereinigung lebten im Juni 1941 noch 73.842 Juden – einschließlich der »Rassejuden« – in Berlin. Kurz nach Kriegsende, im Mai 1945, waren es nach Schätzungen der Jüdischen Gemeinde nur noch 6.000 bis 8.000. Davon hatten über 4.000 als Partner in »Mischehen«, etwa 1.900 in Lagern, insbesondere in Theresienstadt, und etwa 1.400 als »Untergetauchte« in der Illegalität die Vernichtung überlebt.[590]

Wie viele »Krankenbehandler« ermordet wurden und wie viele sich unter den Überlebenden des Holocaust befanden, bleibt unklar. Bei den wenigen jüdischen Ärzten, von denen bekannt ist, dass sie bis zur Befreiung als »Krankenbehandler« in Berlin praktizierten, zeichnet sich als Gemeinsamkeit ab, dass sie Partner in einer »Mischehe« waren und vor allem dieser Status sie vor der Deportation und Ermordung bewahrte.[591]

Ärztemangel und ärztliche Versorgung der »deutschblütigen« Berliner Bevölkerung im Krieg

Wie bereits dargestellt wurde, trug der Entzug der Approbation für alle jüdischen Ärzte in Berlin zu einer Unterversorgung an medizinischem Personal bei. Laut einer Statistik kam es durch den Approbationsentzug zu einem »Ausfall« von 27,4 Prozent der Kassenärzte in Berlin.[592] Im November 1938 bezifferte der Leiter des

589 In diesem Gebäude befand sich seit 1879 die erste Wohlfahrtseinrichtung der Berliner Jüdischen Gemeinde für alte Menschen: ein Altenheim. Am 2. Juni 1942 wurden die ersten Heimbewohner in das »Altersghetto« Theresienstadt deportiert. Dieses Heim wurde fast vollständig »geräumt« und diente fortan als »Sammellager«. Die zentrale Lage dieses Gebäudes schien den Nationalsozialisten offenbar ideal, als Sammelpunkt für die geplanten Deportationen zu dienen. Vgl. Jah, Altenheim, 2007.

590 Für den 31. März 1945 weist das Gedenkbuch Berlins, 1995, die Zahl von insgesamt 5.990 offiziell in der Reichshauptstadt registrierten Jüdinnen und Juden aus. Bei diesen handelte es sich um Juden, die in »Mischehe« lebten sowie um »Geltungsjuden«; vgl. Gruner, Judenverfolgung, 1996, S. 91, 94. Für den Februar 1945 verzeichnet eine Liste, die im Jüdischen Krankenhaus im Auftrag der Gestapo geführt werden musste, die Zahl von 6.022 Juden in Berlin; vgl. Hartung-von Doetinchem, Fortschritte, 1989, S. 196.

591 Zu nennen sind beispielsweise die »Krankenbehandler« Alfred Lisser, Franz J. Meyer, Arthur Samuel und Adolf Abraham Ziegelroth. Vgl. auch Gruner, Judenverfolgung, 1996, S. 88-91 sowie Hildesheimer, Selbstverwaltung, 1994, S. 119, 234.

592 Vgl. Schwoch, Versorgungsstrukturen, 2002, S.145.

Hauptgesundheitsamtes, Conti, den Ärztemangel auf 500 bis 600 Ärzte.[593] Dieser Ärztemangel konnte bis Kriegsende 1945 nicht aufgefangen werden. Im Gegenteil, die Betreuungslage verschlechterte sich nicht nur für die »jüdische«, sondern auch für die »deutschblütige« Berliner Bevölkerung weiter. Zwei Faktoren beschleunigten diese Entwicklung. Zunächst bewirkte der Kriegsbeginn am 1. September 1939, dass eine steigende Zahl Berliner Ärzte zum Kriegsdienst in die Wehrmacht eingezogen wurde und damit für die Versorgung der Zivilbevölkerung ausschieden. Mit dem Einsetzen der Bombenangriffe auf Berlin verschlechterte sich die Lage für die Berliner Bevölkerung zusätzlich. Gemäß der Berichte der Hauptluftschutzstelle fand der erste Luftangriff auf Berlin am 26. August 1940 statt.[594] Ab diesem Zeitpunkt nahm nicht nur die Zahl der obdachlosen, verletzten und getöteten Berliner, sondern auch der getroffenen und zerstörten Krankenhäuser beständig zu.[595] Wie aus einer Bekanntmachung der Berliner Verwaltungsstelle der KVD hervorgeht, hatte sich 1940 daneben als ein neues, kriegsbedingtes Arbeitsfeld für Berliner Ärzte die Behandlung von Kriegsgefangenen und Zwangsarbeitern in Lagern entwickelt, die in großem Umfang in Berlin entstanden waren.[596] Während die »arischen« Ärzte Zwangsarbeiter und Kriegsgefangene der unterschiedlichsten Nationalitäten betreuten, wurden jüdische Zwangsarbeiter bei den nicht seltenen Arbeitsunfällen und Erkrankungen von »Krankenbehandlern« versorgt.[597] Eine steigende Zahl an behandlungsbedürftigen Berlinern wurde von immer weniger Ärzten, die oftmals ohne ausreichende Qualifikation und Berufspraxis behandelten, und in immer weniger Krankenhäusern betreut. Hinzu kamen die Folgen einer zunehmend zerstörten Infrastruktur durch die Luftangriffe in Berlin. Strom-, Gas-, Trink- und Abwasserleitungen wurden, verstärkt ab 1943, immer wieder von Bomben beschädigt und mussten repariert werden. Die Seuchengefahr stieg. Die kommunale Hygiene war zwar bis Kriegsende notdürftig aufrecht zu erhalten, brach aber im »Endkampf« um Berlin im Frühjahr 1945 völlig zusammen. Bis Kriegsende wurde es immer schwieriger, einen geregelten Betrieb der Krankenversorgung aufrecht zu erhalten. 1945 verfügte das Gesundheitswesen in Berlin weder materiell noch personell über die Mittel, den Ausbruch von Seuchen zu verhindern. Eine steigende Zahl von kranken Flüchtlingen und Heimkehrern drängte in die Stadt und traf auf

593 Vgl. Kapitel 7; LAB, A Rep. 003-03, Nr. 250, Bl. 73.

594 Vgl. Berichte der Hauptluftschutzstelle 1940–1945, LAB, Rep. 233 STA Rep. 01-02 Rep. 46-80, Mikrofilm Nr. D 78. Bereits ab dem 1. September 1939 überflogen polnische und britische Flugzeuge Berlin. Wohl in Reaktion auf den ersten Luftangriff im August 1940 wurde der Generalbauinspektor Albert Speer mit dem Bau von Luftschutzbunkern beauftragt; vgl. Demps, Luftangriffe, Teil I, 1978, S. 36 f., 49; Teil III, 1983, S. 20–23.

595 Über die Folgen der Luftangriffe auf die Berliner Bevölkerung, die Zahl der getöteten, verletzten und obdachlos gewordenen Berliner bis Kriegsende; vgl. Demps, Luftangriffe, Teil II, 1982, S. 16–25, 35–37.

596 Vgl. Ärzteblatt für Berlin, Mark Brandenburg und Pommern 45 (1940), S. 331. Vertiefend zum Thema Arbeitskräftemangel und Zwangsarbeit einschließlich des Einsatzes jüdischer Zwangsarbeiter in Berlin; vgl. Arbeitskreis Berliner Regionalmuseen, Zwangsarbeit, 2003.

597 Vgl. Simon/Grimm, Zwangsarbeit, 2003, S. 214–222.

eine ausgehungerte Berliner Bevölkerung, deren Widerstandskraft äußerst gering war. Ruhr, Typhus und Fleckfieber breiteten sich epidemisch aus und führten in der zweiten Jahreshälfte 1945 zum Tod von tausenden Berlinern.[598]
Anders als über das Schicksal und die Tätigkeiten von »Krankenbehandlern« in der Kriegszeit, liegen über die Maßnahmen, mit denen ärztliche Standesvertretungen und städtische Gesundheitsbehörden versuchten, die Verschlechterung und einen Zusammenbruch der medizinischen Versorgung in Berlin zu verhindern, durchaus Unterlagen vor. Demnach begann seitens des Berliner Oberbürgermeisters die »Mobilmachung« auf dem Gebiet der gesundheitlichen Versorgung der Bevölkerung im August 1939. Das Hauptgesundheitsamt wurde ermächtigt und mit Mitteln versehen, um in drei »Wellen« Behelfskrankenhäuser zu errichten und »eröffnungsreif« auszustatten.[599] Diese Hilfs- oder Behelfskrankenhäuser wurden organisatorisch und personell an bereits bestehende Krankenhäuser angegliedert. Anfang 1942 standen in Berlin 34 solcher Hilfskrankenhäuser zur Verfügung. Kliniken und Hilfskrankenhäuser scheinen bis auf wenige Ausnahmen vollständig belegt gewesen zu sein.[600] Dass die tatsächlich durchgeführten Baumaßnahmen auch 1942 noch nicht ausreichten, macht darüber hinaus ein Schriftstück deutlich, das nach einer Besprechung im Hauptgesundheitsamt am 28. Mai 1942 angefertigt wurde und über Bemühungen zur Deckung des Bedarfs an Krankenhausbetten in Berlin berichtet. Demnach belief sich die Zahl der zu diesem Zeitpunkt geplanten Krankenhausbetten auf 6.600. Von diesen waren 2.000 Betten wegen »noch schwebender Umbauarbeiten« im Mai 1942 noch nicht fertiggestellt. 1.600 der geplanten 6.600 Betten sollten bis Herbst 1942 weiterhin durch den zusätzlichen Umbau von 10 Schulen zu Hilfskrankenhäusern entstehen. Im Anschluss an dieses »Sofortprogramm« sollten dann die außerdem verbleibenden 3.000 Krankenhausbetten »möglichst noch bis zum Winter« bereitgestellt werden. Wo und auf welchem Wege diese enorme Bettenzahl realisiert werden sollte, bleibt dabei unklar. Aus dem Ergebnisbericht der Sitzung vom 28. Mai 1942 geht darüber hinaus sehr deutlich hervor, dass die Beschaffung von Baumaterialien für Behelfskrankenhäuser derart schwierig geworden war, dass selbst elementare Versorgungsleitungen, wie Wasseranschlüsse, teilweise nur in reduzierter Form bereitgestellt werden konnten.[601]
An der Organisation und Sicherstellung der ärztlichen Versorgung der Berliner Bevölkerung während des Krieges waren vier Institutionen beteiligt, deren Interessenslagen durchaus gegensätzlich waren. Die Wehrmacht als eine der Institutionen hatte ein Interesse daran, möglichst viele Ärzte für den Kriegsdienst zu rekrutieren.

598 Vgl. Dinter, Seuchenalarm, 1999, S. 11–58, 353–357 sowie Engeli/Ribbe, Berlin, 2002, S. 1009–1020.

599 Schreiben des Oberbürgermeisters Berlin an das HGA vom 4. September 1939, LAB, A Rep. 003-03, Nr. 239, n.p.

600 Vgl. Schreiben an RMdI/Verfügung des HGA Berlin, o. Datum, ca. Ende Januar 1942, LAB, A Rep. 003-03, Nr. 239, n.p.

601 Vgl. LAB, A Rep. 003-03, Nr. 239, Bl. 1. Zum Betrieb von Hilfs- und Ausweichkrankenhäusern in Berlin; vgl. Stürzbecher, Geschichte, 1986–1988, S. 170–191; ders., Krankenhäuser, 1985, S. 24–25; Stürzbecher, Geschichte, 1983, S. 282–284.

Daneben spielte das Reichsministerium des Innern, das für die ärztliche Versorgung der Zivilbevölkerung im Reich zuständig war als zweite Institution eine Rolle. Angesichts des sich reichsweit abzeichnenden Ärztemangels, betrachtete es noch im November 1941 die Zahl der Ärzte in Berlin als zu hoch.[602] Das städtische Hauptgesundheitsamt Berlin dagegen war als dritte Institution ständig bemüht, die Zahl der eingezogenen, entzogenen und abwandernden Ärzte gering zu halten.[603] In Verhandlungen mit der Wehrmacht versuchte die Stadt Berlin zu erwirken, dass für die eingezogenen Ärzte, bei denen es sich zunächst vorwiegend um Ärzte mittleren Alters, später überwiegend um junge Ärzte handelte, im Austausch ältere und erfahrene Ärzte vom Wehrdienst freigestellt wurden.[604] Darüber hinaus strebte das Hauptgesundheitsamt an, den Mangel an Ärzten mit Hilfe von Notdienstverpflichtungen abzumildern.[605] In diesem Zusammenhang erachtete es das Hauptgesundheitsamt als besonders ärgerlich, dass für Ärzte keine Abmeldepflicht bei der Ärztekammer existierte und in Berlin auch noch im August 1940 für frei praktizierende Ärzte eine solche nicht eingeführt war.[606] Die Berliner Ärztekammer schließlich scheint als vierte Institution wenig strategisch gehandelt und vorwiegend auf Anweisungen des Gesundheitsamtes reagiert zu haben. Während das Gesundheitsamt bereits Anfang April 1940 eine ernste Gefährdung der Versorgung der Bevölkerung voraussah, beurteilte die Ärztekammer und auch die Berliner Verwaltungsstelle der KVD die Lage noch im März und April 1940 weitgehend positiv.[607] Danach änder-

602 Vgl. Schreiben des RMdI vom 13.11.1941 an den Oberbürgermeister von Berlin, LAB, A Rep. 003–03, Magistrat v. Berlin, n.p.

603 Vgl. Diverse Schreiben des RMdI an den Oberbürgermeister Berlin und Verfügungen des HGA, LAB, A Rep. 003–03, Magistrat v. Berlin, n.p. u. Bl. 56 ff. Das von einem »Stadtmedizinalrat« geleitete Hauptgesundheitsamt der Stadt Berlin entstand 1920. 1933 wurden »nichtarische« und »politisch unzuverlässige« Mitarbeiter entlassen, die Leitung übernahm bis 1936 Wilhelm Klein. Zwischen 1936 und 1939 übte Leonardo Conti dieses Amt aus. Nach dessen Ernennung zum Reichsgesundheitsführer 1939 wurde Dr. Sütterlin, der bis dahin die Abteilung Allgemeine Hygiene und Seuchenbekämpfung im HGA beaufsichtigt hatte, die Leitung übertragen. Weitere Abteilungen im Hauptgesundheitsamt waren: Rettungswesen, Wirtschafts- und Finanzangelegenheiten, Heil- und Pflegeanstalten und Hospitäler, Pharmaziewesen, Krankenhäuser, Erb- und Rassepflege mit Gerichtsarztwesen sowie Soziale Hygiene und die Abteilung Personalangelegenheiten. Dem HGA unterstanden 20 Gesundheitsämter in den Berliner Bezirken, diese wurden von bezirklichen Amtsärzten geleitet. Zu Aufbau und personeller Besetzung der einzelnen Posten im Berliner Gesundheitsamt; vgl. Stürzbecher, Klein, 1991, S. 100 sowie Berliner Akademie, Führer, 1935 bis 1941. Zu Organisation und Aufgaben von Gesundheitsämtern im »Dritten Reich«, vgl. Vossen, Gesundheitsämter, 2001, S. 204–374.

604 Vgl. LAB, A Rep. 003-03, Magistrat v. Berlin, Bl. 26–31.

605 Vgl. Vfg. des HGA Berlin/Schreiben an RMdI, 29.9.1939, LAB, A Rep. 003–03, Magistrat v. Berlin, Bl. 4 f., 55.

606 Vgl. LAB, A Rep. 003–03, Magistrat v. Berlin, Bl. 15,48.

607 Vgl. LAB, A Rep. 003–03, Magistrat v. Berlin, Bl. 23, 26, 35. Möglicherweise war die Ärztekammer Berlin bzw. die Berliner Verwaltungsstelle der KVD nicht immer ausreichend über die zahlenmäßige Entwicklung der Berliner Ärzteschaft informiert, denn aus einem Vermerk des HGA Berlin vom 9.7.1941 anlässlich einer Besprechung mit Vertretern der Ärztekammer, u.a. mit Löllke, geht hervor, dass »wohl s. Zt.« verabredet worden sei, dass die Ärztekammer sich vor allem um die Ärzte in

te sich in den Berichten der Ärztekammer die Einschätzung merklich. Möglicherweise waren die Vertreter der Ärztekammer mittlerweile von den zuständigen Vertretern des Hauptgesundheitsamtes dahingehend aufgeklärt worden, dass ihre Angaben über die Versorgung der Berliner Bevölkerung für die zukünftige Sicherstellung des ärztlichen Bedarfs wenig hilfreich waren. Jedenfalls macht ein Vermerk des Mitarbeiters Clauss des Berliner Gesundheitsamtes vom März 1940 deutlich, dass er entgegen der Einschätzungen der Ärztekammer Berlin vom Februar 1940, die zur monatlichen Berichterstattung an das Reichsinnenministerium weitergeleitet worden waren, die »allgemeine ärztliche Versorgung in den freien Praxen« Berlins keineswegs mehr als »noch sichergestellt«, sondern vielmehr bereits als »gerade behelfsmäßig« ausreichend, ansah.[608] Angesichts der Argumente, die er vorbrachte, erscheint es eher wahrscheinlich, dass die Angaben der Ärztekammer geschönt waren, als dass das Hauptgesundheitsamt die Lage dramatisierte. So stellte Clauss beispielsweise fest, dass von den 1.546 Allgemeinpraxen, die im September 1939 in Berlin bestanden hatten, im März 1940 noch 1.505 existierten. Von diesen waren jedoch etwa 400 vertretungsweise durch junge Hilfskassenärzte besetzt, welchen die Erfahrung fehlte und die daher nur beschränkt praktizieren konnten. Weitere 200 Wehrmachtsärzte konnten ihre Praxis nur nachmittags und damit ebenfalls nur beschränkt ausüben. Ähnliches galt für die Fachpraxen, bei denen etwa 200 Ärzte als Wehrmachtsangehörige nur eingeschränkt praktizieren konnten. 40 Fachpraxen wurden darüber hinaus durch städtische Assistenz- und Hilfsärzte betreut, auch sie standen Patienten nur nachmittags und abends zur Verfügung. In Berufung auf Angaben der Ärztekammer führte das Hauptgesundheitsamt darüber hinaus aus, dass inzwischen selbst eine »Reserve« zum Einsatz als »Hilfskassenärzte« in Berlin nicht mehr bestehe. Sie hatte einerseits aus sehr jungen Ärzten und andererseits aus sehr alten, pensionierten, dienstuntauglichen und solchen Ärzten bestanden, die noch eine Privatpraxis ausübten.[609]

Zwei Jahre später sah die ärztliche Versorgungslage in Berlin bereits noch schlechter aus. So geht aus einer Aufstellung der Ärztekammer Berlin vom 15. April 1942 hervor – und dies sind die letzten derzeit verfügbaren Angaben über die Zahl der Kassen- und Privatpraxen in Berlin –, dass die Inhaber von insgesamt 1.123 Berliner Praxen zum Militärdienst eingezogen worden waren.[610] Von insgesamt 2.814 Praxen, über die Berlin gemäß dieser Aufstellung vor dem Krieg 1939 verfügte, waren 564 wegen der Einberufung von Ärzten geschlossen worden. In 261 Fällen führten

freier Praxis kümmerte und der Oberbürgermeister, d.h. das HGA, für die Krankenhausärzte zuständig sei. Die Vertreter der Ärztekammer forderten laut dieses Vermerks, zukünftig auch über die Veränderungen bei Krankenhausärzten informiert zu werden; vgl. LAB, A Rep. 003-03, Magistrat v. Berlin, n.p.

608 LAB, A Rep. 003-03, Magistrat v. Berlin, Bl. 13 ff.

609 Vgl. LAB, A Rep. 003-03, Magistrat v. Berlin, Bl. 13 ff.

610 Die Referenzzahlen, die für die Zeit vor Kriegsbeginn angegeben werden, belaufen sich auf 2.344 Kassen- und 470 Privatpraxen; vgl. Stand der ärztlichen Versorgung am 1. April 1942, Schreiben der ÄK an das HGA Berlin vom 15.4.1942, LAB, A Rep. 003-03, Magistrat v. Berlin, n.p.

Vertreter die Praxen weiter, allerdings in der Regel nur halbtags, da die betreffenden Ärzte außerdem in »Krankenhäusern, Rettungsstellen, Fürsorgestellen etc. tätig« waren. 298 weitere Ärzte konnten neben ihrem Heeresdienst nur zeitweise praktizieren, »fast ausnahmslos nur an 4, selten an 5 Tagen ab 16 oder 17 Uhr«. Hausbesuche zu machen, war ihnen ebenfalls nur selten möglich. Zu den genannten 564 geschlossenen Praxen kamen überdies noch 66 Fälle hinzu, in denen Praxen nach dem Tod ihrer Inhaber nicht wiederbesetzt werden konnten.[611]
Wenn diese Zahlen richtig sind, dann standen im April 1942 zur ärztlichen Betreuung der Berliner Bevölkerung nur noch 1.625 ganztägig geöffnete Kassen- und Privatpraxen zur Verfügung. Hinzu kamen noch 559 Praxen mit eingeschränktem Betrieb. Die Aufstellung differenzierte dabei nicht mehr zwischen privaten und Kassenpraxen, denn seit Kriegsbeginn konnten Krankenhausärzte wie Ärzte in Privatpraxis verpflichtet werden, auch Kassenpatienten zu behandeln. Durch verschiedene Erlasse des Reichsinnen- und des Reichsarbeitsministeriums zu Kriegsbeginn, verfügten Ärztekammern und Landesstellen der KVD über das Recht, niedergelassene Ärzte »zur Tätigkeit auf allen ärztlichen Arbeitsgebieten« heranzuziehen: Private wie Kassenärzte konnten zur Behandlung in Krankenhäusern, Ärzte in Privatpraxis zur Versorgung von Kassenpatienten verpflichtet werden.[612] Die Aufstellung weist auch nicht den Anteil der Ärztinnen aus. So bleibt an dieser Stelle nur zu bemerken, dass während des Krieges verheiratete Ärztinnen wieder praktizierten, denen 1934 die Kassenzulassungen entzogen worden waren und die ihre Berufstätigkeit aufgegeben hatten.[613] Angesichts der zusätzlichen Angaben der Ärztekammer von 1942, dass ständig 179 Ärzte durch Urlaub ausfielen, 150 Ärzte täglich für 3 Stunden noch andere Aufgaben erfüllten und 350 Ärzte bei Fliegeralarm halb- oder ganztägig abberufen wurden, erscheinen jedoch auch die oben errechneten Zahlen für Berlin noch als zu hoch. Darüber hinaus lassen die aufgeführten Altersangaben der niedergelassenen Berliner Ärzte Zweifel zu. Von diesen waren demnach 12 Ärzte bereits über 80, 150 Ärzte über 70 und 314 Ärzte über 60 Jahre alt.[614] Insgesamt ist die ärztliche Versorgung der Berliner Bevölkerung mit niedergelassenen Ärzten damit bereits für April 1942 als völlig unzureichend anzusehen.
Vor diesem Hintergrund sind zwei Zahlen, die die Ärztekammer Berlin ganz am Schluss ihrer Aufstellung anfügte und die in keinem der vorangegangenen Berichte genannt wurden, besonders bemerkenswert:

---

611 Vgl. Stand der ärztlichen Versorgung am 1. April 1942, Schreiben der ÄK an das HGA Berlin vom 15.4.1942, LAB, A Rep. 003–03, Magistrat v. Berlin, n.p.

612 Vgl. Ärzteblatt für Berlin, Mark Brandenburg und Pommern 44 (1939), S. 695.

613 Vgl. Schwoch, Standespolitik, 2001, S. 269 f.; Schwoch, Versorgungsstrukturen, 2002, S. 145; Die Abschwächung von Repressionen gegen Studentinnen und Ärztinnen war nicht etwa einem Gesinnungswandel der Ärztevertretung gegenüber der Forderungen von Frauen nach beruflicher Gleichberechtigung zuzuschreiben, sondern der schlichten Tatsache, dass der Personalbedarf während der Kriegszeit enorm stieg; vgl. Bleker/Eckelmann, Erfolg, 1993, S. 95.

614 Vgl. Stand der ärztlichen Versorgung am 1. April 1942, Schreiben der ÄK an das HGA Berlin vom 15.4.1942, LAB, A Rep. 003–03, Magistrat v. Berlin, n.p.

»1938 ausgeschlossene Juden 1.546
davon sind nur ersetzt worden 200«[615]

Was genau die Vertreter der Ärztekammer mit diesen Angaben bezweckten, bleibt unklar. Immerhin ist denkbar, dass die Verfasser der Aufstellung angesichts der desaströsen Entwicklung der Versorgungslage in Berlin möglicherweise mit dem Gedanken spielten, »jüdische Krankenbehandler« als eine ärztliche »Reserve« zu betrachten. Angesichts der Tatsache, dass die Deportationen jüdischer Berliner bereits in vollem Gange waren und vor dem Hintergrund der heute bekannten Konsequenz, mit der die Vernichtung der Juden betrieben wurde, erscheint ein solcher Gedanke geradezu zynisch.[616] Dennoch muss diese Vermutung nicht ganz abwegig sein. Wie bereits beschrieben, bestimmten schon die Anordnungen des »Beauftragten für Jüdische Behandler« 1938, dass »Behandler« in Notfällen und bei Lebensgefahr jedermann Hilfe zu leisten hatten.[617] Für die Zeit ab März 1944 ist überliefert, dass nach Luftangriffen vereinzelt nichtjüdische Patienten aus dem Bezirk Wedding zur Erstversorgung zunächst in das Jüdische Krankenhaus in der Iranischen Str. 2 eingeliefert wurden, um später in andere Krankenhäuser verlegt zu werden.[618] Darüber hinaus wurden »Mischlingsärzte ersten und zweiten Grades« ab 1943 verstärkt wieder zur medizinischen Versorgung der Bevölkerung und auch im Militär eingesetzt.[619]

Wie viele Kassen- und Privatpraxen zu Kriegsende noch in Berlin existierten und wie viele Ärzte zur Versorgung der Berliner Bevölkerung zur Verfügung standen, konnte im Rahmen der vorliegenden Untersuchung nicht geklärt werden. Wahrscheinlich nahm ihre Anzahl auch nach 1942 weiter ab. Nach Kriegsbeginn wurden keine Neuzulassungen von Kassenärzten mehr vorgenommen.[620] In jedem Fall ist abschließend festzustellen, dass die Zeit des Nationalsozialismus für die Berliner Bevölkerung insgesamt eine kontinuierliche, in der Kriegszeit eine beschleunigte Verschlechterung der ärztlichen Versorgung mit sich brachte.[621] Allein zwischen 1933 und 1942 sank die Zahl der niedergelassenen Ärzte bzw. der Praxen um mehr als die Hälfte. So zeigt sich einmal mehr, dass die nationalsozialistische Rassepolitik und ihre Umsetzung auf dem Gebiet ärztlicher Standespolitik, auf

615 Stand der ärztlichen Versorgung am 1. April 1942, Schreiben der ÄK an das HGA Berlin vom 15.4. 1942, LAB, A Rep. 003–03, Magistrat v. Berlin, n.p.

616 Vgl. Gruner, Judenverfolgung, 1996, S. 98–101.

617 Vgl. LAB, A Rep. 003 03, Nr. 250, Bl. 60 f.

618 Vgl. Hartung-von Doetinchem, Fortschritte, 1989, S. 200. Zum Kriegsende und der frühen Nachkriegszeit im Jüdischen Krankenhaus Berlin; vgl. Münch, Krankenhaus, 1997, S. 87–115.

619 Vgl. Kater, Ärzte, 2000, S. 333 f.

620 Vgl. Ärzteblatt für Berlin, Mark Brandenburg und Pommern 44 (1939), S. 695.

621 Die Volksgesundheit verschlechterte sich nicht nur in Berlin, sondern im ganzen Reich nach 1933 kontinuierlich, ab 1939 verstärkt und als unmittelbare Folgen des Krieges. Einen Überblick über den Alltag von Ärzten während der verschiedenen Phasen des "Dritten Reiches" bis zum Kriegsende liefert Kater, Ärzte, 2000, S. 75–102.

Grund der die Ausschaltung der jüdischen Ärzte erfolgte, faktisch und zusätzlich verschärft durch die Kriegssituation, nicht dem Wohl der »Volksgemeinschaft« diente, dem sich die Ärzteschaft zuletzt in der RÄO von 1935 verpflichtet hatte.
Was die konkrete Situation der Berliner Verwaltungsstelle der KVD zu Kriegsende angeht, so bleiben viele Fragen offen. Aufgrund der Quellenlage war nicht festzustellen, wie oder wie lange sie ihre Verwaltungsaufgaben noch wahrnahm. Über den Standort in der Woyrschstraße liegen keine Unterlagen vor. Doch konnten zwei Briefe gefunden werden, die über das Kriegsende im Haus der Deutschen Ärzte in der Lindenstr. 42 Auskunft erteilen. Zum einen handelt es sich um ein Schreiben Heinrich Grotes an seinen Bruder Wilhelm vom 5. März 1945, zum anderen um einen Brief des – inzwischen »ausgeschiedenen« – Mitarbeiters Hermann Lautsch vom 25. August 1945.[622] Aus dem Schreiben Grotes geht hervor, dass das Ärztehaus lange von Bombentreffern verschont blieb. Erst zwei Angriffe im Februar 1945 zerstörten die Vorderseite des Gebäudes, während der hintere Teil weitgehend unberührt blieb. Da der Brief sowohl Planungen zur Räumung des Standortes Berlin andeutet als auch eine Schilderung der allgemeinen Lage in der Stadt beinhaltet, soll hier eine längere Passage zitiert werden:
»Leider ist es ja, wie ich wiederholt schrieb, nicht in meiner Möglichkeit aus Berlin wegzugehen. Ausserdem würde ich ja kaum bestimmen können, wohin wir zu gehen haben. Vorgesehen ist Weimar für den Fall, dass unser Haus kaputt geht. Andererseits heisst es wieder, dass keine Dienststelle aus Berlin herausgehen darf und ich daher auch damit rechnen muss, bei einer Einschliessung Berlins hier zu bleiben. Bei der jetzigen Ernährungslage würde man auch an einem fremden Ort, wo man unbekannt ist, glatt eingehen. Hier hat man doch immer noch einige Vorräte, die zwar nicht gross sind, aber mit denen man sich über Wasser halten kann. Ich glaube, ich teilte Euch schon mit, dass bei dem schweren Tagesangriff am 3.2. und am 26.2. die Vorderseite unseres Ärztehauses sehr beschädigt ist. Dagegen ist die Hinterseite in Ordnung geblieben und auch mein Zimmer hat ausser Fensterschaden nichts abbekommen. Es ist warm und wohnlich wie bisher. Das Leben in Berlin erstarrt so langsam. In den meisten Teilen Berlins gibt es nur an wenigen Stunden des Tages und der Nacht elektrisches Licht, sodass die Leute nicht einmal rechtzeitig Radiomeldungen über Einflüge bekommen. Häufig wird erst bei Alarm eingeschaltet. Strassenbahn, U-Bahn- und S-Bahnverkehr geht unregelmässig, vielerorts sind die Strecken unterbrochen. Zahlreiche Strassen sind durch Barrikaden völlig gesperrt, man kann praktisch nirgendwo mehr hinkommen und auch keinen Menschen mehr besuchen. Aber es hilft ja alles nichts!«[623]

622 Vgl. Brief Heinrich Grotes an seinen Bruder Wilhelm Grote vom 5. März 1945, Brief von Hermann Lautsch an Dora Michaelis vom 25. August 1945, Anschreiben Julius Hadrich an Julius Grote, alle Briefe; vgl. Private Briefsammlung Maria Grote-von Arnim.

623 Brief Heinrich Grotes an seinen Bruder Wilhelm Grote vom 5. März 1945; vgl. Private Briefsammlung Maria Grote-von Arnim. Zu den Luftangriffen im Februar 1945, die wohl die schwersten in Berlin überhaupt waren; vgl. Demps, Luftangriffe, Teil II, 1982, S. 16.

Der zweite Brief des KVD-Mitarbeiters Hermann Lautsch vom August 1945 weist auf das Geschehen im Ärztehaus nach der Einnahme Berlins hin:
»Im Ärztehaus sind die Sachen [von Heinrich Grote, d. Verf.] wie diejenigen aller unserer Angestellten, die sie dort untergebracht hatten, durch Wassereinbruch in den Keller im Anschluss an die Russenbesetzung des Hauses verloren gegangen.«[624]
Wie es zu dem genannten Wassereinbruch kam, bleibt ungeklärt.

624 Brief von Hermann Lautsch an Dora Michaelis vom 25. August 1945, Private Briefsammlung Maria Grote-von Arnim.

Kapitel 9 – Ausblick – Nationalsozialistische Standesvertreter und der Aufbau ärztlicher Sandesorganisationen nach dem Krieg in Berlin

Angesichts der beschriebenen Verbrechen und des Unrechts, das politisch missliebigen und jüdischen Kollegen seitens der Vertreter der Landesstelle Berlin der KVD und der Ärztekammer Berlin zwischen 1933 und 1945 widerfuhr, stellen sich zwei Fragen: Was wurde aus den verantwortlichen Ärzten und was wurde aus der Berliner Landesstelle der KVD nach 1945? Vor diesem Hintergrund soll im Folgenden in einem abschließenden Ausblick auf personelle wie organisatorische Kontinuitäten und Brüche in der Aufbauphase der Berliner KV während der ersten Nachkriegsjahre eingegangen werden.

Verbleib und Umgang mit nationalsozialistischen Berliner ärztlichen Standespolitikern nach Kriegsende 1945

Die Liste der Ärzte, die als Mitarbeiter der Berliner Landesstelle der KVD und der Ärztekammer Berlin Anteil an der Politik der Entrechtung und Ausschaltung von Kollegen hatten, ist lang. Im Rahmen der vorliegenden Untersuchung konnten lediglich erste Hinweise zu einigen dieser ärztlichen Funktionäre gesammelt werden. Intensivere Recherchen, die möglicherweise wertvolle Informationen liefern können, bleiben zukünftigen Forschungen vorbehalten. Dennoch soll an dieser Stelle das Wenige, was über die für Berlin wichtigsten nationalsozialistischen ärztlichen Standespolitiker zusammengetragen wurde, dargestellt werden.
Zunächst ist dabei festzustellen, dass einige der Ärzte, die zentrale Positionen in der Gesundheitspolitik des »Dritten Reiches« und bei der Berliner Verwaltungsstelle der KVD bekleideten, im Nachkriegsdeutschland nicht mehr am Leben waren. Gerhard Wagner war bereits 1939 gestorben. Sein Nachfolger, Leonardo Conti, der insbesondere bis zu seiner Ernennung zum »Reichsgesundheitsführer« in der Berliner Gesundheits- und Standespolitik eine große Rolle gespielt hatte, wurde zu Kriegsende verhaftet, verübte aber noch 1945, bevor er im Nürnberger Ärzteprozess zur Rechenschaft gezogen werden konnte, in seiner Zelle Suizid.[625] Zu den Ärzten, die vor 1945 tot waren, gehörten Erwin Villain, der bereits 1934 im Zusammenhang mit der »Röhm-Affäre« ermordet worden war, sowie der Leiter der Bezirksstelle der KVD, Kurt Quandt. Wie einem Nachruf im Ärzteblatt für Berlin zu entnehmen ist, starb Quandt »nach langer Krankheit am 18. April 1941«.[626] Auch Arnold Samans,

625 Der Ärzteprozess fand 1946 und 1947 als erster Nachfolgeprozess nach dem Hauptkriegsverbrecherprozess vor dem US-amerikanischen Militärgerichtshof in Nürnberg statt; vgl. Ebbinghaus/Dörner, Vernichten, 2001.

626 Vgl. Ärzteblatt für Berlin, Mark Brandenburg und Pommern 46 (1941), S. 129.

stellvertretender Leiter der Berliner Ärztekammer, war 1941 gestorben.[627] Heinrich Grote, der langjährige Amtsleiter der Berliner KV, beging am 1. Mai 1945 in Berlin Suizid. Zu den Umständen seines Todes zog sein Bruder Wilhelm Grote, der in der KVD Landesstelle Niedersachsen beschäftigt gewesen war, nach Kriegsende Erkundigungen ein. Nach einer Auskunft von Hermann Lautsch hatte sich Heinrich Grote am 30. April 1945 »militärischen Einheiten zur Versorgung von Verwundeten zur Verfügung gestellt«, wobei er selbst am Bein verletzt worden und »mitten in die Strassenkämpfe hinein geraten« sein soll. »Er hat dann den Freitod gewählt, indem er sich vergiftete.«[628] Aus einer anderen Quelle geht ergänzend hervor, dass er in einem Hotelzimmer in der Friedrichsstr. 94 zusammen mit seiner Sekretärin Suizid begangen habe.[629] Nach einer provisorischen Bestattung und einer vorübergehenden Umbettung wurde der Leichnam Heinrich Grotes schließlich in einem Massengrab auf dem Jüdischen Friedhof in der Großen Hamburger Straße beigesetzt.[630] Wie es dazu kam, dass er ausgerechnet dort beerdigt wurde, konnte nicht in Erfahrung gebracht werden.
Über einige weitere ärztliche Standespolitiker, die an maßgeblicher Stelle an der Entrechtung der jüdischen und politisch missliebigen Kollegen in Berlin mitwirkten, fehlt bislang jede Überlieferung. Zu nennen ist insbesondere Arno Hermann, der sowohl der Ärztekammer als auch dem Zulassungsausschuss der Berliner Verwaltungsstelle der KVD angehörte und ab 1938 die Stellung des »Beauftragten für Jüdische Behandler« einnahm. Über Johannes Scherler, einen weiteren Mitarbeiter der KV Berlin und Mitglied des Zulassungsausschusses, war lediglich in Erfahrung zu bringen, dass er Ende November 1945 in der Hewaldstr. 10 in Schöneberg lebte.[631]
Über den Verbleib Hans Löllkes, des Leiters der Landesstelle Berlin der KVD und der Ärztekammer Berlin ab 1941, liegen ebenfalls nur wenige Anhaltspunkte vor. So geht aus einer 1956 angefertigten, handschriftlichen Notiz auf seiner Karteikarte des RAR hervor, dass er seit dem 21. Januar 1954 »zurück aus Gefangenschaft« sei.[632] Danach, vom 12. Mai 1954 bis zum 31. März 1961, war er bei der KV Berlin wieder als Kassenarzt zugelassen, als Facharzt für Hals-Nasen-Ohren-Krankheiten. 1962 verließ er Berlin und zog nach Südwestdeutschland um.[633]

---

627 Vgl. Ärzteblatt für Berlin, Mark Brandenburg und Pommern 46 (1941), S. 107.

628 Schreiben Hermann Lautsch vom 25. August 1945; vgl. Private Briefsammlung Maria Grote-von Arnim. Einer Bemerkung Hadrichs aus dem Jahr 1946 zufolge, war Lautsch 1946 »inzwischen bei uns ausgeschieden[...]«. Was genau »uns« dabei meinte, ob die Reichsleitung der KVD oder den »Treuhänder der Medizinalberufsverbände – Berufsgruppe Ärzte« in Berlin, für die Hadrich zu dieser Zeit arbeitete, bleibt unklar; vgl. Schreiben Hadrichs an Julius Grote vom 16. Oktober 1946, Private Briefsammlung Maria Grote-von Arnim.

629 Vgl. Eidesstattliche Erklärung des – nicht namentlich genannten – Hausmeisters des Hauses Friedrichstr. 94 vom Juni 1947, Private Briefsammlung Maria Grote-von Arnim.

630 Vgl. Schreiben Wilhelm Grote an Julius Grote vom 6. März 1952, Private Briefsammlung Maria Grote-von Arnim.

631 Vgl. Schreiben Dr. Sievers, Ärztekammer Niedersachsen, an den Bruder Heinrich Grotes, Julius Grote, vom 29.11.1945; vgl. Private Briefsammlung Maria Grote-von Arnim.

632 Vgl. DVD RAR (KVD), Löllke, Hans, geb. 22.9.1898.

633 Vgl. Auskunft Ellen Harnisch 2008, Archiv der KV Berlin.

Etwas ausführlichere Informationen liegen über Paul Schäfer vor, der Mitglied der Berliner Ärztekammer war. Im August 1938 hatte er zusammen mit Hans Löllke an einer Sitzung teilgenommen, in der städtische Behörden und Standesvertretungen berieten, welche Vorkehrungen zu treffen waren, um dem Ärztemangel nach dem Entzug der Approbationen für jüdische Ärzte in Berlin zu begegnen. Er wurde nach Kriegsende verhaftet. Zunächst im sowjetischen Speziallager Jamlitz inhaftiert, wurde er im April 1947 in das sowjetische Speziallager Buchenwald überführt. Dort war er als Arzt im Lazarett tätig. Nach seiner Entlassung am 15. Februar 1950 kehrte er nach Berlin zurück und starb am 17. September 1951 in Charlottenburg.[634]

Neben Löllke und Schäfer stellt der einzige unter den Berliner KV-Vertretern, von dem bislang bekannt ist, dass er nach dem Krieg für sein Handeln während der Zeit des Nationalsozialismus zur Rechenschaft gezogen wurde, Martin Claus dar. Wie bereits beschrieben wurde, hatte er zu einem der drei Kommissarischen Leitern des Groß-Berliner Ärztebundes gehört, die am 1. April 1933 eingesetzt wurden und sowohl die Gleichschaltung der Berliner Ärzteschaft als auch den Entzug der Kassenpraxis ihrer »nichtarischen« und politisch missliebigen Kollegen mit großer Härte umsetzten. 1934 hatte er sich nach heftigen Auseinandersetzungen mit den vorgesetzten Dienststellen von seinen standespolitischen Ämtern entbinden lassen. Claus wurde am 9. Mai 1950 bei den so genannten Waldheimer Prozessen zu 20 Jahren Zuchthaus verurteilt.[635] Diese Prozesse waren Schnell- und Schauprozesse, bei denen nicht nur Nationalsozialisten und Kriegsverbrecher vor Gericht gestellt wurden. Bis hin zu Opfern des Nationalsozialismus wurden weitere Personen abgeurteilt, weil die SED-Führung und sowjetische Organe sie als politisch verdächtig oder gefährlich erachteten.[636]

Aus dem Urteil gegen Claus geht hervor, dass er für schuldig befunden wurde, »in einer führenden Stellung der NSDAP« und »als Leiter des NS-Ärztebundes« seine Stellung und seinen Einfluss zu »ungerechten Zwangsmaßnahmen ausgenutzt« zu haben.[637] Hierbei waren seine Beihilfe und Zustimmung zu »der Verfolgung aus politischen und rassischen Gründen« gemeint bzw. seine Mitwirkung an »der Entziehung

634 Vgl. Auskunft Ellen Harnisch 2008, Archiv der KV Berlin sowie Kathrin Krypczyk, Bodo Ritscher, Krankheit, 2005, S. 106. Zur Geschichte des Speziallagers Jamlitz, das als sowjetisches Speziallager Nr. 6 bei Lieberose am Ort eines ehemaligen Außenlagers des KZ Sachsenhausen eingerichtet und im April 1947 geschlossen wurde, vgl. Andreas Weigelt, »Umschulungslager«, 2001.

635 Vgl. BStU, MfS-HA IX/11, RHE 57/79 DDR, Bl. 20; Kaminsky, Hirschfeld, 2007; vgl. auch Domeinski, Drucker, 1996, S. 72 f.

636 Zwischen dem 21. April und 29. Juni 1950 wurde im Zuchthaus der Stadt Waldheim von mehreren Strafkammern des Landgerichts Chemnitz im Schnellverfahren gegen 3.442 Personen verhandelt; unter direkter Anleitung und Regie der SED-Führung. Die Prozesse stützten sich formalrechtlich auf die Grundlagen des Kontrollratsgesetzes Nr. 10 vom 20. Dezember 1945, die Kontrollratsdirektive 38 vom 12. Oktober 1946 und den Befehl Nr. 201 des Chefs der Sowjetischen Militäradministration vom 16. August 1947. Sie sind aber auf Grund der unzureichenden Art der vorausgehenden Untersuchungen und der wie am Fließband durchgeführten Gerichtsverhandlungen als rechtswidrig einzuschätzen und als Justizskandal anzusehen, vgl. Eisert, Prozesse, 1993, S. 7–41; Otto, »Waldheimer Prozesse«, 1993, S. 5–27.

637 Vgl. BStU, MfS-HA IX/11, RHE 57/79 DDR, Bl. 21.

Dr. Fritz Hirschfeld[1], geboren am 25. März 1894 in Naugard/Pommern, praktizierte als Augenarzt in Berlin.
Als »Krankenbehandler« zugelassen, arbeitete er nach 1938 im Berliner Jüdischen Krankenhaus, wo er auch »Illegale« operierte und behandelte. Hirschfeld überlebte dort die NS-Zeit.
Der Ermordung durch die Nationalsozialisten knapp entgangen, wurde er nach Ende des Krieges erneut Opfer von Verfolgung. Am 10. Juli 1946 wurde Hirschfeld von den sowjetischen Besatzungsbehörden unter dem Vorwurf verhaftet, als Arzt in einem Konzentrationslager an der Deportation von mehreren hundert jüdischen Kranken beteiligt gewesen zu sein. Ohne weiteres Verfahren oder Urteil wurde er über die Haftstation Hohenschönhausen in das ehemalige KZ Sachsenhausen deportiert, das der sowjetische NKWD als Speziallager Nr. 7 weiternutzte. Dort war er als Augenarzt im Krankenrevier tätig.
1950 wurde Hirschfeld an die DDR-Behörden übergeben und in den so genannten Waldheimer Prozessen als »Hauptverbrecher im Sinne der Kontrollratsdirektive Nr. 10« zu 20 Jahren Zuchthaus verurteilt. Ein »Gnadenakt« vom 10. Oktober 1952 setzte seine Strafe auf 5 Jahre herab. Am 14. Oktober 1953 von Waldheim in das Zuchthaus Brandenburg verlegt, wurde er schließlich am 16. Februar 1955 entlassen.
Hirschfeld kehrte nach Berlin zurück und eröffnete in West-Berlin erneut eine Augenarztpraxis. Später zog er nach Süddeutschland um. Am 21. August 1964 erhielt er das Bundesverdienstkreuz 1. Klasse. In der Begründung zu dieser Verleihung wurde sein Schicksal während der Zeit des Nationalsozialismus und unter dem Regime in der Sowjetischen Besatzungszone bzw. in der DDR hervorgehoben. Fritz Hirschfeld starb am 4. April 1965 in einem Bürgerspital in Basel.

1 Eisert, Prozesse, 1993; Kaminsky, Hirschfeld, 2007; Schwoch, Kassenärzte, 2009.

der Praxis der jüdischen Ärzte«.[638] Straferschwerend wirkte, dass »der Angeklagte gerade in dem Jahre 1933 innerhalb der Ärzteschaft Berlin eine entscheidende Rolle spielte und die Grundlage dazu schuf, die es ermöglichte, die nationalsozialistische Zielsetzung in bezug auf das Arztwesen zu erreichen.«[639] Wenn es sich bei den »Waldheimer« Prozessen auch um Schauprozesse handelte, und wenn auch die Stellung von Claus in NSDAP und NSD-Ärztebund sicher keine führende gewesen war, so hatte das Gericht mit dieser Urteilsbegründung dennoch die Verantwortung und das Handeln von Martin Claus gegenüber ärztlichen Kollegen während der Zeit des Nationalsozialismus recht klar erfasst. Claus legte Revision ein, diese wurde jedoch abgewiesen.[640] Auf das Strafmaß von 20 Jahren wurden die fünf Jahre Haft, die er bereits vor Prozessbeginn im Speziallager Sachsenhausen abgebüßt hatte, angerechnet. Das Gericht sprach außerdem eine »Berufsbeschränkung« über 10 Jahre aus. Bereits nach vier Jahren Haft, in denen er als Arzt in der Anstalt praktizierte, wurde Claus entlassen. Seine Entlassungspapiere, ausgestellt auf den 12. Juli 1954, berechtigten ihn zur Rückkehr nach Berlin.[641] Über weitere Tätigkeiten von Claus ist nichts bekannt. Dass sich aber an seinen politischen Überzeugungen wenig geändert hatte, legt ein Satz in seinem Gnadengesuch nahe: »In Wahrheit habe ich nicht Juden geschädigt, sondern bin ihr Opfer geworden.«[642] Eine Notiz in den Gefängnisakten gibt als Todesdatum den 15. März 1957 an.[643]

638 Vgl. BStU, MfS-HA IX/11, RHE 57/79 DDR, Bl. 21, 23.
639 BStU, MfS-HA IX/11, RHE 57/79 DDR, Bl. 21.
640 Vgl. BStU, XII/RF/79, Nr. 1, Bl. 34.
641 Vgl. BStU, MfS-HA IX/11, RHE 57/79 DDR, Bl. 24.
642 Zitiert nach Domeinski, Drucker, 1996, S. 73.
643 Vgl. BStU, Material HA IX/11 vor 1945 zu Dr. Claus, Martin, Bl. 1.

Insgesamt scheint damit von den genannten Ärzten, die während der Zeit des Nationalsozialismus wichtige Positionen in der Berliner Verwaltungsstelle der KVD bekleideten, nach dem Krieg keiner mehr standespolitisch aktiv gewesen zu sein.
Für drei Mitarbeiter der Reichsstelle der KVD traf dies jedoch nicht zu: Karl Haedenkamp, der maßgeblich an der Formulierung und Durchführung von Gesetzten und Verordnungen zum Ausschluss jüdischer und politisch missliebiger Kollegen aus der Kassenpraxis beteiligt war, erreichte 1948 seine »Entnazifizierung« und setzte in Westdeutschland seine standespolitische Arbeit an prominenter Stelle und hochdekoriert fort.[644] Auch der Staatswissenschaftler und bis 1937 in der Geschäftsführung der KVD tätige Julius Hadrich und der Rechtsanwalt und Justiziar der KVD, Clemens Bewer, konnten nach dem Krieg an ihre früheren Tätigkeiten in der ärztlichen Standespolitik anknüpfen. Hadrich und Bewer engagierten sich bei dem neuerlichen Aufbau einer kassenärztlichen Vertretung in Berlin.[645]

Kontinuitäten und Brüche beim Aufbau neuer ärztlicher Standesorganisationen in Berlin nach 1945

Berlin wurde zwischen dem 22. April und dem 2. Mai 1945 von der Roten Armee erobert und von der nationalsozialistischen Herrschaft befreit. Bis die US-amerikanischen und britischen Truppen am 4. Juli 1945 in Berlin eintrafen und die Stadt schließlich in vier Sektoren aufgeteilt war, hatte der Generaloberst der Roten Armee und sowjetische Stadtkommandant, Nikolaij Erastowitsch Bersarin (1904–1945), bereits verschiedene Maßnahmen zur Verwaltung Berlins getroffen, u. a. war im Mai 1945 ein neuer Magistrat eingesetzt worden. Dieser bestand zu großen Teilen aus überzeugten Kommunisten und blieb bis zu den ersten freien Wahlen am 26. Oktober 1946, dem Tag des Inkrafttretens der von den Alliierten erlassenen vorläufigen Verfassung für Groß-Berlin, in Kraft.[646] Nach diesen Wahlen und bis zur Spaltung der Stadt im Oktober 1948, verfügte Berlin noch über eine Gesamtberliner Stadtregierung.
Wie die Durchsicht von Sitzungsprotokollen des ersten Magistrats ergeben hat, beschäftigte dieser sich am 30. Dezember 1945 ausführlich mit einer dringlichen Anfrage der Versicherungsanstalt Berlin. Die Versicherungsanstalt war im Juli 1945 zum einzigen Versicherungsträger für Berlin erklärt worden.[647] Sie wandte sich mit dem Problem an den Magistrat, dass ihre Verträge mit dem »Treuhänder der Kassenärztlichen Vereinigung« zum 31. Dezember 1945 ausliefen, für neue Vertragsverhandlungen aber eine legitimierte ärztliche Vertretung als Vertragspartner noch

644 Vgl. Schwoch, Standespolitik, 2001, S. 84–91.
645 Vgl. Schwoch, Standespolitik, 2001, S. 63–67, 356.
646 Vgl. Rürup, Berlin, 1995, S. 114, 157.
647 Vgl. Gerst, Standesorganisation, 2004, S. 24 f.

nicht existierte. Die Versicherungsanstalt war zum Zeitpunkt der Sitzung bereits dazu übergegangen, Einzelverträge mit Ärzten abzuschließen, da sie nicht zu entscheiden vermochte, welche der beiden ärztlichen Vertretungen, die sich ihr anboten, für Vertragsverhandlungen als Gegenüber in Frage kam. Neben dem »Treuhänder« beanspruchte die »Gruppe Gesundheitswesen im FDGB«[648] für sich, die Berliner Ärzteschaft zu repräsentieren. Vor diesem Hintergrund erbat die Versicherungsanstalt Klarstellung darüber, welche der ärztlichen Vertretungen berechtigt und auch von den Alliierten anerkannt war, als Vertragspartner der Versicherungsanstalt zu agieren. Der Magistrat diskutierte daraufhin die aktuelle Situation und die Frage, wie eine zukünftige ärztliche Vertretung aussehen sollte.[649]

Ein Sitzungsprotokoll liefert Informationen zum Umgang mit der Verwaltungsstelle Berlin der KVD nach Kriegsende und macht deutlich, dass grundlegende Fragen zur Organisation eines zukünftigen Gesundheitswesens in Berlin – einschließlich des Verhältnisses zwischen Ärzten, ärztlichen Vertretungen und dem Krankenversicherungsträger –, zu diesem Zeitpunkt noch weitgehend offen waren.[650] Den genannten Treuhänder hatte der Magistrat, Abteilung Gesundheitswesen, eingesetzt.[651] Namentlich handelte es sich um Gustav Emanuel, der nach Aussage eines der Magistratsmitglieder mit der Aufgabe betraut worden war, die Liquidation der KVD durchzuführen.[652] Der frühere Justiziar der KVD, Clemens Bewer, der gemäß eigener Aussagen beim Magistrat veranlasst hatte, »daß ein Treuhänder für die Verwaltung des Vermögens und die Fortführung der Aufgaben der Ärzteorganisationen eingesetzt wurde«, war dabei Justiziar auch des Treuhänders Emanuel.[653] Wie aus dem Sitzungsprotokoll ebenfalls hervorgeht, handelte der Treuhänder nicht im Sinne seiner Beauftragung, sondern war an einer Fortführung der Geschäfte und an neuen Verhandlungen mit der Versicherungsanstalt über den 31. Dezember 1945 hinaus interessiert. Dazu hatte er eigens ein Rundschreiben an die Ärzte verfasst, in dem er diese aufforderte, ihn als beauftragt zu erklären, mit der Versicherungsanstalt weiter Verträge abzuschließen.[654] Wenn diese Beschreibung zutrifft, dann scheinen die ärztlichen Kassenvertreter in der Tat 1945 versucht zu

648 FDGB steht als Abkürzung für »Freier Deutscher Gewerkschaftsbund«; dieser entwickelte sich zum Dachverband der Gewerkschaften in der DDR. Zum Bestreben des FDGB, sich als wirtschaftliche Interessensvertretung der Berliner Ärzteschaft durchzusetzen; vgl. Gerst, Standesorganisation, 2004, S. 91.

649 Vgl. LAB, C Rep. 100–05, Nr. 765, Bl. 86 f.

650 Auch eine vermutlich angestrebte, weitgehende Neuregelung des deutschen Sozialrechts, hatte noch kaum Formen angenommen; vgl. Gerst, Standesorganisation, 2004, S. 25.

651 Der Treuhänder war mit der Verwaltung der noch bestehenden Vermögenswerte von RÄK, KVD und der Berliner Verwaltungsstelle der KVD betraut; vgl. Gerst, Standesorganisation, 2004, S. 25.

652 Gustav Emanuel war 1931 bereits Mitglied der Berliner Ärztekammer gewesen. Er hatte für die Liste 4 kandidiert, in der die Interessen des Groß-Berliner Ärztebundes vertreten wurden; vgl. Berliner Ärzte-Correspondenz 36 (1931), S. 431.

653 Vgl. Hansen u.a., Jahrhundert, 1981, S. 496 f., 503.

654 Vgl. LAB, C Rep. 100–05, Nr. 765, Bl. 86 f.

haben, die Liquidation abzuwenden und sich im Nachkriegs-Berlin wieder neu zu etablieren.[655] Damit wäre zumindest eine organisatorische und institutionelle Kontinuität der KVD verbunden gewesen. Diese Aussicht betrachteten die Mitglieder des Magistrats in der Sitzung vom 30. Dezember 1945 als Gefahr und beschlossen die sofortige Abberufung Emanuels, da dieser seine »Kompetenzen überschritten« habe und eine »neue Verbandsbildung« anstrebte. Das Rundschreiben erklärten sie für gegenstandslos.[656] Die Position des Magistrat in dieser Sache formulierte am deutlichsten das SPD-Mitglied Josef Orlopp, der das Amt des Stadtrats für Handel und Handwerk bekleidete:

»Orlopp hält es nach dem Verhalten der Ärzte in der Vergangenheit für das Gegebene, wenn jetzt die Gewerkschaften versuchen, die gesamten Heilberufe innerhalb der Gewerkschaften zusammenzufassen. Was den Treuhänder betrifft, so gilt auch für ihn der Befehl, daß keinerlei Berufs- oder Wirtschaftsverbände außer den Gewerkschaften und neuerdings den Konsumgenossenschaften bestehen dürfen. Es ist nicht seine Aufgabe, sich zur Vertragsschließung mit der VA [Versicherungsanstalt Berlin, d. Verf.] beauftragen zu lassen, sondern es ist seine Aufgabe, die noch bestehenden Verbände auf gesundheitlichem Gebiet aufzulösen und zu liquidieren.«[657]

Wie Orlopp in dieser Einlassung, war der Magistrat gemäß des Sitzungsprotokolls mehrheitlich der Ansicht, dass ein ärztlicher Berufs- und Interessensverband jenseits einer gewerkschaftlichen Organisation nicht mehr zugelassen werden sollte. Ebensowenig entschied sich der Magistrat in dieser Sitzung aber dafür, der Gruppe Gesundheitswesen im FDGB ein Verhandlungsmandat zu übertragen. Vielmehr einigte sich die Versammlung darauf abzuwarten, da zum Zeitpunkt der Sitzung bereits ein Befehl der Alliierten Kommandantur vorlag, »eine Kammer der Heilberufe mit freiwilliger Mitgliedschaft zu errichten«, d.h. eine neue Ärztekammer für Berlin zu gründen.[658]

Nach der Abberufung Emanuels wurde ein neuer Treuhänder der KV eingesetzt. Den Posten übernahm Georg Hinzmann-Fürstenau und damit ein Berliner Arzt, der dem 1933 abgesetzten Vorstand des Groß-Berliner Ärztebundes angehört hatte.[659]

Außerdem standen ihm Bewer und Hadrich zur Seite. Auch dieser Treuhänder und seine Kollegen scheinen nicht die Liquidation ihrer Einrichtung verfolgt zu haben. Stattdessen entfalteten sie eine rege standespolitische Tätigkeit, die an die früheren Ziele anknüpfte. So wandten sie sich insbesondere gegen die geplante Errichtung von Ambulatorien in Berlin. Die Begründung hatte sich nun etwas geändert und lautete gemäß einer Entschließung auf einer seitens des Treuhänders organisierten

655 Vgl. auch Gerst, Standesorganisation, 2004, S. 25.
656 Vgl. LAB, C Rep. 100–05, Nr. 765, Bl. 87.
657 LAB, C Rep. 100–05, Nr. 765, Bl. 86.
658 Vgl. LAB, C Rep. 100–05, Nr. 765, Bl. 86 f.
659 Vgl. Hansen u.a., Jahrhundert, 1981, S. 503 und Kapitel 3.

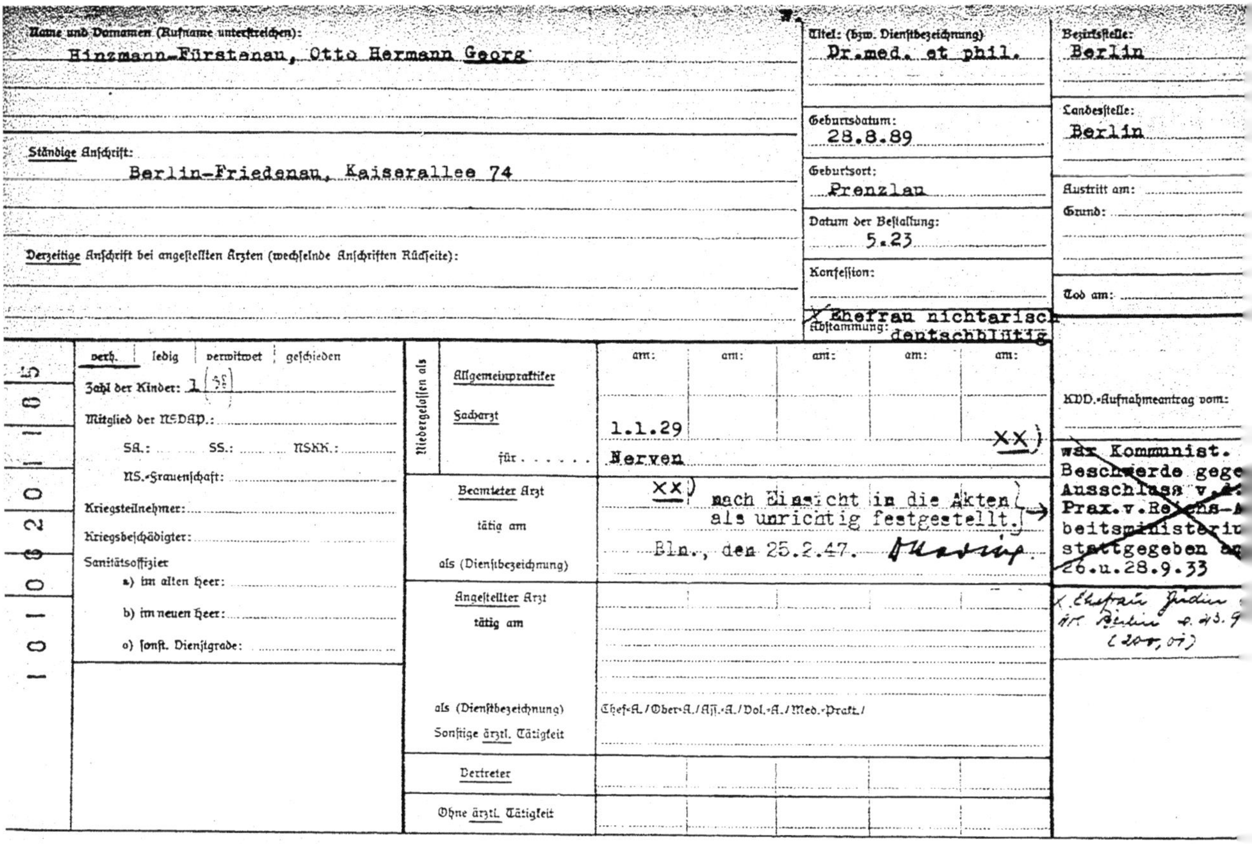

Name und Vornamen (Rufname unterstreichen): Hinzmann-Fürstenau, Otto Hermann Georg

Titel: (bzw. Dienstbezeichnung) Dr. med. et phil.

Bezirksstelle: Berlin

Geburtsdatum: 28.8.89

Landesstelle: Berlin

Ständige Anschrift: Berlin-Friedenau, Kaiserallee 74

Geburtsort: Prenzlau

Austritt am:

Grund:

Datum der Bestallung: 5.23

Derzeitige Anschrift bei angestellten Ärzten (wechselnde Anschriften Rückseite):

Konfession:

Tod am:

x Ehefrau nichtarisch

Abstammung: deutschblütig

verh. | ledig | verwitwet | geschieden

Zahl der Kinder: 1

Mitglied der NSDAP.:

SA.: SS.: NSKK.:

NS.-Frauenschaft:

Kriegsteilnehmer:

Kriegsbeschädigter:

Sanitätsoffizier
a) im alten Heer:
b) im neuen Heer:
c) sonst. Dienstgrade:

Niedergelassen als: Allgemeinpraktiker / Facharzt für . . . . . .

am: 1.1.29

Nerven xx)

KVD.-Aufnahmeantrag vom:

~~war Kommunist.~~
~~Beschwerde gege[n]~~
~~Ausschluss v. [...]~~
~~Prax. v. Reichs-A[r]~~
~~beitsministeri[um]~~
~~stattgegeben a[m]~~
~~26. u. 28.9.33~~

Beamteter Arzt tätig am als (Dienstbezeichnung)

xx) nach Einsicht in die Akten als unrichtig festgestellt. →

Bln., den 25.2.47. [Unterschrift]

Angestellter Arzt tätig am

x. Ehefrau Jüdin [...] ÄK Berlin v. 23.9 [...] (200, 07)

als (Dienstbezeichnung) Chef-A. / Ober-A. / Ass.-A. / Vol.-A. / Med.-Prakt. /

Sonstige ärztl. Tätigkeit

Vertreter

Ohne ärztl. Tätigkeit

RAR-Karteikarte Georg Hinzmann-Fürstenau

Ärzteversammlung im August 1947: »Ambulatorien sind kein Fortschritt, sondern ein Rückschritt im Heilwesen. Sie sind nichts anderes als Krankenrevierstuben und Massenbehandlungsstätten, die auch von der Mehrzahl der Bevölkerung nicht gewünscht werden, weil sie einem autoritären politischen System entsprechen«.[660] Aufgrund dieser und weiterer ähnlicher Aktivitäten wies die Alliierte Kommandantur im September 1947 den Oberbürgermeister der Stadt Berlin – und damit die damals kommissarisch amtierende Sozialdemokratin Louise Schröder – an, die Treuhandstelle endgültig aufzulösen.[661]
Damit ist festzustellen, dass eine bruchlose Fortsetzung der Arbeit und der Organisation der KVD in Berlin 1945 bzw. 1947 zwar formal unterbunden wurde; dass die neue ärztliche Standesvertretung West-Berlins aber tatsächlich völlig unabhängig von der alten KVD entstand, ist allerdings ebenso wenig richtig. Darauf weist bereits der Standort hin, den die niedergelassenen Ärzte Berlins für ihre neue Standesvertretung wählten. Zum Dienstsitz der 1945 gegründeten »Ärztlichen Sektorenverbände«, wurde die Berliner Lindenstr. 42 und damit der Standort der ehemaligen Reichsstelle der KVD bestimmt. Dies muss nun nicht notwendig bedeuten, dass die Berliner Ärzteschaft ihre neue Organisation im alten, nationalsozialistischen Geiste aufbaute. 1946 fand die erste freie Wahl seit 1933 statt, in der Berliner Ärzte über Vertreter ihrer Verwaltungsbezirke in der Vereinigung »Ärztliche Sektorenverbände« abstimmten.[662] Doch lässt sich anhand der personellen Entwicklung, sowohl Julius Hadrich als auch Clemens Bewer an zentralen Positionen auch bei dieser standesärztlichen Arbeit einzubinden, ablesen, dass eine klare Abgrenzung gegenüber dem Geschehen und den Verantwortlichen der Jahre 1933 bis 1945 nicht stattfand. Julius Hadrich arbeitete bereits 1946 für den »Treuhänder der Medizinalberufsverbände – Berufsgruppe Ärzte« mit Sitz in der Berliner Lindenstr. 42.[663] In den folgenden Jahren engagierte er sich zudem beim Aufbau der kassenärztlichen Standesvertretung durch die »Ärztlichen Sektorenverbände« und übernahm 1949 deren Verwaltung.[664] Solche Tätigkeiten ermöglichten ihm sicherlich nicht zuletzt der Umstand, dass er 1937 festgenommen und wegen Hochverrats angeklagt worden war. Der Grund hierfür hatte in seinen Verbindungen zum Sozialdemokraten und Widerstandskämpfer Ernst Niekisch gelegen. Niekisch war ebenfalls 1937 verhaftet und zu lebenslangem Zuchthaus verurteilt worden.[665] Hadrich erlangte in seinem Verfahren einen Freispruch. Nach Ende des Krieges verhalf ihm

660 Zitiert nach: Hansen u. a., Jahrhundert, 1981, S. 505.
661 Vgl. Hansen u.a., Jahrhundert, 1981, S. 505.
662 Vgl. Harnisch, Chronik der KV Berlin.
663 Hadrichs Tätigkeit für den Treuhänder belegt auch ein Anschreiben vom 16. Oktober 1946, mit dem er Julius Grote einen Brief über die Todesumstände des Bruders Heinrich Grote übersandte. Es trägt die Unterschrift Hadrichs, der das Schreiben »im Auftrag« des »Treuhänders« verfasste; vgl. Schreiben Hadrichs an Julius Grote vom 16. Oktober 1946, Private Briefsammlung Maria Grote-von Arnim.
664 Vgl. Ellen Harnisch, Chronik der KV Berlin sowie Schwoch, Standespolitik, 2001, S. 65.
665 Vgl. Schwoch, Standespolitik, 2001, S. 55 f.

diese Anklage dazu, bei seiner »Entnazifizierung« als »Opfer des Faschismus« anerkannt zu werden. Darüber hinaus trat er 1946 in die SPD ein.[666]
Auch Bewers Agieren lässt sich eine direkte, personelle Kontinuität in der ärztlichen Standespolitik Berlins erkennen. In der Zeit des Nationalsozialismus hatte er nicht nur als Justiziar für die KVD gearbeitet, sondern als juristischer Beistand auch der NSDAP-Leitung in München zur Seite gestanden. Darüber hinaus hatte er einen Posten als Medizinalreferent im Württembergischen Innenministerium Stuttgart bekleidet. Direkt nach Kriegsende wurde er dann zum Justiziar des oben beschriebenen Treuhänders für das Vermögen der Medizinalverbände in Berlin berufen. Die näheren Umstände seiner Ernennung bleiben dabei unklar. Soviel ist jedoch sicher: Als ehemaliger Mitarbeiter der KVD erhielt er damit den Auftrag, an der Auflösung der KVD in Berlin mitzuwirken. Nicht genug damit, arbeitete er 1948 weiterhin als Justiziar, nun als juristischer Geschäftsführer der »Ärztlichen Sektorenverbände«.[667]
Den nächsten Schritt auf dem Weg zum Aufbau einer neuen kassenärztlichen Standesorganisation stellte das Gesetz über die »Vereinigung der Sozialversicherungsärzte von Groß-Berlin« dar. Es trat am 20. Januar 1950 in Kraft und bestimmte die Schaffung einer »Vereinigung der Sozialversicherungsärzte von Groß-Berlin« (VSB), die als Körperschaft öffentlichen Rechts unter die Aufsicht der Abteilung Gesundheitswesen des Magistrats von Berlin, d.h. von Ost-Berlin gestellt wurde. Wie und ob diese neue VSB in West-Berlin behördlich angebunden war, konnte im Rahmen der vorliegenden Untersuchung nicht geklärt werden. Nur soviel steht fest: Die »Ärztlichen Sektorenverbände« gingen in dieser Vereinigung auf und mit dieser Organisation Clemens Bewer, der nach den Wahlen zur ersten Vertreterversammlung im April 1950 zum hauptamtlichen Justiziar der VSB bestellt wurde.[668] Auch den folgenden Schritt im Aufbau der neuen kassenärztlichen Standesorganisation, nun in West-Berlin, begleitete Bewer. Er erfolgte am 22. August 1955 mit der Übernahme des westdeutschen Gesetzes über das Kassearztrecht für das Land Berlin. Auf der Grundlage dieses Gesetzes erfolgte die Umbenennung der VSB in die heute gültige Bezeichnung »Kassenärztliche Vereinigung Berlin«. Zur Aufsichtsbehörde wurde der Senator für Arbeit und Sozialwesen des Landes bestimmt. Dieser konnte bezüglich der KV Berlin Entscheidungen auch ohne das Einverständnis des Senators für Gesundheit treffen. Für West-Berliner Ärzte bedeutete das Gesetz, dass sie nun keine »Sozialversicherungsärzte« mehr waren, sondern »Kassenärzte«. Als solche hatten sie alle vier Jahre eine Vertreterversammlung zu wählen. Darüber hinaus legte das Gesetz die Verhältniszahl von 1 Arzt auf 500 Versicherte fest. Und schließlich gehörte die KV Berlin nun dem Westdeutschen Dachverband der Kassenärztlichen Bundesvereinigung an.[669]

666 Vgl. Schwoch, Standespolitik, 2001, S. 63, 66.
667 Vgl. Schwoch, Standespolitik, 2001, S. 356 sowie Hansen u.a., Jahrhundert, 1981, S. 496 f.
668 Vgl. Harnisch, Jahre, 2005, S. 8 sowie Harnisch, Chronik der KV Berlin.
669 Vgl. Harnisch, Jahre, 2005, S. 10.

Bewer blieb noch bis 1958 für die KV Berlin tätig und trat dann in den Ruhestand. Danach arbeitete er an der Erstellung der Wahlordnung für die Ärztekammer Berlin mit und erhielt 1962 das Ehrenzeichen der Deutschen Ärzteschaft. Er starb 1972.[670] Auch Hadrich, der ab 1948 nicht nur für verschiedene Berliner, sondern auch für weitere Standesorganisationen, wie den 1949 in Hamburg wiedergegründeten Hartmannbund arbeitete, wurde mit dem Ehrenzeichen der Deutschen Ärzteschaft ausgezeichnet. Der Präsident der Ärztekammer Berlin, Alexander Hasenclever, überreichte es ihm 1970 im Namen des Präsidenten der Bundesärztekammer, Ernst Fromm. Hadrich starb im Jahr 1983.[671]

Wie diese Beispiele zeigen, stellte die Verstrickung in die ärztliche Standespolitik während der Zeit des Nationalsozialismus nicht notwendig einen Hinderungsgrund dar, um auch im Berlin der Nachkriegszeit weiter für ärztliche Standesorganisationen, einschließlich der KV Berlin, tätig zu sein. Ob noch weitere Ärzte oder sonstige Mitarbeiter in der KV Berlin bereits vor 1945 in ähnlicher Form, wie Hadrich oder Bewer, standespolitisch aktiv gewesen waren, muss hier als Frage unbeantwortet bleiben.

Abschließend sei jedoch neben all den genannten neu- und wiedergeschaffenen ärztlichen Standesorganisationen eine letzte Berliner Neugründung erwähnt, die an eine Tradition anknüpfte, welche mit Beginn der nationalsozialistischen Herrschaft zerstört worden war: In der Absicht, eine »Einigung der Berliner Ärzteschaft« herbeizuführen, entstand im Juli 1950 der »Neue Groß-Berliner Ärztebund«. Sein erster Präsident wurde der spätere erste Vorsitzende der KV Berlin, Brendan Schmittmann.[672]

---

670 Vgl. Schwoch, Standespolitik, 2001, S. 356. Eine andere Version besagt, Bewer sei bis 1960 Syndikus der Berliner KV geblieben; vgl. Hansen u. a., Jahrhundert, 1981, S. 496 f.

671 Vgl. Schwoch, Standespolitik, 2001, S. 66 f.

672 Vgl. Harnisch, Chronik der KV Berlin.

Anhang

Abkürzungsverzeichnis

ÄK	Ärztekammer
AOK	Allgemeine Ortskrankenkasse
BArch	Bundesarchiv
BDC	Berlin Document Center
bes.	besonders
bzw.	beziehungsweise
BStU	Die Bundesbeauftragte für die Unterlagen des Staatssicherheitsdienstes der ehemaligen Deutschen Demokratischen Republik
DDR	Deutsche Demokratische Republik
d. h.	das heißt
d. i.	das ist
FDGB	Freier Deutscher Gewerkschaftsbund
GKV	Gesetzliche Krankenversicherung
HGA	Hauptgesundheitsamt der Stadt Berlin
i. Liqu.	in Liquidation
KV	Kassenärztliche Vereinigung
KVen	Kassenärztliche Vereinigungen
KVD	Kassenärztliche Vereinigung Deutschlands
KZ	Konzentrationslager
LAB	Landesarchiv Berlin
MdI	Ministerium des Innern
n. p.	nicht paginiert
NKWD	Narodnyi Kommissariat Wnutrennich Djel (Volkskommissariat für innere Angelegenheiten der UdSSR)
NSDAP	Nationalsozialistische Deutsche Arbeiterpartei
NSDÄB	Nationalsozialistischer Deutscher Ärztebund
o. J.	ohne Jahre
o. O.	ohne Ort
RÄK	Reichsärztekammer
RÄV	Reichsärzteverzeichnis
RAM	Reichsarbeitsministerium
RAR	Reichsarztregister
RGBl	Reichsgesetzblatt
RMdI	Reichsministerium des Innern
RMK	Reichsmedizinalkalender
RVO	Reichsversicherungsordnung
SA	Sturmabteilung der NSDAP
SED	Sozialistische Einheitspartei Deutschlands
SS	Schutzstaffel der NSDAP
ThHStAW	Thüringisches Hauptstaatsarchiv Weimar
UdSSR	Union der sozialistischen Sowjetrepubliken
ULAP	Universum-Landesausstellungspark (Behelfsgefängnis der Berliner SA 1933)
VA	Versicherungsanstalt
VSB	Vereinigung der Sozialversicherungsärzte von Groß-Berlin
W.A.	Wirtschaftliche Abteilung
z. b. V.	zur besonderen Verwendung
ZeS	Zentrum für Sozialpolitik (Universität Bremen)
z. Zt.	zur Zeit

Archivalien:

Bundesarchiv Berlin:
BDC, OPG-NA, Deuschl, Dr. Hans, 21.7.1891.
BDC, SSO, Conti, Dr. Leonardo, 24.8.1900.
BDC, SSO, Roeckl, Dr. Ernst, 14.12.1900.
R 1501/126401, 1501/126402, 1501/126404.
R 159/26-27; 159/53-54; 159/58.
R 36/1126.
R 3901/5068; R 3901/5071-5073, Film 34760; R 3901/5091-5094; 3901/5095-5097, Film 34767; R 3901/5109, Film 34771; R 3901/5112, Film 34772; R 3901/5127; R 3901/5135; R 3901/5139; R 3901/5141-5142; R 3901/5146; R 3901/5150; 3901/6306.
R159/60.
DVD RAR (KVD); Schwoch, Rebecca, Das Reichsarztregister – ein verloren geglaubtes Verzeichnis, in: DVD RAR (KVD), S. 3-6.
Gedenkbuch. Opfer der Verfolgung der Juden unter der nationalsozialistischen Gewaltherrschaft in Deutschland 1933 – 1945: http://www.bundesarchiv.de/gedenkbuch/, Stand März 2009.

Centrum Judaicum Archiv:
Unterlagen Leopold Bernhard

Die Bundesbeauftragte für die Unterlagen des Staatssicherheitsdienstes der ehemaligen Deutschen Demokratischen Republik:
BStU, Material HA IX/11 vor 1945 zu Dr. Claus, Martin.
BStU, MfS-HA IX/11, RHE 57/79 DDR.
BStU, XII/RF/79, Nr. 1.

Landesarchiv Berlin:
A Pr. Br. Rep. 057, Nr. 1700.
A Rep. 003-03, Magistrat v. Berlin; A Rep. 003-03, Nr. 239; A Rep. 003-03, Nr. 250.
A Rep. 005-06, Nr. 13; A Rep. 005-06, Nr. 9.
A Rep. 042-08, Nr. 31.
A Rep. 044-08, Nr. 21.
A Rep. 244-01, Nr. 100.
C Rep. 100-05, Nr. 765.
Rep. 233 STA Rep. 01-02 Rep. 46-80, Mikrofilm Nr. D 78.

KV Berlin:
Harnisch, Ellen, Chronik der KV Berlin.

Maria Grote-von Arnim:
Private (Brief-)Sammlung

Sozialpolitisches Archiv, ZeS Universität Bremen:
Sammlung Leibfried, Ordner »US Doc Center – Hanna Conti – Leonardo Conti – Kurt Klare – Kurt Blome«: Stefan Leibfried, Vorläufiges Gesprächsprotokoll mit Elfriede Conti betreffend: Dr. med. Leonardo Conti, 19.1.1982 und Akten des Gau-Gerichts Berlin der NSDAP

Ruth Aron, in: Fritz Goldschmidt, Meine Arbeit bei der Vertretung der Interessen der jüdischen Ärzte in Deutschland seit dem Juli 1933 (Zweiter Entwurf zu einer kommentierten Fassung der Erinnerungen von Dr. jur. Fritz Goldschmidt – von Stefan Leibfried).

Erinnerungen von Dr. med. Jean Birnbaum, in: Fritz Goldschmidt, Meine Arbeit bei der Vertretung der Interessen der jüdischen Ärzte in Deutschland seit dem Juli 1933 (Zweiter Entwurf zu einer kommentierten Fassung der Erinnerungen von Dr. jur. Fritz Goldschmidt – von Stefan Leibfried)

Thüringisches Hauptstaatsarchiv Weimar:
ThHStAW, Kassenärztliche Vereinigung Deutschlands, Landesstelle Thüringen, Nr. 2. 3, 9, 148/1, 149, 191.

Universitätsarchiv Erlangen:
C3/3 Nr. 1890/91-2

Gedruckte Quellen und Literatur:

Adler-Rudel, Shalom, Jüdische Selbsthilfe unter dem Naziregime 1933–1939. Im Spiegel der Berichte der Reichsvertretung der Juden in Deutschland (Schriftenreihe wissenschaftlicher Abhandlungen des Leo Baeck Instituts 29), Tübingen 1974.

Alexander, Gabriel E., Die jüdische Bevölkerung Berlins in den ersten Jahrzehnten des 20. Jahrhunderts: Demographische und wirtschaftliche Entwicklungen, in: Rürup, Reinhard (Hrsg.), Jüdische Geschichte in Berlin. Essays und Studien, Berlin 1995, S. 117-148.

Arbeitskreis Berliner Regionalmuseen (Hrsg.), Zwangsarbeit in Berlin 1938–1945, Berlin 2003.

Ärzteblatt für Berlin, 39 (1934) – 42 (1937).

Ärzteblatt für Berlin und Kurmark 43 (1938).

Ärzteblatt für Berlin, Mark Brandenburg und Pommern, 44 (1939) – 46 (1941).

Ärztliche Mitteilungen 18 (1933).

Baader, Gerhard, Die Revolution von 1848, die Medizinalreformbewegung und die Berliner Charité, in: Schneck, Peter, Lammel, Hans-Uwe (Hrsg.), Die Medizin an der Berliner Universität und an der Charité zwischen 1810 und 1850 (Abhandlungen zur Geschichte der Medizin und der Naturwissenschaften Heft 67), Husum 1995, S. 269-284.

Baader, Gerhard, Rassenhygiene und Eugenik – Vorbedingungen für die Vernichtungsstrategien gegen sogenannte »Minderwertige« im Nationalsozialismus, in: Bleker, Johanna, Jachertz, Norbert (Hrsg.), Medizin im »Dritten Reich«, 2. erweiterte Auflage Köln 1993, S. 36-42.

Becken, Jörg, AOK Berlin. Von der Ortskrankenkasse zur Gesundheitskasse. Ein Stück gelebte Sozialgeschichte, Berlin-Brandenburg 2008.

Bekanntmachung d. MdI vom 8.2.1934, in: Ministerial-Blatt für die Preussische innere Verwaltung 95 (1934) Nr. 8, S. 232.

Benz, Wolfgang (Hrsg.), Das Tagebuch der Hertha Nathorff. Berlin – New York. Aufzeichnungen 1933 bis 1945, Frankfurt/Main 1988.

Berliner Adressbuch der Jahre 1933-1943: http://adressbuch.zlb.de/, Stand Mai 2009.

Berliner Akademie für ärztliche Fortbildung (Hrsg.), Führer durch das Medizinische Berlin. Herbst 1935, Berlin 1935.

Berliner Akademie für ärztliche Fortbildung (Hrsg.), Führer durch das Medizinische Berlin. Frühjahr 1936, Berlin 1936.

Berliner Akademie für ärztliche Fortbildung (Hrsg.), Führer durch das Medizinische Berlin. Frühjahr 1937, Berlin 1937.

Berliner Akademie für ärztliche Fortbildung (Hrsg.), Führer durch das Medizinische Berlin. Herbst 1938, Berlin 1938.

Berliner Akademie für ärztliche Fortbildung (Hrsg.), Führer durch das Medizinische Berlin. Ausgabe 1939, Berlin 1939.

Berliner Akademie für ärztliche Fortbildung (Hrsg.), Führer durch das Medizinische Berlin. Ausgabe 1941, Berlin 1941.

Berliner Ärzte-Correspondenz, 29 (1924) – 38 (1933).

Bleker, Johanna, Eckelmann, Christine, »Der Erfolg der Gleichschaltungsaktion kann als durchschlagend bezeichnet werden« – Der »Bund Deutscher Ärztinnen« 1933–1936, in: Bleker, Johanna, Jachertz, Norbert (Hrsg.), Medizin im »Dritten Reich«, 2. erweiterte Auflage Köln 1993, S. 87-96.

Bleker, Johanna, Schleiermacher, Sabine, Ärztinnen aus dem Kaiserreich. Lebensläufe einer Generation, Weinheim 2000.

Boes, Wilhelm, Hans Deuschl, der Begründer und erste Leiter der »Führerschule«, in: Stommer, Rainer (Hrsg.), Die »Führerschule der Deutschen Ärzteschaft« in Alt Rehse, Berlin 2008, S. 43-54.

Bothe, Detlef, Neue Deutsche Heilkunde 1933–1945, dargestellt anhand der Zeitschrift »Hippokrates« und der volksheilkundlichen Laienbewegung (Abhandlungen zur Geschichte der Medizin und Naturwissenschaften H. 26), Husum 1991.

Buchin, Jutta (Hrsg.), Dokumentation Ärztinnen im Kaiserreich, Institut für Geschichte der Medizin, http://web.fu-berlin.de/aeik/, Stand Mai 2009.

Bund Deutscher Ärzte Berlins, Mitgliederverzeichnis 1936, Berlin 1936.

Bund Deutscher Ärzte Berlins, Mitgliederverzeichnis 1938, Berlin 1938.

Burchardt, Anja, Die Durchsetzung des medizinischen Frauenstudiums in Deutschland, in: Brinkschulte, Eva (Hrsg.), Weibliche Ärzte. Die Durchsetzung des Berufsbildes in Deutschland, Berlin 1993, S. 10-21.

Burkert, Hans-Norbert, Matußek, Klaus, Wippermann, Wolfgang, »Machtergreifung« Berlin 1933 (Stätten der Geschichte Berlins Bd. 2 in Zusammenarbeit mit dem Pädagogischen Zentrum Berlin), Berlin 1982.

Conti, Leondardo, Zehn Jahre NSD-Ärztebund in Berlin, in: Ärzteblatt für Berlin 41 (1936), S. 544-545.

David, Matthias, Ebert, Andreas D., Max Hirsch (1877–1948). Wegbereiter einer ganzheitlich orientierten Frauenheilkunde, in: Deutsches Ärzteblatt 106 (2009), Heft 4, S. B113 – B115.

Demps, Laurenz, Die Luftangriffe auf Berlin. Ein dokumentarischer Bericht, Teil I, in: Jahrbuch des Märkischen Museums IV (1978), S. 27-68; Teil II, in: Jahrbuch des Märkischen Museums VIII (1982), S. 7-44; Teil III, in: Jahrbuch des Märkischen Museums IX (1983), S. 19-48.

Der Kassenarzt 6 (1929), Nr. 48/49.

Deutsches Ärzteblatt 63 (1933) – 75 (1945).

Die Betriebskrankenkasse 13 (1934).

Diels, Rudolf, Lucifer Ante Portas … es spricht der erste Chef der Gestapo …, Stuttgart 1950.

Dinter, Andreas, Seuchenalarm in Berlin. Seuchengeschehen und Seuchenbekämpfung in Berlin nach dem II. Weltkrieg (Geschichte(n) der Medizin), Berlin 1999.

Dirks, Christian, Die »Juni-Aktion« 1938 in Berlin, in: Meyer, Beate, Simon, Hermann (Hrsg.), Juden in Berlin 1938–1945 (Begleitband zur gleichnamigen Ausstellung in der Stiftung »Neue Synagoge Berlin – Centrum Judaicum«, Berlin 2000, S. 33-43.

Domeinski, Heinz, Dr. med. Salo Drucker – erster Stadtarzt im Wedding, in: Meyer, Bernhard, Mende, Hans-Jürgen (Hrsg.), Berliner jüdische Ärzte in der Weimarer Republik, Berlin 1996, S. 41-81.

Ebbinghaus, Angelika, Dörner, Klaus (Hrsg.), Vernichten und Heilen. Der Nürnberger Ärzteprozeß und seine Folgen, Berlin 2001.

Efron, John M., Medicine and the German Jews. A History, New Haven 2001.

Eisert, Wolfgang: Die Waldheimer Prozesse. Der stalinistische Terror 1950. Ein dunkles Kapitel der DDR-Justiz, Esslingen/München 1993.

Elkin, Rivka, Das Jüdische Krankenhaus in Berlin zwischen 1938 und 1945, Berlin 1993.

Engeli, Christian und Ribbe, Wolfgang, Berlin in der NS-Zeit (1933-1945), in: Ribbe, Wolfgang (Hrsg.), Geschichte Berlins. Zweiter Band. Von der Märzrevolution bis zur Gegenwart, 3. erweiterte und aktualisierte Auflage, Berlin 2002, S. 925-1024.

Eppinger, Sven, Das Schicksal der jüdischen Dermatologen Deutschlands in der Zeit des Nationalsozialismus, Frankfurt/Main 2001.

Finkenrath, Kurt (Hrsg.), Krankenhilfe und Gesundheitsfürsorge durch die Aerzteschaft, Leipzig 1929.

Finkenrath, Kurt, Ärztliche Standesideale im Wandel der Zeit, in: Die Medizinische Welt 7 (1933), S. 313-315.

Franke, Anneliese, Franke, Kurt, Jüdische Ärzte in Berlin (= Publikationen zur Berliner Geschichte - »Helle Panke« zur Förderung von Politik, Bildung und Kultur e.V.), Berlin 2003.

Gedenkbuch Berlins der jüdischen Opfer des Nationalsozialismus, hrsg. von der Freien Universität Berlin – Zentralinstitut für sozialwissenschaftliche Forschung im Auftrag des Snators für Kulturelle Angelegenheiten, bearb. von Rita Meyhöfer u.a., Berlin 1995.

Gerst, Thomas, Ärztliche Standesorganisation und Standespolitik in Deutschland 1945–1955 (Medizin, Gesellschaft und Geschichte, Beiheft 21), Stuttgart 2004.

Graessner, Sepp, Neue soziale Kontrolltechniken durch Arbeits- und Leistungsmedizin, in: Baader, Gerhard, Schultz, Ulrich (Hrsg.), Medizin und Nationalsozialismus. Tabuisierte Vergangenheit - Ungebrochene Tradition?, Dokumentation des Gesundheitstages Berlin 1980, 4. Auflage, Frankfurt/Main 1989, S. 145-151.

Grossmann, Atina, Berliner Ärztinnen und Volksgesundheit in der Weimarer Republik. Zwischen Sexualreform und Eugenik, in: Pross, Christian/Ärztekammer Berlin (Hrsg.) Der Wert des Menschen. Medizin in Deutschland 1918–1945, Berlin 1989, S. 100-120.

Gruner, Wolf, Die Reichshauptstadt und die Verfolgung der Berliner Juden 1933–1945, in: Rürup, Reinhard (Hrsg.), Jüdische Geschichte in Berlin. Essays und Studien, Berlin 1995, S. 229-266.

Gruner, Wolf, Judenverfolgung in Berlin 1933–1945. Eine Chronologie der Behördenmassnahmen in der Reichshauptstadt, Berlin 1996.

Hadrich, Julius, A-Z der ärztlichen Organisationskunde. Einführung in das neue ärztliche Organisationswesen, Leipzig 1937.

Haedenkamp, Karl, Ärztliche Berufspolitik. Vortrag gehalten auf dem Schulungskurs des Väba im Ev. Johannesstift zu Berlin-Spandau am 7. und 8. Oktober 1933, in: Arzt, Apotheker, Krankenhaus 3 (1933), S. 175-182.

Hahn, Judith, Erwin Villain und Leonardo Conti. Scharmützel unter NS-Kameraden. Verteilungskämpfe innerhalb der nationalsozialistischen Ärzteschaft Berlins nach der »Machtergreifung« 1933, in: Deutsches Ärzteblatt 104 (2007) Nr. 42, S. A2862-A2864.

Hansen, Eckhard, Heisig, Michael, Leibfried, Stephan, Tennstedt, Florian, Seit über einem Jahrhundert...: Verschüttete Alternativen in der Sozialpolitik. Sozialer Fortschritt, organisierte Dienstleistermacht und nationalsozialistische Machtergreifung: der Fall der Ambulatorien in den Unterweserstädten und Berlin. 100 Jahre kaiserliche Botschaft zur Sozialversicherung: Eine Festschrift (WSI-Studie zur Wirtschafs- und Sozialforschung), Köln 1981.

Harnisch, Ellen, 50 Jahre KV Berlin. Chronologische Übersicht wichtiger Etappen und Ereignisse, in: KV Blatt extra 8, 2005, S. 8-18.

Hartung-von Doetinchem, Dagmar, Zerstörte Fortschritte, in: Hartung-von Doetinchem, Dagmar, Winau, Rolf (Hrsg.), Zerstörte Fortschritte. Das Jüdische Krankenhaus in Berlin 1756–1861–1914–1989, Berlin 1989, S. 75-215.

Heim, Susanne, Vertreibung, Raub und Umverteilung. Die jüdischen Flüchtlinge aus Deutschland und die Vermehrung des »Volksvermögens«, in: Gesellschaft zur Förderung zeitgeschichtlicher Forschung (Hrsg.) Flüchtlingspolitik und Fluchthilfe (Beiträge zur nationalsozialistischen Gesundheits- und Sozialpolitik 15), Berlin 1999, S. 107-138.

Herold-Schmidt, Hedwig, Ärztliche Interessenvertretung im Kaiserreich 1871–1914, in: Jütte, Robert (Hrsg.), Geschichte der deutschen Ärzteschaft. Organisierte Berufs- und Gesundheitspolitik im 19. und 20. Jahrhundert, Köln 1997, S. 43-95.

Heyder, Babett, Die Reichsärzteordnung von 1935 und ihre Folgen für den ärztlichen Berufsstand in den Jahren der nationalsozialistischen Diktatur, (zugl. Diss. Leipzig 1995) Aachen 1996.

Heyll, Uwe, Wasser, Fasten, Luft und Licht: Die Geschichte der Naturheilkunde in Deutschland, Frankfurt/Main 2006.

Hildesheimer, Esriel, Jüdische Selbstverwaltung unter dem NS-Regime. Der Existenzkampf der Reichsvertretung und Reichsvereinigung der Juden in Deutschland, Tübingen 1994.

Höhne, Heinz, Der Orden unter dem Totenkopf. Die Geschichte der SS, Augsburg 1996.

Hollmann, H., Zwei Jahre Zulassungsausschuß in Berlin, in: Ärzteblatt für Berlin 41 (1936), S. 516-518.

Huerkamp, Claudia, Ärzte und Professionalisierung in Deutschland. Überlegungen zum Wandel des Arztberufs im 19. Jahrhundert, in: Geschichte und Gesellschaft 6 (1980), S. 349-382.

Huerkamp, Claudia, Jüdische Akademikerinnen in Deutschland 1900-1938, in: Geschichte und Gesellschaft 19 (1993), S. 311-331.

Ifland, Dorothee, Arno Philippsthal 1887–1933, in: Verfolgte Ärzte im Nationalsozialismus. Dokumentation zur Ausstellung über das SA-Gefängnis General-Pape-Straße, Berlin 1999, S. 42-44.

Ifland, Dorothee, Er war uns Helfer, Berater und Freund im besten Sinne. Dr. Arno Philippsthal und Familie, Marzahner Str. 10, in: Kulturbund e.V. (Hrsg.), Juden in Lichtenberg mit den früheren Ortsteilen in Friedrichshain, Hellersdorf und Marzahn, Berlin 1995, S. 349-354.

Jäckel, Hartmut, Simon, Hermann (Hrsg.), Berliner Juden 1941. Namen und Schicksale. Das letzte Amtliche Fernsprechbuch der Reichspostdirektion Berlin 2007.

Jah, Akim, Vom Altenheim zum Sammellager. Die Große Hamburger Straße 26, die Deportation der Berliner Juden und das Personal der Stapoleitstelle Berlin, in: Milotová, Jaroslava, Hájková, Anna (Hrsg.), Theresienstädter Studien und Dokumente 2007, Bd. 14, Prag 2007, S. 176-219.

Jütte, Robert, Die Entwicklung des ärztlichen Vereinswesens und des organisierten Ärztestandes bis 1871, in: Jütte, Robert (Hrsg.), Geschichte der deutschen Ärzteschaft. Organisierte Berufs- und Gesundheitspolitik im 19. und 20. Jahrhundert, Köln 1997, S. 15-42.

Jütte, Robert, Geschichte der deutschen Ärzteschaft. Organisierte Berufs- und Gesundheitspolitik im 19. und 20. Jahrhundert. Rückblick auf die Vergangenheit, in: Deutsches Ärzteblatt 94 (1997), S. B-1123–B-1132.

Kaiser, Peter, Moc, Norbert, Zierholz, Heinz-Peter, Der Mörder war sein bester Mann, Berlin (Ost) 1983.

Kaminsky, Anna: Fritz Hirschfeld (1894-1965), in: Jäckel, Hartmut, Simon, Hermann (Hrsg.), Berliner Juden 1941. Namen und Schicksale. Das letzte Amtliche Fernsprechbuch der Reichspostdirektion Berlin, Berlin 2007, S. 142-143.

Kampe, Norbert, Studenten und »Judenfrage« im Deutschen Kaiserreich. Die Entstehung einer akademischen Trägerschicht des Antisemitismus (Kritisch Studien zur Geschichtswissenschaft Bd. 76), Göttingen 1988.

Karfunkel, Wolfgang, Chinesische Jahre. Eine abenteuerliche Flucht, Berlin 2005.

Karstedt, Oskar, Die Durchführung der Arier- und Kommunistengesetzgebung bei den Kassen-Ärzten, -Zahnärzten usw., in: Reichsarbeitsblatt II 1934, S. 179-183.

Kater, Michael H., Ärzte als Hitlers Helfer, Hamburg Wien 2000.

Kater, Michael H., Die »Gesundheitsführung« des Deutschen Volkes. Medizinhistorisches Journal 18 (1983), S. 349-375.

Kater, Michael H., Die Medizin im nationalsozialistischen Deutschland und Erwin Liek, in: Geschichte und Gesellschaft 16 (1990), S. 440-463.

Ketelhut, Katrin, Max Ebel 1878–1933, in: Verfolgte Ärzte im Nationalsozialismus. Dokumentation zur Ausstellung über das SA-Gefängnis General-Pape-Straße, Berlin 1999, S. 56-58.

Kiessling, Claudia Sybille, Dr. med. Hellmuth Unger (1891–1953). Dichterarzt und ärztlicher Pressepolitiker in der Weimarer Republik und im Nationalsozialismus (= Abhandlungen zur Geschichte der Medizin und Naturwissenschaften 89), Husum 1999.

Klee, Ernst, Das Personenlexikon zum Dritten Reich. Wer war was vor und nach 1945? Frankfurt/Main 2003.

Köhler, Henning, Berlin in der Weimarer Republik (1918–1932), in: Ribbe, Wolfgang (Hrsg.), Geschichte Berlins. Zweiter Band. Von der Märzrevolution bis zur Gegenwart, 3. erweiterte und aktualisierte Auflage, Berlin 2002, S. 795-923.

Kröner, Hans-Peter, Die Emigration deutschsprachiger Mediziner 1933–1945. Versuch einer Befunderhebung, in: Gesellschaft für Exilforschung (Hrsg.), Vertreibung der Wissenschaften und andere Themen. Exilforschung. Ein Internationales Jahrbuch Bd. 6, München 1988, S. 83-97.

Krypczyk, Kathrin, Ritscher, Bodo, Jede Krankheit konnte tödlich sein. Medizinische Versorgung, Krankheit und Sterblichkeit im sowjetischen Speziallager Buchenwald 1945–1950, Göttingen 2005.

Kudlien, Fridolf, Fürsorge und Rigorismus. Überlegungen zur ärztlichen Normaltätigkeit im Dritten Reich, in: Frei, Norbert (Hrsg.), Medizin und Gesundheitspolitik in der NS-Zeit (Schriftenreihe der Vierteljahreshefte für Zeitgeschichte Sondernummer), München 1991, S. 99-111.

Kulturbund e.V. (Hrsg.), Juden in Lichtenberg mit den früheren Ortsteilen in Friedrichshain, Hellersdorf und Marzahn, Berlin 1995.

Kümmel, Werner Friedrich, Die Ausschaltung rassisch und politisch mißliebiger Ärzte, in: Kudlien, Fridolf, Ärzte im Nationalsozialismus, Frankfurt/Main 1985, S. 56-81.

Kümmel, Werner Friedrich, Jüdische Ärzte in Deutschland zwischen Emanzipation und »Ausschaltung«, in: Peiser, Gert (Hrsg.), Richard Koh und die ärztliche Diagnose, Hildesheim 1988, S. 15-47.

Kümmel, Werner Friedrich, Vom »unnütz verlogen Volk« zum »volksfremden Denken« – Polemik gegen jüdische Ärzte im Wandel der Geschichte, in: Bareuter, Herbert u.a. (Hrsg.), Medizin und Antisemitismus. Historische Aspekte des Antisemitismus in der Ärzteschaft (Sigmund-Freud-Institut Materialien 17), Münster 1998, S 31-47.

Leibfried, Stefan, Berufsverbote nach 1933, in: Baader, Gerhard, Schultz, Ulrich (Hrsg.), Medizin und Nationalsozialismus. Tabuisierte Vergangenheit – Ungebrochene Tradition? Dokumentation des Gesundheitstages Berlin 1980, Frankfurt/Main 41989, S. 165-179.

Leibfried, Stephan, Tennstedt, Florian, Berufsverbote und Sozialpolitik. Die Auswirkungen der nationalsozialistischen Machtergreifung auf die Krankenkassenverwaltung und die Kassenärzte. Analyse. Materialien zu Angriff und Selbsthilfe. Erinnerungen, Bremen 1981.

Leibfried, Stephan, in: Stationen der Abwehr. Berufsverbote für Ärzte im Deutschen Reich 1933–1938 und die Zerstörung des sozialen Asyls durch die organisierten Ärzteschaften des Auslands, in: Bulletin des Leo Baeck Instituts, 62 (1982), S. 1-39.

Ley, Astrid, Zwangssterilisation und Ärzteschaft. Hintergründe und Ziele ärztlichen Handelns 1934–1945, Frankfurt/Main New York 2003.

Lovenheim, Barbara, Überleben im Verborgenen. Sieben Juden in Berlin. Ein Bericht, Berlin 2002.

Maibaum, Thomas, Die Führerschule der deutschen Ärzteschaft Alt Rehse, med. Diss., Hamburg 2007

Mann, Gunter, Biologismus – Vorstufen und Elemente einer Medizin im Nationalsozialismus, in: Bleker, Johanna, Jachertz, Norbert (Hrsg.), Medizin im »Dritten Reich«, 2. erweiterte Auflage, Köln 1993, S. 25-35.

Matzerath, Horst, Bürokratie und Judenverfolgung, in: Büttner, Ursula (Hrsg.), Die Deutschen und die Judenverfolgung im Dritten Reich, Hamburg 1992, S. 105-129.

Meirer, Albert »Wir waren von allem abgeschnitten«. Zur Entrechtung, Ausplünderung und Kennzeichnung der Berliner Juden, in: Meyer, Beate, Simon, Hermann (Hrsg.), Juden in Berlin 1938–1945 (Begleitband zur gleichnamigen Ausstellung in der Stiftung »Neue Synagoge Berlin – Centrum Judaicum«, Berlin 2000, S. 89-106.

Meyer, Beate, »Jüdische Mischlinge« Rassenpolitik und Verfolgungserfahrung 1933–1945, 2. Auflage, Hamburg 2002.

Meyer, Beate, Simon, Hermann (Hrsg.), Juden in Berlin 1938–1945 (Begleitband zur gleichnamigen Ausstellung in der Stiftung »Neue Synagoge Berlin – Centrum Judaicum«, Berlin 2000.

Michaeli, Ilana und Klönne, Irmgard unter Mitarbeit von Cossart, Ilka von, Hoba, Katharina und Pilarczyk, Ulrike (Hrsg.), Gut Winkel – die schützende Insel. Hachschara 1933–1941 (Deutsch-Israelische Bibliothek Bd. 3), Münster u.a. 2007.

Ministerial-Blatt für die Preussische innere Verwaltung 95 (1934).

Ministerial-Blatt für die Preussische innere Verwaltung 95 (1934) Nr. 3, S. 92.

Münch, Ragnhild, Das Jüdische Krankenhaus in Berlin 1945–1965, hrsg. vom Förderverein »Freunde des Jüdischen Krankenhauses Berlin e.V.«, Berlin 1997.

Ostrowski, Siegfried, Vom Schicksal jüdischer Ärzte im Dritten Reich. Ein Augenzeugenbericht aus den Jahren 1933–1939, in: Bulletin des Leo Baeck Instituts 6 (1963), S. 313-351.

Otto, Wilfriede, Die »Waldheimer Prozesse« 1950. Historische, politische und juristische Aspekte im Spannungsfeld zwischen Antifaschismus und Stalinismus, in: hefte zur ddr-geschichte 12, Berlin 1993, S. 5-27.

Pomerance, Aubrey (Hrsg.): Jüdische Zwangsarbeiter bei Ehrich & Graetz, Berlin-Treptow, Köln 2003.

Preussische Gesetzsammlung 1933.

Pross, Christian, Die »Machtergreifung« am Krankenhaus, in: Bleker, Johanna, Jachertz, Norbert (Hrsg.), Medizin im »Dritten Reich«, 2. erweiterte Auflage, Köln 1993, S. 97-108.

Pross, Christian, Die »Machtergreifung« am Krankenhaus, in: Pross, Christian, und Winau, Rolf (Hrsg.), nicht mißhandeln. Das Krankenhaus Moabit 1920–1933 Ein Zentrum jüdischer Ärzte in Berlin. 1933–1945, Verdrängung, Widerstand, Zerstörung (=Stätten der Geschichte Berlins Bd. 5), Berlin 1984, S. 180-190.

Reeg, Karl-Peter, Friedrich Georg Christian Bartels (1892–1968). Ein Beitrag zur Entwicklung der Leistungsmedizin im Nationalsozialismus (=Abhandlungen zur Geschichte der Medizin und der Naturwissenschaften H. 56), Husum 1988.

Reichsgesetzblatt I, 1932–1938.

Reichsmedizinalkalender für Deutschland, Teil II: Ärztliches Handbuch und Ärzteverzeichnis, Leipzig 1933, 1935 und 1937.

Richarz, Monika, Bürger auf Widerruf. Lebenszeugnisse deutscher Juden 1780-1945, München 1989.

Ritter, Gustav, Die Entwicklung der ärztlichen Organisation in Berlin, Berliner Ärzte-Correspondenz 30 (1925), S. 405-409.

Rosenstrauch, Hazel (Hrsg.), Aus Nachbarn wurden Juden. Ausgrenzung und Selbstbehauptung 1933–1942, 2. Auflage, Berlin 1991.

Rürup, Reinhard (Hrsg.), Berlin 1945. Eine Dokumentation, Berlin 1995.

Rürup, Reinhard (Hrsg.), Jüdische Geschichte in Berlin. Essays und Studien, Berlin 1995.

Rüther, Martin, Ärztliches Standeswesen im Nationalsozialismus 1933–1945, in: Jütte, Robert (Hrsg.), Geschichte der deutschen Ärzteschaft. Organisierte Berufs- und Gesundheitspolitik im 19. und 20. Jahrhundert, Köln 1997, S. 143-193.

Schäbitz, Michael, Flucht und Vertreibung der deutschen Juden 1933–1941, in: Meyer, Beate, Simon, Hermann (Hrsg.), Juden in Berlin 1938–1945 (Begleitband zur gleichnamigen Ausstellung in der Stiftung »Neue Synagoge Berlin – Centrum Judaicum«, Berlin 2000, S. 51-74.

Schmiedebach, Heinz-Peter, Der Arzt als Gesundheitsoffizier – die systematische Militarisierung der Medizin von 1933 bis zum Zweiten Weltkrieg, in: Bleker, Johanna, Schmiedebach, Heinz-Peter, Medizin und Krieg. Vom Dilemma der Heilberufe 1865–1985, Frankfurt/Main 1987, S.191-208.

Schmiedebach, Heinz-Peter, Sozialdarwinismus, Biologismus, Pazifismus – Ärztestimmen zum Ersten Weltkrieg, in: Bleker, Johanna, Schmiedebach, Heinz-Peter, Medizin und Krieg. Vom Dilemma der Heilberufe 1865–1985, Frankfurt/Main 1987, S. 93-121.

Schmiedebach, Heinz-Peter, Zur Standesideologie in der Weimarer Republik am Beispiel Erwin Liek, in: Pross, Christian/Ärztekammer Berlin (Hrsg.), Der Wert des Menschen. Medizin in Deutschland 1918–1945, Berlin 1989, S. 26-35.

Scholz, Albrecht, Der Suizid von Dermatologen in Abhängigkeit von politischen Veränderungen, in: Der Hautarzt 48 (1997) 12, S. 929-935.

Scholz, Albrecht, Hans Haustein (1894–1933), in: Der Deutsche Dermatologe 45 (1997) 9, S. 862.

Schuster, Martin, Die SA in der nationalsozialistischen »Machtergreifung« in Berlin und Brandenburg 1926–1934, Phil. Diss. TU Berlin 2005. Elektronische Volltextpublikation: http://edocs.tu-berlin.de/diss/2004/schuster_martin.pdf, Stand Mai 2009.

Schwarzbuch – Tatsachen und Dokumente. Die Lage der Juden in Deutschland, hrsg. vom Comité des Délégations Juives (Reprint der Ausgabe Paris 1934) Frankfurt/Main 1983.

Schwoch, Rebecca (Hrsg.), Berliner jüdische Kassenärzte und ihr Schicksal im Nationalsozialismus. Ein Gedenkbuch, Berlin 2009.

Schwoch, Rebecca, »Die amtlichen Gesundheits- und Fürsorgestellen müssen für alle sorgen ...«. Nationalsozialistische Versorgungsstrukturen: Gesundheitspolitische Vorstellungen versus Versorgung im Alltag, in: Stöckel, Sigrid, Walter, Ulla (Hrsg.), Prävention im 20. Jahrhundert. Historische Grundlagen und aktuelle Entwicklungen in Deutschland, Weinheim und München 2002, S. 136-151

Schwoch, Rebecca, Ärztliche Standespolitik im Nationalsozialismus. Julius Hadrich und Karl Haedenkamp als Beispiele (Abhandlungen zur Geschichte der Medizin und der Naturwissenschaften Heft 95), Husum 2001.

Schwoch, Rebecca, Hahn, Judith, Planwirtschaftliche Aufgaben im Karteikasten. Das Reichsarztregister als Quellenbestand, in: Stommer, Rainer (Hrsg.), Medizin im Dienste der Rassenideologie. Die »Führerschule der Deutschen Ärzteschaft« in Alt Rehse, Berlin 2008, S. 94-101.

Schwoch, Rebecca, Jüdische Kassenärzte rund um die Neue Synagoge (Jüdische Miniaturen Bd. 54), Berlin 2006.

Schwoch, Rebecca, Naturheilkundler unter den Berliner jüdischen Kassenärzten. Erste Ergebnisse aus einer entstehenden Kollektivbiographie, in: Heidel, Caris-Petra (Hrsg.), Naturheilkunde und Judentum, Frankfurt/Main 2008, S. 131-144.

Seidler, Eduard, Jüdische Kinderärzte 1933–1945. Entrechtet/Geflohen/Ermordet, Basel 2007.

Silbereisen, Gabriele, Universum-Landesausstellungspark (ULAP) zwischen dem Lehrter Bahnhof, der Invalidenstraße und der Straße Alt-Moabit, in: Geschichtslandschaft Berlin. Orte und Ereignisse, Bd.2, Tiergarten, Teil 2 Moabit, Berlin 1987, S. 366-378.

Simon, Hermann, Grimm, Ulrich Werner, Zwangsarbeit von Juden. Zum Beispiel: Warnecke & Böhm – Fabriken von Farben und Lacken, Berlin-Weißensee, in: Arbeitskreis Berliner Regionalmuseen (Hrsg.), Zwangsarbeit in Berlin 1938–1945, Berlin 2003, S. 207-226.

Stein, Norbert, Ortsteil Lichtenberg. Hier ließen sich viele jüdische Ärzte nieder, in: Kulturbund e.V. (Hrsg.), Juden in Lichtenberg mit den früheren Ortsteilen in Friedrichshain, Hellerdorf und Marzahn, Berlin 1995, S. 37-68.

Steinbach Peter, Die Gleichschaltung. Zerstörung der Weimarer Republik – Konsolidierung der nationalsozialistischen Diktatur, in: Sösemann, Bernd (Hrsg.), Der Nationalsozialismus und die deutsche Gesellschaft. Einführung und Überblick. München 2002, S. 78-113.

Stommer, Rainer (Hrsg.), Die »Führerschule der Deutschen Ärzteschaft« in Alt Rehse, Berlin 2008.

Strassmann, Wolfgang Paul, Die Strassmanns. Schicksale einer deutsch-jüdischen Familie über zwei Jahrhunderte, Frankfurt/Main New York 2006.

Stürzbecher, Manfred, Das Berliner Israelitische Krankenheim der Synagogengemeinde Adass Jisroel, in: Die Berliner Ärztekammer 23 (1986), S. 133-138.

Stürzbecher, Manfred, Die Anfänge der Ärztekammer in Berlin vor 100 Jahren, in: Die Berliner Ärztekammer 25 (1988), S. 102f.

Stürzbecher, Manfred, Die Berliner Krankenhäuser im Herbst 1945, in: Die Berliner Ärztekammer 22 (1985), S. 24-25.

Stürzbecher, Manfred, Dr. med. Wilhelm Klein (1887–1948). Staatskommissar zur Wahrnehmung der Geschäfte des Stadtmedizinalrates (1933/34) und Stadtmedizinalrat (1934–1936), in: Der Bär von Berlin, 40 (1991), S. 99-109.

Stürzbecher, Manfred, Verzeichnis der jüdischen Ärzte in Groß-Berlin, in: Die Berliner Ärztekammer 21 (1984), S. 157.

Stürzbecher, Manfred, Vom approbierten Arzt zum widerruflich zugelassenen Heilbehandler. Judenverfolgung im Berliner Gesundheitswesen 1938, in: Ärzteblatt für Berlin 101 (1988), S. 685-687.

Stürzbecher, Manfred, Von den Anfängen ärztlicher Standespolitik in Berlin, in: Berliner Ärzteblatt, 81 (1968), S. 10f.

Stürzbecher, Manfred, Zur Geschichte der Ausweichkrankenhäuser der Reichshauptstadt Berlin im 2. Weltkrieg, in: Berliner Ärzteblatt 96 (1983), 282-284.

Stürzbecher, Manfred, Zur Geschichte des Krankenhauswesens der Reichshauptstadt in der zweiten Hälfte des Zweiten Weltkrieges, in: Historia Hospitalium 17 (1986–1988), S. 170-191.

Süß, Winfried, Der »Volkskörper« im Krieg. Gesundheitspolitik, Gesundheitsverhältnisse und Krankenmord im nationalsozialistischen Deutschland 1939–1945, München 2003.

Tennstedt, Florian, Pross, Christian, Leibfried, Stephan, Sozialistische Ärzte und die Medizin im Nationalsozialismus, Vorwort in: Internationales Ärztliches Bulletin. Zentralorgan der Internationalen Vereinigung Sozialistischer Ärzte Jahrgang I–VI (1934–1939). Reprint, Berlin 1989, S. VII-XX.

Thomsen, Peter, Ärzte auf dem Weg ins »Dritte Reich«. Studien zur Arbeitsmarktsituation, zum Selbstverständnis und zur Standespolitik der Ärzteschaft gegenüber der staatlichen Sozialversicherung während der Weimarer Republik (Historische Studien Bd. 447), Husum 1996.

Tucker, Eva, Becoming English, London 2009.

Tucker, Eva, Berlin Mosaic, London 2005.

Verzeichnis der Kassenärzte in der Reichshauptstadt Berlin, Berlin 1939.

Vossen, Johannes, Gesundheitsämter im Nationalsozialismus. Rassenhygiene und offene Gesundheitsfürsorge in Westfalen 1900–1950 (Düsseldorfer Schriften zur Neueren Landesgeschichte und zur Geschichte Nordrhein-Westfalens, Bd. 56), Essen 2001.

Voswinckel, Peter (Hrsg.), Biographisches Lexikon der hervorragenden Ärzte der letzten fünfzig Jahre. Bände II–IV: Nachträge und Ergänzungen, Hildesheim Zürich New York 2002.

Waigand, Beate, Antisemitismus auf Abruf. Das Deutsche Ärzteblatt und die jüdischen Mediziner 1918–1933 (Medizingeschichte im Kontext Bd. 7), Frankfurt/Main 2001.

Walk, Joseph (Hrsg.), Das Sonderrecht für die Juden im NS-Staat. Eine Sammlung der gesetzlichen Maßnahmen und Richtlinien, 2. Auflage, Heidelberg 1996.

Weigelt, Andreas, Umschulungslager existieren nicht: Zur Geschichte des sowjetischen Speziallagers Jamlitz 1945-1947 (Brandenburgische historische Hefte 16), Potsdam 2001.

Werner, Kurt, Biernat, Karl-Heinz, Die Köpenicker Blutwoche 1933, Berlin (Ost) 1960.

Willems, Susanne, Der entsiedelte Jude. Albert Speers Wohnungsmarktpolitik für den Berliner Hauptstadtbau (Publikation der Gedenk- und Bildungsstätte Haus der Wannsee-Konferenz, hrsg. von Kampe, Norbert, Scheffler, Wolfgang und Schoenberner, Gerhard Bd. 10), Berlin 2000.

Winau, Rolf, Medizin in Berlin. Mit einem Geleitwort des Regierenden Bürgermeisters von Berlin Eberhard Diepgen, Berlin New York 1987.

Winkler, Dieter, Kaulsdorf. Nur Pfarrer Grübers Kinder blieben ohne Furcht, in: Kulturbund e.V. (Hrsg.), Juden in Lichtenberg mit den früheren Ortsteilen in Friedrichshain, Hellersdorf und Marzahn, Berlin 1995, S. 377-386.

Wolff, Eberhard, Mehr als nur materielle Interessen: Die organisierte Ärzteschaft im Ersten Weltkrieg und in der Weimarer Republik 1914–1933, in: Jütte, Robert (Hrsg.), Geschichte der deutschen Ärzteschaft. Organisierte Berufs- und Gesundheitspolitik im 19. und 20. Jahrhundert, Köln 1997, S. 97-142.

www.luise-berlin.de/Strassen/Strassennamen_Lexikon_Stadtbezirke.html, Stand August 2008.

Ziegeler, Beate, Weibliche Ärzte und Krankenkassen: Anfänge ärztlicher Berufstätigkeit von Frauen in Berlin 1893–1935, Weinheim 1993.

Zimmermann, Hans, Jüdische Ärzte und Kassenärzte in Berlin, in: Berliner Wirtschaftsberichte 15 (1938) Nr. 8 (2. Aprilheft 1938), S. 74-75.

Bildnachweis:

Umschlag: Archiv Gedenkstätte »Haus der Wannsee-Konferenz« (GHWK):
Praxisschilder jüdischer Kassenärzte am Haus Ansbacher Str. 15, Berlin W 50, o. Jahr (1933–1936).
S. 10: BArch R3901, Nr. 5145, Bl. 913
S. 24: Berliner Ärzte Correspondenz 35 (1930), S. 537.
S. 30: Institut für Geschichte der Medizin, Berlin.
S. 58: Institut für Geschichte der Medizin, Berlin.
S. 59: Ärzteblatt für Berlin, Mark Brandenburg und Pommern 46 (1941), S. 129.
S. 66: BArch, R 3901/6306, Bl. 170.
S. 76: Maria Grote-von Arnim: Private (Brief-)Sammlung.
S. 85: Archiv Gedenkstätte »Haus der Wannsee-Konferenz« (GHWK):
Praxisschilder jüdischer Kassenärzte am Haus Ansbacher Str. 15, Berlin W 50, o. Jahr (1933–1936).
S. 123: Ärzteblatt für Berlin, Mark Brandenburg und Pommern 45 (1940), S. 324.
S. 123: Ärzteblatt für Berlin, Mark Brandenburg und Pommern 46 (1941), S. 107.
S. 139: Sozialpolitisches Archiv, ZeS Universität Bremen.
S. 147: Ärzteblatt für Berlin und Kurmark 43 (1938), S. 613.
S. 147: Ärzteblatt für Berlin, Mark Brandenburg und Pommern 45 (1940), S. 77.
S. 178: DVD RAR (KVD): Opfer, Felix, geb. 15.07.1865.
S. 181: Familie Samuel, Berlin.
S. 181: Familie Samuel, Berlin.
S. 208: DVD RAR (KVD), Hinzmann-Fürstenau, Georg, geb. 28.08.1889.

Personenverzeichnis